U0308573

名医馆

高慧 夏天 主编

中医妇科补肾调冲法临床应用

中国中医药出版社

·北京·

图书在版编目（CIP）数据

中医妇科补肾调冲法临床应用/高慧，夏天主编．—北京：
中国中医药出版社，2017.5（2018.4 重印）
ISBN 978-7-5132-4154-0

Ⅰ.①中…　Ⅱ.①高…　②夏…　Ⅲ.①中医妇科学
Ⅳ.① R271.1

中国版本图书馆 CIP 数据核字（2017）第 082093 号

中国中医药出版社出版

北京市朝阳区北三环东路 28 号易亨大厦 16 层
邮政编码　100013
传真　010-64405750
山东百润本色印刷有限公司印刷
各地新华书店经销

开本 880×1230　1/32　印张 10.25　彩插 0.5　字数 234 千字
2017 年 5 月第 1 版　2018 年 4 月第 2 次印刷
书号　ISBN 978-7-5132-4154-0

定价　49.00 元
网址　www.cptcm.com

社长热线　010-64405720
购书热线　010-89535836
维权打假　010-64405753

微信服务号　zgzyycbs
微商城网址　https://kdt.im/LIdUGr
官方微博　http://e.weibo.com/cptcm
天猫旗舰店网址　https://zgzyycbs.tmall.com

如有印装质量问题请与本社出版部联系（010-64405510）

序

中华文化是世界上唯一长期延续发展而从未中断过的优秀文化，是世界人类文明最重要的组成部分。五千年的中华文化孕育着中华民族的精神文明，凝聚着中国人的红色基因，同时，也孕育着灿烂的科学技术。

中医学是中华文化重要的组成部分，也是中华文化重要的传承载体。

中医学有着完整的理论体系，它来自于长期的临床实践，反过来又指导着临床实践。中医学经历数千年而不衰，并不断向前发展，时至今日仍具有强大的生命力。之所以如此，不仅因为它有丰富的治疗手段和确切的疗效，更是因为中医学有着科学的、系统的理论体系。中医要发展，不能仅仅停留一方一药的研究，更应该注重理论上的研究。

高慧、夏天两位主任都曾随我攻读博士学位，毕业后继续深造，又获取中医妇科学博士后。二君天资聪颖，悟化能力强，刻苦学习，孜孜以求，博览群书，问业同道。理论与临床结合，参诸现代科学技术，在妇科领域中深入研究，科研中不断取得丰硕成果，成为本地区学科带头人。

　　高慧、夏天将余六十余载以奇经八脉理论为依据创立的补肾调冲大法广泛运用到妇科临床，守常达变，多有阐发。多年来一直重点研究卵巢功能、不孕不育，在诊治卵巢功能失调和不孕不育方面有较高的学术造诣。所著《中医妇科补肾调冲法临床应用》一书，内容丰富，是认真总结补肾调冲法的临床应用编写而成，内含大量临床病案、理论探讨、科学研究，是实用性较强的临床参考书。书中内容体现了中医运用补肾调冲法治疗卵巢功能失调和不孕不育的优势，继承并发扬了中医特色，相信本书的出版发行将会对中医妇科临床诊疗工作发挥积极的作用。二君新作问世，不胜感慨，曾经的大批研究生，如今成为中医事业中坚，后继有人，青胜于蓝，甚为欣慰，故欣然为序。

　　　　世界中医药学会联合会妇科专业委员会会长　　
　　　　天津中医药大学　　博士研究生导师、教授

2016 年 12 月 16 日

前　言

补肾调冲法为全国名老中医韩冰教授所创立，据此理论所创制的补肾调冲方历经三代学者（第一代：韩冰；第二代：高慧、夏天等；第三代：高慧所带学生研究生、重点专科继承人和师承人员等）的不断应用、扩展、整理、完善、提高，已形成了一系列中医妇科临床应用的诊疗规范，并积累了涵盖中医妇科大部分疾病（经、带、胎、产、杂病）的肾虚冲任失调证的临床验案。将这些法、方、证、案总结出来，加以分析、凝练精华，将理法方药中的特色和规律性的东西告知今人和后人，可对临床中医妇科同类疾病疗效的提高、对医学生和临床医生中医临床技能的增长、对中医妇科疑难病诊治水平的提高和诊疗方案的修订都具有重要的意义。希望能为医学生、师承人员等各层次人员提供一本临床实用的有特色立法和处方的中医妇科学书籍。

补肾调冲法与补肾调冲方经典讲解，法、方、药、验案与病案分析连接成一串，力图给读者讲明白，病如果好（治愈）是怎么好的，如果不好（无效）是怎么不好的，为什么要这样立法和处方。通过法、方、药的变动和加减，使读者懂得中医的精髓在于证变则法变、方变、药变。不拘泥于一法一方，对读者掌握中医的整体观念、辨证论治有所补益。不足之处在所难免，望同道指正。

高慧书于承德医学院附属医院

2017 年 4 月

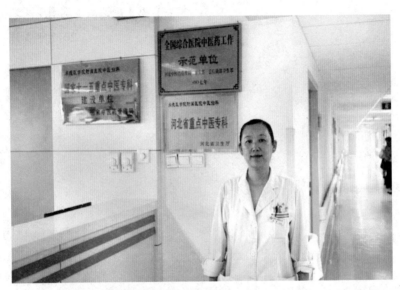

　　高慧作为学科学术带头人和专科学术带头人所带领的团队获得国家中医药管理局"国家中医重点专科"（2007）；河北省中医药管理局"河北省重点中医专科"（2005）

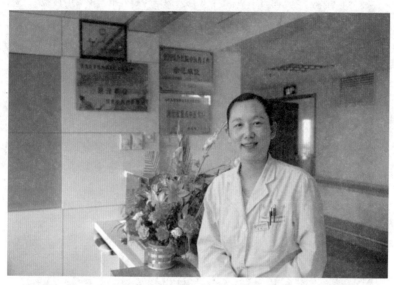

高慧作为学科学术带头人和专科学术带头人所带领的团队获得
承德医学院附属医院"工人先锋号"荣誉称号（2009）

全国老中医药专家学术经验继承指导老师

证　书

高　慧　同志于 2012 年 6 月被确定为第五批全国老中医药专家学术经验继承指导老师，为培养中医药人才做出贡献，特授此证。

证书编号：ZDLS201603017　　　　　　二〇一六年十一月十六日

国家五部委颁发的"第五批全国老中医药专家学术经验继承指导老师"证书（2016）

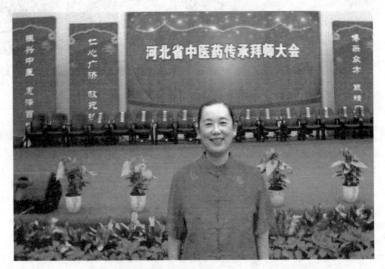

参加河北省中医药传承拜师大会（2012）

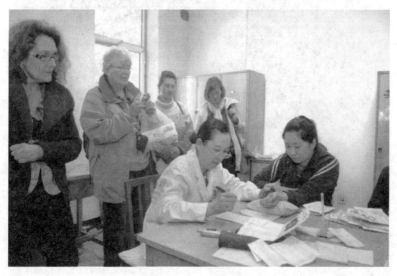

009年全省中医药工作暨首届名中医表彰会议

高慧被河北省中医药管理局命名为"河北省首届名中医"（2008），参加2009年河北省中医药工作暨首届名中医表彰会

德国中医考察团参观高慧门诊（2008）

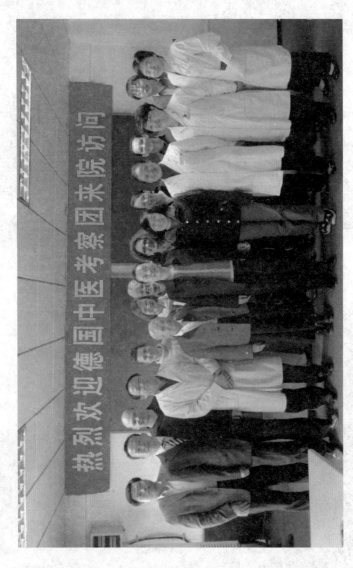

德国中医考察团参观承德医学院附属医院中医科，前排居中者为高慧（2008）

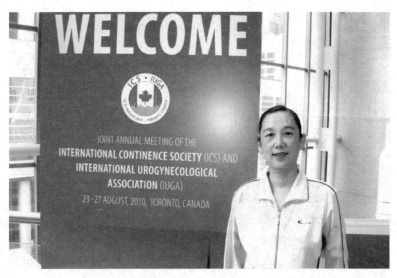

高慧参加国际泌尿妇产科学术大会（2010）

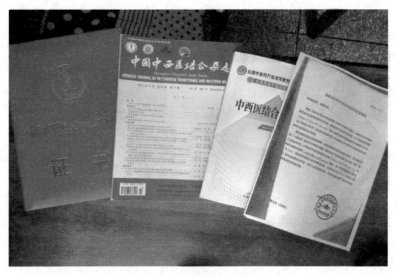

高慧科研成果

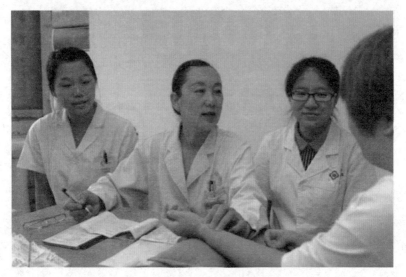

高慧带研究生出诊

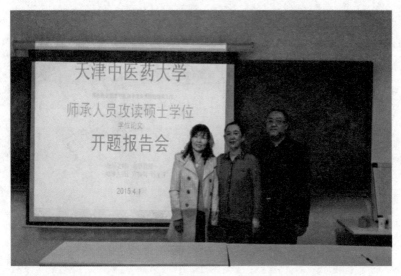

高慧带国家级徒弟（第五批全国老中医药专家学术经验继承人）

目　录

补肾调冲法和补肾调冲方的创立　　　　　　　　　　001

　　一、历史沿革　　　　　　　　　　　　　　　　　002

　　二、萌芽阶段　　　　　　　　　　　　　　　　　002

　　三、成熟阶段　　　　　　　　　　　　　　　　　003

　　四、深化在近现代　　　　　　　　　　　　　　　003

历代医家简介及对补肾调冲思想的贡献　　　　　　　005

　　一、岐伯简介及其思想　　　　　　　　　　　　　006

　　二、张景岳简介及其思想　　　　　　　　　　　　006

　　三、李时珍简介及其思想　　　　　　　　　　　　007

立法思路　　　　　　　　　　　　　　　　　　　009

处方确立　　　　　　　　　　　　　　　　　　　013

方解释义　　　　　　　　　　　　　　　　　　　015

理论意义　　　　　　　　　　　　　　　　　　　017

临床应用　　　　　　　　　　　　　　　　　　　021

　　一、补肾调冲法在月经病中的应用　　　　　　　　022

　　二、在带下病中的应用　　　　　　　　　　　　　024

　　三、在妊娠病中的应用　　　　　　　　　　　　　025

　　四、在产后病中的应用　　　　　　　　　　　　　026

　　五、在妇科杂病中的应用　　　　　　　　　　　　026

经典验案 029

一、闭经 / 卵巢早衰 / 卵巢储备功能降低 030

二、多囊卵巢综合征 058

三、崩漏 / 功能障碍性子宫出血 079

四、月经不规则 088

（一）月经先期 089

（二）月经后期 096

（三）月经先后无定期 105

（四）月经过多 112

（五）月经过少 118

（六）经期延长 131

（七）经间期出血 135

五、经行前后诸证 140

（一）经行乳房胀痛 141

（二）经行头痛 149

（三）经行感冒 158

（四）经行发热 163

（五）经行身痛 172

（六）经行口糜 176

（七）经行泄泻 181

（八）经行浮肿 186

（九）经行风疹块 193

（十）经行吐衄 198

（十一）经行情志异常 203

六、带下病 208

（一）带下过多 208

（二）带下过少　　　222

七、痛经　　　234

八、胎漏，胎动不安　　　242

九、妊娠高血压　　　264

十、产后缺乳　　　283

十一、不孕症　　　298

十二、癥瘕　　　314

参考文献　　　323

补肾调冲法和补肾调冲方的创立

一、历史沿革

关于补肾，早在《内经》中，对于肾的功能、肾虚的病因、治法等已有较明确的认识。《难经》进一步突出了肾的作用，并正式提出命门的概念。至汉代，医家张仲景在《伤寒杂病论》中，对肾虚的病机、补肾的方法、方剂药物等做了新的补充和发展，如《伤寒论》中关于少阴病的论述，《金匮要略》中关于虚劳病的论述及肾气丸的创制等，为后世补肾法的发展奠定了基础。之后，随着中医学实践的不断深入，补肾法的研究逐步得到完善，其中以元代朱丹溪、明代张景岳与赵献可为代表。朱丹溪为滋补肾阴派的代表，提出了"阳常有余，阴常不足"的观点。张景岳为温补派的代表，提出了"阳非有余，真阴不足"的观点。赵献可亦认为命门乃人身之主宰，治疗先天水火不足，强调八味丸、六味丸的使用，认为二方使用得当，可治百病。

冲任学说经历了几千年的历史，春秋战国时期是其萌芽阶段，《内经》最早记载了冲任二脉，也最早阐述了女性生殖轴，为后世医家诊疗妇科疾病奠定了理论基础。到明清时期，冲任理论趋于成熟，此期涌现了很多著名的中医名家名典，着重调冲任。各著作中列举了调理冲任的中药、用针刺治疗冲任病症，形成了冲任的专病专药治疗体系。

二、萌芽阶段

春秋战国时期，是冲任学说的萌芽阶段，《内经》中提出了妇科相关理论——"冲任学说"，为最早记载冲任与女子疾病的书籍。

初步奠定了冲任学说与中医妇科发展的理论基础。对于冲任二脉的循行，《灵枢》云："冲脉、任脉皆起于胞中，上循脊里，为经络之海；……循腹右上行，会于咽喉，别而络唇口。"对于冲任的生理方面论述："肾气盛，天癸至，任通冲盛，月事以时下，故有子。"《素问·骨空论》述："任脉为病……女子带下瘕聚。"《内经》对于女子的生理、病理、诊断、治疗方面等，都把冲任作为妇科诊治的纲领。

三、成熟阶段

明清时期，冲任学说渐趋成熟，李时珍在《奇经八脉考》中论述冲脉名称的含义：冲为"冲要""冲上"之意。《奇经八脉考》对任脉的起源记载："任脉起于会阴，循腹而行于身之前，为阴脉之承任，故曰阴脉之海。"《奇经八脉考》对冲脉、任脉的循行论述："并足阳明、少阴二经之间，循腹上行至横骨，挟脐左右各五分。"明末清初的傅山在《傅青主女科》记有"用巴戟、白果以通任脉；扁豆、山药、莲子以卫冲脉。"《妇人大全良方》卷二中述："妇人病有三十六种，皆由冲任劳损所致。"至清代著名医家叶天士极为重视奇经八脉理论，在《临证指南医案》中对奇经八脉的腧穴、脉法、证治功能进行了探讨，并列举了治疗奇经八脉的药物和方剂。《临证指南医案》中记载了 2543 个医案，其中涉及冲脉功能失常导致的病案为 58 例。

四、深化在近现代

近代有些学者认为冲脉的生理作用与现代医学的月经先期，即子宫内膜分泌期相似；而任脉的生理作用与月经后期，即子宫内膜增殖期相似。梁氏认为冲脉与卵巢动脉、子宫动脉有关。近代医家张锡纯治疗冲脉病时应用理冲汤、固冲汤、安冲汤、温冲汤等方剂。朱南孙在治疗妇女月经病时，认为冲任病症有虚实之分，冲任"不通"或"欠盛"均可导致月经失调。杨新鸣等认为冲任阻滞为多囊卵巢综合征冲任病理。王琪认为月经病不管是虚证、实证，病在何脏、何腑，其最终病位均在冲任，通过调固冲任而获效。在治疗月经病时采用治肝、脾、肾以调冲任，或直接用补、调、理、清、固、温冲任等法，使冲任通调而经病自安。

　　总之，冲，含有"冲要""冲上"之义，下至于足，上至于头，通受十二经之气血，有"十二经脉之海""血海"之称。任脉为担任、任受之义，"任"通"妊"，为人体妊养之本。统诸阴经于腹里，任主一身之阴经，故称"阴脉之海"。故冲任学说的形成当肇始于《内经》，充实于《难经》，成熟于明清，深化在近现代。

历代医家简介及对补肾调冲思想的贡献

一、岐伯简介及其思想

岐伯，春秋战国时代的人，是辅佐黄帝的著名人物，是中国历史上最早最著名的医家，故有记载"岐伯，北地人，精于医术，黄帝师事之"。《内经》是我国现存第一部医学巨著。《内经》是整个"医学史上论述人类疾病现象最早、最全面的一部医学文献"。不但确立了中医学的基础理论，也首次提出了重要理论"冲任学说"。论述了冲任的循行、生理功能、主要病候及治疗，并记载了第一个调经种子的药方——四乌贼骨一蘆茹丸。首次对女性的性生殖轴加以论述，而冲任在妇女的整个生殖寿命中起着决定性作用，为女性的生殖生理和病理奠定了理论基础。开创了冲任作为女性生殖系统的先河，对后世妇产科的发展有着深远的影响，为妇科频发的病症从奇经辨证调治提供了重要依据。

二、张景岳简介及其思想

张介宾，字会卿，号景岳，明代著名医学家。他博学多才，精研《内经》，编写了《类经》和《类经图翼》。中医理论造诣深厚，在妇科方面亦有独到见解，在其晚年撰著的《景岳全书》中有《妇人规》二卷，是其妇科学术思想的代表作。其中《妇人规》分为十类，包括总论、经脉、胎孕、产育、癥痕、产后、带浊梦遗、乳病、子嗣、前阴。每类再分列因、证、脉、治、方药等，先阐述理论，后辨证立方，内容较为完备。张景岳认为脾肾为人身之本，冲任为月经之本，重视冲任、脾肾、阴血的重要作用，认为冲任阻滞是导致妇科疾病的主要病因。对于妇女的诊治首重调经，认为"五脏之伤，穷必及肾"，重在养肾气。采用补肾益精，充养先天以调经。补血养肝，助其亲达以调经。补肾助阳，温养血气以调经的治法，注重温补，为温补派的代表。对于妇人用药"凡血病当用苦甘之剂以助其阳气而生阴血"，"不可妄行克削，凡寒凉等剂再伤脾肾，以伐生气"。在具体施治中确立了甘温益气，益血之源的原则。此外，景岳尤重命门，认为命门是人体的生殖系统，而冲任为生殖之经，补命门即是补冲任，善补命门火，强调女性阴阳平衡，并以冲任学说为指导。

三、李时珍简介及其思想

李时珍，字东璧，号濒湖，湖北蕲州人，是我国明代著名医药学家。编有举世闻名的药学巨著《本草纲目》，重视脉学思想并著有《奇经八脉考》，其为论述奇经八脉的唯一专著，第一次全面系统地论述奇经八脉。并对冲任的含义、循行分布和腧穴的定位、生理功能、临床应用进行了详细阐述。首论"月经"一词，对月经理论论述颇详，在用药方面李时珍结合奇经八脉理论辨证论治，提出有专药入冲任之脉，确立了"因病药之"的原则，运用"通补奇经"的法则，将奇经理论更完善地运用于临床。并以冲任选穴针刺治疗妇科疾病，发挥针药并用的优势，为奇经理论指导中医妇科提出重要的参考价值。奇经八脉的理论不仅用于针灸学，也一直被古往今来的医家视为诊治妇科病的理论基础。

立法思路

早在《素问·上古天真论》中就有"女子二七而天癸至，任脉通，太冲脉盛，月事以时下，故有子……七七任脉虚，太冲脉衰少，天癸竭，地道不能，故形坏而无子也"的记载。阐述了女子的生长发育过程，其独特的生理功能是月经和胎孕。而产生这一独特的生理功能主要与肾气、天癸和冲任二脉息息相关。《素问·六节藏象论》："肾者主蛰，封藏之本，精之处也。"肾既藏先天之精，又藏后天之精，为生殖发育之源。肾精所化之气为肾气，肾气的盛衰，主宰着天癸的至与竭，肾气充盛是妇女生长发育和维持正常生殖功能的先决条件，故有"肾主生殖"的理论。

肾为冲任之本：《灵枢》谓："夫冲脉者，五脏六腑之海也。"冲为血海。任脉为阴脉之海，主一身之阴。冲任二脉经脉循行，与肾脉相连。任通冲盛，月事以时下。冲任通盛，以肾气充盛为前提，故曰肾为冲任之本。

肾为气血之根：血为月经的物质基础，气为血帅，血为气母，气血和调，经候如常。李士材《病机沙篆》："血之源头在于肾。"

《冯氏锦囊秘录》："气之根，肾中之真阳也；血之根，肾中之真阴也。"肾有阴阳二气，故为气血之根。

肾与胞宫相系：胞宫司月经，肾通过胞络与胞宫相系，《素问·奇病论》谓："胞络者，系于肾。"胞宫的功能有赖肾阴之濡润，肾阳之温煦。

肾与脑髓相通：肾主骨生髓通脑，脑为元神之腑，主宰人体一切生命活动。月经的产生离不开脑的调节。

肾为五脏阴阳之本：五脏功能的协调，是月经按期来潮的基本条件，而五脏功能的协调赖于肾之阴阳的平衡。张景岳谓："命门为精血之海……元气之根……五脏之阴气非此不能滋；五脏之阳气非此不能发。"赵献可谓："五脏之根，惟肾为根。"故临床调治妇科病，调节肾之阴阳，调补肾之精气，为重要的治疗法则。

冲任二脉皆起于胞中，通过十二经脉，起联系脏腑及胞宫的作用。"冲为血海"，"任主胞胎"，"月经不调为冲任受伤，月水不通，为冲任受寒，漏下乃冲任虚损"。宋代医家陈自明在《妇人大全良方》中指出："故妇人病有三十六种，皆由冲任劳损而致。"清代医家徐灵胎说："冲任脉皆起于胞中，上循背里，为经络之海，此皆血之所从生，胎之所由系，明于冲任之故，则本源洞悉，而后所生之病，千条万续，可以知其所起。"

冲任学说的病机可概括如下：①冲任自病：由先天禀赋不足，致冲任亏虚；或人工流产术、上环术等手术操作不当，致冲任损伤。②脏腑病变累及冲任：因脏腑功能失常或整体失调，影响冲任而发病。如先天禀赋不足，后天失于调养致冲任二脉虚弱；久病之后，脏腑虚损，延及冲任失养；肝郁气滞导致冲任二脉气血瘀滞等。③冲任病变累及脏腑：冲任损伤，崩漏不止，致肝肾亏虚；冲气上逆犯胃，致妊娠呕吐。

由此可见，肾和冲任是女子生殖、生长发育的核心，功能协同，共同完成妇女一生经、孕、产、乳的生理功能。

处方确立

补肾调冲法是指滋补肾阴，温补肾阳，调理冲任气血功能的治疗方法，适用于肾虚、冲任失调所致的一系列经、孕、产、乳疾患。笔者读博期间，对指导老师韩冰教授临床常用的补肾调冲法进行了系统深入的学习研究。补肾调冲方是在补肾调冲法理论的指导下设立的，以菟丝子、巴戟天、补骨脂、熟地黄、肉苁蓉为主补肾，当归、川芎、紫石英、五味子调理冲任为主，全方平补肾气、滋阴扶阳、调理冲任、理气养血。

笔者传承导师的学术思想，在临床中将补肾调冲法灵活应用。笔者认为补肾调冲法的含义是指：滋补肝肾，平衡阴阳，疏达肝气，调理冲任气血。肾为先天之本，五脏六腑之根，各脏之阴取滋于肾阴，各脏之阳均赖于肾阳温养，而肝肾同源，精血互化，"补肾"实则是补五脏六腑之虚损；"冲"，一为广义冲任，二是冲和之气，"调冲"即指疏泄肝木，调理冲任气血阴阳，使之达到"冲和"的状态。中医学的理论核心是"和"，即调和、平和、冲和，和即平衡，中药治病就是调整体内环境的平衡状态，以平为期，以和为目的。并在临床中变化出入，补肾药常加血肉有情之品以"添精益髓"，如鹿角、鹿茸、鹿角霜、鹿角胶、紫河车、紫石英等；常选柴胡、香附、荔枝核、当归、川芎、王不留行、路路通等调理冲任，在治疗崩漏、闭经、不孕症、卵巢早衰等卵巢功能失调性疾患中，收到了满意的临床效果。

方解释义

本方菟丝子入肾经补肾中阳气，调理冲任，平补阴阳；巴戟天、肉苁蓉、补骨脂补肾助阳、温润不燥；熟地黄、五味子补肾滋阴、填精补髓；当归、川芎养血活血调经；紫石英温肾暖宫。全方滋肾之阴阳，阴足则卵生，阳动则卵排。当归有增加卵巢血流量，改善微循环的作用，卵巢血供与卵泡发育及生殖内分泌功能的提高存在相互协调和互为影响的关系，故又有助于卵子的生成及排卵，且已经临床证实，活血化瘀中药能提高排卵率。菟丝子能使垂体增大，HCG／LH 受体数目明显增加。说明壮阳补肾中药菟丝子虽不直接刺激 LH 分泌，但能增强卵巢 HCG／LH 受体功能，从而提高卵巢对 LH 的反应，增强垂体对 LH-RH 的反应；巴戟天对垂体性腺系统的功能具有促进作用，能使雌二醇水平有所增加，对黄体生成素降低不显著。本方在补肾调冲的原则下，重用菟丝子、巴戟天收到良好的促卵泡发育和促排卵的效果。

理论意义

实验研究证实补肾调冲方可延缓卵巢储备功能下降、防止卵巢早衰。现代药理研究证实，补肾调冲方可通过提升 DOR 小鼠血清 FSH、E_2 水平，促进卵巢内卵母细胞的生长发育与颗粒细胞增殖与分泌的功能。补肾调冲方可能通过上调 DOR 小鼠的血清 INHB（抑制素 B）、AMH（抗苗勒管激素）水平调控卵巢功能，减少 Cy（环磷酰胺）对小鼠卵巢储备功能的损害。提示补肾调冲方可通过上调 DOR 小鼠卵巢内 BDNF（脑源性神经营养因子）在卵巢内的表达而参与调控卵巢功能，促进卵泡发育，减少细胞凋亡，防止卵巢储备降低。临床研究表明，补肾调冲方不仅可使卵巢早衰患者恢复月经周期，使其月经的期、量、色、质恢复正常或基本恢复正常，类围绝经期症状（烘热、汗出、烦躁、皮肤感觉异常、脾气改变等）消失或减轻，而且可使患者的性激素水平恢复正常。补肾调冲方对实验性卵巢早衰大鼠模型有性激素调节作用，可使雌二醇升高，对早衰的卵巢组织有恢复作用，可增加原始卵泡、初级卵泡、次级卵泡的数量，并使优势卵泡成熟化而促排卵，可增加黄体数量，使早衰的卵巢恢复正常，对卵巢组织细胞因子有调节作用，可降调早衰的卵巢组织中细胞因子 TNF-α、IFN-γ mRNA 的高表达。补肾调冲方中多种中药（如菟丝子、肉苁蓉、熟地黄等）具有植物雌激素样作用；紫石英具有兴奋卵巢，促进卵巢激素分泌功能的作用；五味子具有促进生殖细胞增生及卵巢排卵的作用。

补肾调冲方可刺激 POF 大鼠卵巢甾体激素分泌和卵巢颗粒细胞的增殖，抑制颗粒细胞的凋亡，改善 POF 大鼠血清激素水平，促进各级卵泡发育，上调卵巢局部调节因子 GDF-9（生长分化因子 -9）、AMH、INHB 及 ACT 等多种基因与蛋白的表达，降低卵巢细胞因子 TNF-αmRNA 和 IFN-γmRNA 的高表达。

由于补肾中药对子宫内膜的增生、分化和分泌功能具有促进作用。对排卵障碍不孕者着床期子宫内膜活动的自身对照研究，亦显示补肾药有明显促进子宫内膜分泌功能、内膜腺体和间质的同步化、改善内膜局部微循环状态的作用，使内膜组织形态向有利于植入方向发展，为妊娠提供组织形态学基础。同时用中药促排卵，使排卵与子宫内膜的发育同步，从而在着床日子宫内膜容受性达到最高水平。中药还可使子宫内膜上皮及间质内的糖蛋白及脂类含量升高而增加内膜的营养，提高子宫雌激素、孕激素受体（ER、PR）含量，增加卵巢血液供应，因而提高受孕率。而现代医学一般认为克罗米酚有抗雌激素样作用，排卵与子宫内膜发育不同步，着床日"种植窗"提前关闭，孕囊无以附着，故妊娠率低。

一些研究表明，中药可改善下丘脑、垂体、卵巢、子宫等器官的异常形态，使内分泌激素及其受体水平恢复正常，通过调节性腺轴功能而促排卵。经临床观察证实，本方可使患者血清 E_2、P 显著提高。

综上所述，补肾调冲方经临床实验研究均证实有肯定的促卵泡发育和促排卵的作用。其促卵泡发育和排卵的作用是通过调节性腺轴功能，促进卵巢、子宫发育，改善卵巢、子宫的形态，促进促性腺激素的合成与释放，调整、升高血清 E_2、P 的含量而实现的，同时提高子宫内膜对受孕卵的容受性，提高受孕率。

临床应用

一、补肾调冲法在月经病中的应用

月经病是以月经的周期、经期、经量、经色、经质等发生异常，或伴随月经周期，或于经断前后出现明显症状为特征的疾病，是妇科临床的多发病。包括月经先期、月经后期、月经先后不定期、月经过少、月经过多、经期延长、闭经、崩漏、痛经、经行前后诸证、经断前后诸证等。月经病的主要病机是脏腑功能失常、气血不和、冲任二脉损伤及肾—天癸—冲任—胞宫轴失调。

月经病以肾虚冲任失调为基础。肾为先天之本，主藏精气，为生殖发育之源；肾精化肾气，肾气主宰天癸的至与竭；精生血，血化精，精血同源，为月经的产生提供物质基础：冲任的通盛以肾气盛为前提，任通冲盛，则月事时下。由此可见，肾通过多渠道、多层次、多位点对月经的产生发挥主导作用，所以《傅青主女科》谓"经本于肾""经水出诸肾"。

根据肾虚冲任失调的病机特点，调经以补肾调冲为主。补肾在于益先天之阴精或补益肾气，以填补精血为主；佐以助阳益气之品，使阴生阳长，用药注意"阴中求阳""阳中求阴"。补肾调冲可使肾气充盛，冲任胞宫气血运行顺畅。补肾调冲法作为中医中药调理阴阳的思路和方法，充分体现了中医"异病同治""治病求本"的原则。而在临床应用中，还需辨肾阴虚证和肾阳虚证之不同，随证加减。

肾之阴阳的周期性适时转化是月经如期而至的关键，月经周期性的藏泻，是肾阴、肾阳转化，气血盈亏变化的结果。在女性的月经周期中，分为月经期、月经后期（卵泡期）、月经中期（排卵期）和月经前期（黄体期）。其中月经期重阳必阴，除旧生新，泻而不藏，排除脱落的子宫内膜，月经来潮；月经排除后，血海空虚，肾阴不足，精血亏虚，故卵泡期藏而不泻，阴长阳消，补充阴精，促进卵泡发育。排卵期重阴转阳，是月经周期演变过程中极为重要的时刻，阴长至重，精化为气，阴转为阳，氤氲之状萌发，排出卵子，为泻而不藏；排卵之后，进入黄体期，阳长阴消，储备气血精液，以备妊娠。若妊娠，则十月怀胎，胞宫藏而不泄；若非妊娠，则进入下一月经周期。在动态的阴阳气血消长过程中，无论哪一环节出现问题，都会出现月经失调，甚至闭经、不孕。其中，肾气的充盛、肾精的充实是月经来潮的前提，肾之阴阳的周期性适时转化是月经如期而至的关键。

在临床中，在经后期，因精血亏虚，笔者常在补肾调冲方的基础上加用枸杞子、女贞子、旱莲草、续断、制首乌等药物。在排卵期，加用活血之品，因补肾益气活血有利于肾轴功能的正常发挥，促进月经周期中肾之阴阳的适时转化，促进卵泡发育，促使卵泡成熟并排出。卵巢正常的血流循环是保证卵泡发育的先决条件，卵巢的血供障碍是造成卵泡不发育或发育差的原因之一。益气活血可加快血流速度，增加血流量，因此在补肾调冲方的基础上加用桃红四物汤。而经前期，气血壅盛，易于瘀滞，常用补肾疏肝之法，在补肾调冲方的基础上加用逍遥散。

另外，肾和脾是先天和后天的关系，先天肾气虚，后天脾胃失养，水谷精微化源不足，则肾精无以充养，天癸不能正常泌至，经血无以化生。因此，补肾需要健脾和胃，即后天养先天之意。另外，补肾之药需脾胃的消化吸收才能发挥作用，在补肾药中加入健脾和胃之品，更有利于药物发挥作用，此法用于脾肾两虚之月经病等。常在补肾调冲方的基础上加用参苓白术散。

二、在带下病中的应用

带下病是指带下量明显增多或减少，色、质、气味发生异常，或伴有全身或局部症状者。带下明显增多者称为带下过多，带下明显减少者称为带下过少。

带下病是妇产科的常见病、多发病。常常合并有月经不调、闭经、阴痒、阴痛、不孕、癥瘕等。

《沈氏女科辑要笺正》引王孟英所说："带下，女子生而即有，津津常润，本非病也。"带下是在肾气盛，二七而天癸至，任脉通，太冲脉盛，月事以时下的同时开始明显分泌的，由脾运化、肾闭藏、任脉所司、带脉约束，布露于阴窍。

张景岳：强调"心旌之摇""多欲之滑""房室之逆""虚寒不固"等伤肾而致带下过多。常因肾阳虚衰，气化失常，水湿内停或肾气不固，封藏失职，精液滑脱，故致带下过多。

笔者临床上应用补肾固冲方治疗肾虚证带下过多，疗效良好。若便溏者，加肉豆蔻、吴茱萸以温中止泄；若夜尿频多者，加益智仁、覆盆子、五倍子固精缩尿；若带下如崩，加鹿角霜、莲子、白芷、金樱子加强补肾固涩止带之功。

带下过少与卵巢功能早衰、绝经后卵巢功能下降、手术切除卵巢后、盆腔放疗后、严重卵巢炎及席汉综合征等疾病类似。中医病机以肝肾亏损，阴液不充，血少精亏，冲任失养为主。应用补肾固冲方治疗，符合中医辨证论治。若阴虚阳亢，头痛甚者，加天麻钩藤饮以清热平肝；若心火偏盛者，加黄连阿胶汤治疗。

三、在妊娠病中的应用

补肾调冲法在妊娠病中的应用，主要体现在胎漏、胎动不安、滑胎的治疗中。

中医学认为妊娠与肾气和冲任二脉有密切关系。肾主生殖，胞脉系于肾，胞气之固，全赖肾以系胎。《素问·上古天真论》曰："女子七岁，肾气盛，齿更发长。二七而天癸至，任脉通，太冲脉盛，月事以时下。"中医认为，肾藏精主生殖，为生殖之本。肾藏精，既藏先天生殖之精，又藏后天水谷之精气。先后天之精合称肾精，精能生血，血能化精，精血同源而互相资生，为卵子发育的物质基础。肾精所化之气为肾气，女子到二七之年，肾气盛实，促使天癸成熟，任通冲盛，月经来潮。肾气盛，肾精足，则肾主生殖的功能维持正常，卵子作为生殖之精才能正常发育成熟而排出。肾气包含肾阴和肾阳。肾阴是卵子发育的物质基础，肾阳是卵子生长的动力。肾阴不足，卵子因缺乏物质基础而不能成熟；肾阳亏虚，不能鼓舞肾阴的生化和滋长，也会导致卵子不能发育成熟，更不会排卵。因此，肾气旺盛、肾精充足是卵巢功能正常和排卵的基础，肾精亏损、肾气不充则会影响生殖轴的调节，导致排卵障碍。因此，女性生殖与肾功能密切相关。冲为血海，任主胞胎，胞宫是胎儿生长发育成长的居所，气以载胎，血以养胎，胞宫气血变化也是孕育成功的重要因素。中医认为肾气充足，冲任之气固，则胎有所藏，血有所归，胎儿便可以正常发育；反之，肾气亏损、气血失调、冲任失固，不能摄血以养胎、摄气以载胎，胎元失固，则发生胎漏、胎动不安、滑胎等。

对于本病的治疗，因肾为冲任之本，脾胃为气血生化之源，故治以补肾健脾养胃，调理冲任。治疗中常用补肾固冲方加安奠二天汤。

临床常见的反复自然流产，多因胎盘血管微血栓形成，引起胎盘血液循环障碍，影响胎儿血氧供应，使胎儿处于缺氧状态，导致胎儿流产。胎盘病理检查显示，胎盘组织灶性坏死，部分血管增厚变性，胎盘血管有微小血栓形成。基于此，故在补肾固冲的同时加以活血化瘀治疗，常在本方的基础上加用桂枝茯苓丸。

四、在产后病中的应用

产妇在产褥期内发生与分娩或产褥有关的疾病，称为产后病。肾为先天之本，主藏精，司生殖及生长发育，这就决定了女子产后以肾为本。肾中精气对人体生理活动所起的作用概括为肾阴（元阴）肾阳（元阳）。肾主水液，是维持体内水液代谢的主要脏器。生理情况下，水入于胃，由脾上输于肺，肺气肃降，水液经三焦下归于肾，经过肾的分清泌浊作用，将津液运行至脏腑，将浊液转化为尿液排出体外。病理情况下，肾阳气化功能失常，引起关门不利，小便代谢障碍，发生尿少、水肿等症状。如《素问·水热穴论》云："肾者，胃之关也，关门不利，故聚水而从其类也。上下溢于皮肤，故为胕肿。胕肿者，聚水而生病也。"故而应特别重视产后病用补肾调冲治疗。对治疗产后小便不通、产后小便不通、淋痛及产后身痛等疾病有良好效果。

五、在妇科杂病中的应用

凡不属于经、带、胎、产疾病范围，而又与妇女解剖、生理、病机特点密切相关的各种妇科疾病，统称为妇科杂病。范围包括：癥瘕、盆腔炎、不孕症、阴痒、阴疮、子宫脱垂、妇人脏躁。病机：肾、肝、脾功能失常，气血失调，直接或间接影响冲任、胞宫、胞脉、胞络而发生妇科杂病。在妇科杂病不孕症的治疗中，补肾调冲法占有举足轻重的地位。

不孕症的病因，与肾和冲任关系密切，《素问·上古天真论》云："女子七岁肾气盛，齿更发长；二七天癸至，任脉通，太冲脉盛，月事以时下，故有子。"肾乃先天之本，主藏精与生殖；冲为血海，脏腑经络之血皆归于冲脉；任脉妊养一身之阴脉，又主胞胎。肾气的盛衰和冲任二脉的通盛，对月经潮与止、女性生殖功能盛衰起着重要作用。明代张景岳提出："经水不调，病多在肾。"肾中精气不足，则天癸不充，经血无以化生，子嗣不种；冲任失调，则气血亏少，胞脉失养，经水渐衰，出现月经不调、不孕之症，故本病的病机以肾虚冲任失调为主。

根据以上病机，本病的治疗也应从肾和冲任入手，采用补肾调冲法，以平衡肾中阴阳。在治疗中还根据月经周期不同阶段的阴阳消长，气血盈亏等变化，提倡随月经周期加减用药：行经期重阳转阴，子宫泻而不藏，经血以通为顺，加用丹参、坤草、鸡血藤等药活血化瘀，通畅胞脉；经期后子宫、胞脉空虚，宜滋养肝肾阴精气血，选用覆盆子、女贞子、何首乌等药加减治疗；排卵期为氤氲之时，酌加活血之桃红四物汤，以助卵子顺利排出；经前期阳气渐增，阴阳精气皆应充盛，加用逍遥散补肾疏肝理气。

经典验案

一、闭经 / 卵巢早衰 / 卵巢储备功能降低

女子年逾 18 周岁，月经尚未来潮，或月经来潮后又中断 6 个月以上者，称为"闭经"，前者称原发性闭经，后者称继发性闭经，古称"女子不月""月事不来""经水不通""经闭"等。妊娠期、哺乳期或更年期的月经停闭属生理现象，不作闭经论；有的少女初潮 2 年内偶尔出现月经停闭现象，可不予治疗。

西医将闭经分为原发性和继发性，18 岁作为诊断的界限。但因为闭经的病因和病理生理机制十分复杂，加上环境和时间的变迁以及医学的发展，闭经的诊断标准和治疗方案都有了较大的进步。近一个世纪以来，月经初潮的平均年龄已由 15 岁提前到 13 岁，一般在初潮前 2 年开始出现第二性征，故原发性闭经的定义有所修订。原发性闭经系指年龄超过 16 岁（有地域性差异），第二性征已发育，或年龄超过 14 岁，第二性征尚未发育，且无月经来潮者；继发性闭经则指以往曾建立正常月经，但此后因某种病理性原因而月经停止 6 个月，或按自身原来月经周期计算停经 3 个周期以上者。根据闭经的发生原因，又可分为生理性闭经和病理性闭经。青春期前、妊娠期、哺乳期及绝经期后的月经不来潮均属生理现象。

1. 病因病机

发病机理主要是冲任气血失调，有虚、实两个方面，虚者由于冲任亏败，源断其流；实者因邪气阻隔冲任，经血不通。导致闭经的病因复杂，有先天因素，也有后天获得，可由月经不调发展而来，也有因他病致闭经者。常见的分型有肾虚、脾虚、血虚、气滞血瘀、寒凝血瘀和痰湿阻滞。

（1）肾虚

先天不足，少女肾气未充，精气未盛，或房劳多产，久病伤肾，以致肾精亏损，冲任气血不足，血海不能满溢，遂致月经停闭。

（2）脾虚

饮食不节，思虑或劳累过度，损伤脾气，气血化生之源不足，冲任气血不充，血海不能满溢，遂致月经停闭。

（3）血虚

素体血虚，或数伤于血，或大病久病，营血耗损，冲任血少，血海不能满溢，遂致月经停闭。

（4）气滞血瘀

七情内伤，素性抑郁，或忿怒过度，气滞血瘀，瘀阻冲任，气血运行受阻，血海不能满溢，遂致月经停闭。

（5）寒凝血瘀

经产之时，血室正开，感受风寒之邪，或经期过食生冷，或涉水感寒，寒邪乘虚客于冲任，血为寒凝成瘀，滞于冲任，气血运行受阻，血海不能满溢，逐致月经停闭。

（6）痰湿阻滞

素体肥胖，痰湿内盛，或脾失健运，痰湿内生，痰湿、脂膜壅塞冲任，气血运行受阻，血海不能满溢，遂致月经停闭。

卵巢早衰又称早绝经，即绝经发生在 40 岁以前。偶见于 20 岁以下的青年女性。多数为继发性闭经，极少为原发性闭经。表现为卵巢萎缩，雌激素水平低落，FSH 升高达绝经水平。伴有潮热汗出、失眠、心烦抑郁等症状，严重者可出现性欲减退、生殖器官萎缩等，严重影响了女性身体和心理的健康。因其病因复杂，发病率逐年上升，越来越受到医学界的重视。卵巢早衰的真正机制尚不十分清楚。有人观察到卵巢早衰与自身免疫系统有关，因发现卵巢早衰常与多种自身免疫病伴随，如 Addison 病、甲状腺炎、甲状旁腺功能低下、重症肌无力、糖尿病等，能测出抗卵巢组织的抗体，已观察到卵巢上有抗促性腺激素受体抗体，阻碍 FSH 与细胞膜上的受体结合。亦有报道，发现卵巢早衰有家族因素，即患者母亲或姐妹中有早绝经的情况。目前，西医治疗以激素替代疗法为主，疗效显著。但长期使用可导致女性出现心脏病、血栓栓塞、乳腺癌和子宫内膜癌等并发症，而中药治疗卵巢早衰具有良好的疗效。

2. 辨证论治

在确诊闭经之后，尚须明确是经病还是他病所致，因他病致闭经者先治他病然后调经。辨证重在辨明虚实或虚实夹杂的不同情况。虚证者治以补肾滋肾，或补脾益气，或补血益阴，以滋养经血之源；实证者治以行气活血，或温经通脉，或祛邪行滞，以疏通冲任经脉。本病虚证多、实证少，切忌妄行攻破之法，犯虚虚实实之戒。

（1）肾虚

①肾气虚证

主要证候：月经初潮来迟，或月经后期量少，渐至闭经，头晕耳鸣，腰酸腿软，小便频数，性欲淡漠，舌淡红，苔薄白，脉沉细。

证候分析：肾气不足，精血衰少，冲任气血不足，血海不能满溢，故月经初潮来迟，或后期量少，渐至停闭；肾虚不能化生精血，髓海、腰府失养，故头晕耳鸣，腰酸腿软；肾气虚，阳气不足，故性欲淡漠；肾气虚不能温化膀胱，故小便频数。舌淡红，苔薄白，脉沉细，也为肾气虚之征。

治疗法则：补肾益气，养血调经。

方药举例：大补元煎加丹参、牛膝。

人参、山药、熟地、杜仲、当归、山茱萸、枸杞、炙甘草。

方中人参大补元气为君，气生则血生；山药、甘草、补脾气，当归活血调经；熟地、枸杞、山茱萸、杜仲滋肝肾，益肾经；加丹参、牛膝活血调经。

若闭经日久，畏寒肢冷甚者，酌加菟丝子、肉桂、紫河车；夜尿频数者，酌加金樱子、覆盆子。

②肾阴虚证

主要证候：月经初潮来迟，或月经后期量少，渐至闭经，头晕耳鸣，腰膝酸软，或足跟痛，手足心热，甚则潮热盗汗，心烦少寐，颧红唇赤，舌红，苔少或无苔，脉细数。

证候分析：肾阴不足，精血亏虚，冲任气血虚少，血海不能满溢，故月经初潮来迟，或后期量少，渐至停闭；精亏血少，上不能濡养空窍，故头晕耳鸣，下不能濡养外府，故腰膝酸软，或足跟痛；阴虚内热，故手足心热；热劫阴液外泄，故潮热盗汗；虚热内扰心神，则心烦少寐；虚热上浮，则颧红唇赤。舌红，少苔或无苔，脉细数，也为肾阴虚之征。

治疗法则：滋肾益阴，养血调经。

方药举例：左归丸。

熟地、山药、枸杞、山茱萸、菟丝子、鹿角胶、龟甲胶、川牛膝。

方中熟地、山茱萸、山药滋补肝肾；配龟甲胶、鹿角胶调补肾阳；枸杞子、菟丝子补益肝肾；牛膝补肝肾活血。

若潮热盗汗者，酌加青蒿、鳖甲、地骨皮；心烦不寐者，酌加柏子仁、丹参、珍珠母；阴虚肺燥，咳嗽咯血者，酌加白及、仙鹤草。

③肾阳虚证

主要证候：月经初潮来迟，或月经后期量少，渐至闭经，头晕耳鸣，腰痛如折，畏寒肢冷，小便清长，夜尿多，大便溏薄，面色晦暗，或目眶暗黑。舌淡，苔白，脉沉弱。

证候分析：肾阳虚衰，脏腑失于温养，精血化生不足，冲任气血不足，血海不能满溢，故月经初潮来迟，或后期量少，渐至停闭；肾阳虚衰，阳气不布，故形寒肢冷；肾阳虚，不足以温养髓海、外府，故头晕耳鸣，腰痛如折；肾阳虚，膀胱气化失常，故小便清长，夜尿多；肾阳虚，不能温运脾阳，运化失司，故大便溏薄；肾在色为黑，肾阳虚，故面色晦暗，目眶暗黑。舌淡，苔白，脉沉弱。也为肾阳虚之征。

治疗法则：温肾助阳，养血调经。

方药举例：十补丸（《济生方》）。

熟地黄、山药、山茱萸、泽泻、茯苓、丹皮、肉桂、五味子、炮附子、鹿茸。

方中鹿茸、炮附子、肉桂温肾壮阳，填精养血；熟地黄、山茱萸补肾益精血，更助山药以资生化之源；少佐泽泻、茯苓以渗湿利水，丹皮清泄虚火，与温肾药配伍，使补而不滞，温而不燥；五味子助肉桂引火归原，纳气归肾。全方温肾助阳，滋养精血，肾气旺盛，任冲通盛，月事以时下。

（2）脾虚

主要证候：月经停闭数月，肢倦神疲，食欲不振，脘腹胀闷，大便溏薄，面色淡黄，舌淡胖有齿痕，苔白腻，脉缓弱。

证候分析：脾虚生化之源亏乏，冲任气血不足，血海不能满溢，故月经停闭数月；脾虚运化失职，湿浊内盛，故食欲不振，脘腹胀闷，大便溏薄；脾主四肢，脾虚中气不振，故肢倦神疲。舌淡胖，有齿痕，苔白腻，脉缓弱，也为脾虚之征。

治疗法则：健脾益气，养血调经。

方药举例：参苓白术散（《和剂局方》）加当归、牛膝。

人参、白术、茯苓、白扁豆、甘草、山药、莲子肉、桔梗、薏苡仁、砂仁。

（3）血虚

主要证候：月经停闭数月，头晕目花，心悸怔忡，少寐多梦，皮肤不润，面色萎黄。舌淡，苔少，脉细。

证候分析：营血亏虚，冲任气血衰少，血海不能满溢，故月经停闭。血虚，上不能濡养脑髓清窍，故头晕目花；内不养心神，故心悸怔忡，少寐多梦；外不荣肌肤，故皮肤不润，面色萎黄。舌淡，苔少，脉细，也为血虚之征。

治疗法则：补血养血，活血调经。

方药举例：小营煎（《景岳全书》）加鸡内金、鸡血藤。

当归、熟地黄、白芍、山药、枸杞子、炙甘草。

方中熟地黄、枸杞子、白芍填精养血，山药、鸡内金、炙甘草健脾以生血；当归、鸡血藤补血活血调经。全方合用，养血为主，兼能活血通络。

若血虚日久，渐至阴虚血枯经闭者，症见月经停闭，形体羸瘦，骨蒸潮热，或咳嗽唾血，两颧潮红，舌绛苔少，甚或无苔，脉细数。治宜滋肾养血，壮水制火，方用补肾地黄汤（《陈素庵妇科补解》）。

熟地黄、麦冬、知母、黄柏、泽泻、山药、远志、茯神、丹皮、枣仁、玄参、桑螵蛸、竹叶、龟板、山茱萸。

方中知柏地黄丸滋肾阴泻相火，佐以玄参、龟板、桑螵蛸滋阴潜阳，竹叶、麦冬清心火，远志、枣仁宁心神，使心气下通，胞脉流畅，月事自来矣。

（4）气滞血瘀

主要证候：月经停闭数月，小腹胀痛拒按；精神抑郁，烦躁易怒，胸胁胀满，嗳气叹息。舌紫暗或有瘀点，脉沉弦或涩而有力。

证候分析：气机郁滞，气滞血瘀，瘀阻冲任，血海不能满溢，故月经停闭；瘀阻胞脉，故小腹胀痛拒按；气机不畅，故精神抑郁，烦躁易怒，胸胁胀满，嗳气叹息。舌紫暗或有瘀点，脉沉弦或涩而有力，也为气滞血瘀之征。

治疗法则：行气活血，祛瘀通络。

方药举例：膈下逐瘀汤（《医林改错》）。

当归、赤芍、桃仁、川芎、枳壳、红花、延胡索、五灵脂、丹皮、乌药、香附、甘草。

方中枳壳、乌药、香附、延胡索行气活血止痛；赤芍、桃仁、丹皮、五灵脂活血祛瘀止痛；当归、川芎养血活血调经；甘草调和诸药。全方行气活血，祛瘀行滞，故能通络。

若烦躁、胁痛者，酌加柴胡、郁金、栀子；夹热而口干，便结，脉数者，酌加黄柏、知母、大黄。

（5）寒凝血瘀

主要证候：月经停闭数月，小腹冷痛拒按，得热则痛缓，形寒肢冷，面色青白。舌紫暗，苔白，脉沉紧。

证候分析：寒邪客于冲任，与血相搏，血为寒凝致瘀，瘀阻冲任，气血不通，血海不能满溢，故经闭不行；寒客胞中，血行不畅，"不通则痛"，故小腹冷痛拒按，得热后血脉暂通，故腹痛得以缓解；寒伤阳气，阳气不达，故形寒肢冷，面色青白。舌紫暗，苔白，脉沉紧，也为寒凝血瘀之征。

治疗法则：温经散寒，活血调经。

方药举例：温经汤。

若小腹冷痛较剧者，酌加艾叶、小茴香、姜黄；四肢不温者，酌加制附子、仙灵脾。

（6）痰湿阻滞

主要证候：月经停闭数月，带下量多，色白质稠，形体肥胖，或面浮肢肿，神疲肢倦，头晕目眩，心悸气短，胸脘满闷。舌淡胖，苔白腻，脉滑。

证候分析：痰湿阻于冲任，壅滞血海，经血不能满溢，故月经数月不行；痰湿下注，损伤带脉，故带下量多，色白质稠；痰湿内盛，故形体肥胖；痰湿困阻脾阳，运化不良，水湿泛溢肌肤，故面浮肢肿，神疲肢倦；痰湿停于心下，清阳不升，故头晕目眩，心悸气短，胸脘满闷。舌淡胖，苔白腻，脉滑，也为痰湿之征。

治疗法则：豁痰除湿，活血通经。

方药举例：丹溪治湿痰方（《丹溪心法》）。

苍术、白术、半夏、茯苓、滑石、香附、川芎、当归。

方中苍术、半夏燥湿化痰；白术、茯苓健脾祛湿；滑石渗利水湿；当归、川芎、香附行气活血。痰湿去则冲任、血海自无阻隔，而获通经之效。

若胸脘满闷者，酌加瓜蒌、枳壳；肢体浮肿明显者，酌加益母草、泽泻、泽兰。

3. 验案举例

（1）卵巢早衰案 1

李某，女，35 岁，已婚，2010 年 6 月 1 日初诊。

[主诉] 停经 4 个月。

[现病史] 患者于 14 岁初潮，月经周期规律正常，3 ～ 4/28 天，量中。2008 年 7 月因患风湿病，自行服用雷公藤总苷片治疗，

每日 3 次，每次 30mg，治疗 3 个月后，月经延期，逐渐稀发，偶有月经来潮，后渐至闭经。末次月经为 2010 年 2 月。患者带下量少，性欲低下，乳房萎缩，潮热，汗出，心慌，失眠，记忆力减退，纳差，尿少，大便 1 次 / 天，舌质淡红，少苔，脉细。2010 年 3 月 检 查：E_2 217.8pmol/L，FSH 84.90U/L，LH 22.40U/L，PRL 0.30nmol/L。B 超显示：子宫 3.0cm×2.8cm×2.3cm 前位，左卵巢 2.5cm×1.0cm×1.0cm，右卵巢 2.5cm×1.0cm×1.2cm，卵泡未见发育。

[西医诊断] 卵巢早衰。

[中医诊断] 闭经（肾亏血虚，阴虚发热）。

[治法] 补肾调经，滋阴清热。

[方药] 补骨脂 10g，熟地黄 10g，山茱萸 10g，菟丝子 10g，黄精 10g，肉苁蓉 10g，巴戟天 10g，当归 10g，川芎 10g，紫石英 10g，五味子 10g，郁金 10g，丹参 10g，牡丹皮 10g，地骨皮 10g，柴胡 10g，鸡内金 10g，焦山楂 20g。

7 剂，日 1 剂，水煎服。

菟丝子、巴戟天药性甘温，归肝肾经，主补肾阳，与黄精、熟地黄、肉苁蓉，同用以补肾，使肾精不亏。川芎、当归、紫石英、五味子养血调冲。补肾与养血调冲相须为用，使滋补肝肾与调理冲任作用明显，加柴胡、牡丹皮、地骨皮，以柴胡苦微寒，归肝胆经，主疏肝利胆，可解郁散火，对月经不调也有一定作用。牡丹皮苦，微寒，归肝肾经，主夜热早凉，闭经痛经，与地骨皮同用，可清虚热，化瘀血。丹参凉血活血。郁金清热安神。鸡内金与焦山楂健胃消食，以防止过于滋腻。诸药配伍，以补肾养血调经、清热活血。

二诊（6 月 8 日）：患者服 5 剂后，自觉失眠好转，心慌减轻。

上方加石斛 10g，沙参 10g，穿山甲 3g，滋阴除热，通经下乳，可治疗妇人闭经，癥瘕。7 剂。

三诊（6 月 15 日）：患者面色改善，带下较前增多，上方去沙参，加红花 10g，当归加至 20g，五味子加至 20g。6 月 20 日患者见少量月经，服余剂。

四诊（6 月 23 日）：患者睡眠可，精神佳，去肉苁蓉、郁金，加丹参至 15g。随证治疗 28 天，患者又于 7 月 15 日月经来潮，带下正常，排卵恢复，性生活恢复正常。

按语：首诊时患者闭经 4 个月，曾因服雷公藤总苷片治疗风湿病，无其他疾病及手术既往病史，生活中亦无情绪、环境、饮食习惯等潜在致病因素，因而闭经病因明确，与其曾服用雷公藤总苷片有因果关系。现代药理学研究证明，长时间服用雷公藤总苷片会导致卵巢早衰，卵巢功能低下，甚至闭经。中医学认为，热毒侵及胞宫胞脉，损伤冲任而导致任脉闭塞，冲脉不足，经血的产生受阻，可见经水早绝；毒热内侵，肝肾受损，血海不足，故经血少，亦致经闭；瘀毒伤阴，阴虚而发热，导致虚热内生，可见全身潮热、身汗出；血虚则心神失养，可见心慌、失眠、记忆力减退；肾精亏虚，故见腰痛、性欲下降、面色晦暗等症；苔少、脉细亦为肾虚血亏、天癸不足之征。本案辨证为肾亏血虚，阴虚发热，故治以补肾调经，滋阴清热。

（2）卵巢早衰案 2

患者，女，30 岁，2010 年 7 月 5 日初诊。

[**主诉**] 停经 5 月余。

[**现病史**] 患者 17 岁初潮，月经稀发，3 ～ 4 天 /30 ～ 90

天，量少。末次月经为2010年2月8日。已婚，未避孕未孕。西药诊治未见效。初诊做血液生殖激素水平测定：E_2 40.3pmol/L，FSH 98.29U/L，LH 24.55U/L，B超示：子宫后位，大小37mm×32mm×41mm，子宫内膜7mm。左卵巢21mm×11mm×15mm，右卵巢26mm×13mm×15mm，双卵巢偏小，其内均未见优势卵泡回声。平素情绪抑郁，易疲倦，潮热，汗出，带下量少，阴道干涩，性欲下降，记忆力明显减退，腰酸，纳一般，眠差、多梦易醒，二便调。舌暗红，苔薄黄，脉细数。

[西医诊断] 卵巢早衰。

[中医诊断] 闭经（肾虚肝郁型）。

[治法] 滋肾温阳，疏肝解郁。

[方药] 熟地黄10g，鹿角胶（烊化）10g，女贞子10g，山茱萸10g，当归10g，郁金10g，牡丹皮15g，茯苓15g，五味子10g，黄精10g，紫石英10g，川芎10g。

14剂，日1剂，水煎服。

二诊（7月20日）：服药后精神好转，潮热汗出明显减轻，但月经尚未来潮。在上方基础上将女贞子改为15g，减去鹿角胶、山茱萸、牡丹皮，酌加麦冬15g，赤芍15g，地骨皮10g，继服14剂后，月经于2010年7月31日来潮。

此后又连服初诊方加减治疗5个月，月经每月按时来潮。末次月经2010年12月5日，半年后随访，足月顺产一孩，身体健康。

按语：本案中患者精神不佳，治疗从疏肝补肾着手，方中熟地黄、鹿角胶两药补肾填精为君药；女贞子、山茱萸在增强补肾作用的同时尚可清热；酌加郁金、牡丹皮、当归补而不滞，活血理气，以防脉络瘀滞。从根本上滋肾温阳，疏肝解郁，改善体质，激发肾主生殖的功能，促进卵巢功能恢复，帮助排卵，从而促成生育。

（3）卵巢早衰案 3

万某，女，36 岁。2015 年 2 月 1 日初诊。

[**主诉**] 停经 2 年余。

[**现病史**] 患者闭经 2 年，伴原发性不孕 3 年，14 岁初潮，经色，周期尚可。2007 年结婚后，月经量渐少，伴月经后期，末次月经 2013 年 1 月，至今 2 年余仍未潮。现白带量少，性欲减退，腰酸，头晕，纳呆眠差，形体消瘦，大便 1 次 / 日，便溏。2 月 1 日 B 超：子宫、双卵巢均偏小。性激素水平：E_2 69.6pmol/L，FSH 130.49U/L，LH 42.31U/L；舌淡红、苔薄、舌根微腻，脉弦细。

[**西医诊断**] 卵巢早衰。

[**中医诊断**] 闭经（肝肾阴虚型）。

[**治法**] 补气养血，温补肾精。

[**方药**] 巴戟天 10g，肉苁蓉 10g，五味子 10g，当归 10g，熟地黄 10g，白芍 10g，吴茱萸 10g，艾叶 10g，阿胶 10g，怀牛膝 10g，白术 10g，茯苓 10g。

14 剂，日 1 剂，水煎服。

二诊（2 月 15 日）：带下量增多，大便溏，舌淡红、苔薄，脉细。继服上方加淫羊藿 10g，菟丝子 10g，丹参 10g，红花 10g。14 剂，水煎服。

三诊（3 月 1 日）：服药后月经 2 月 22 日来潮，4 天，量多、色红、质稠，无腹痛，舌淡红、苔薄，脉细。继服上方 21 剂。

四诊（3 月 23 日）：逢月经来潮，小腹酸痛，舌淡红、苔薄，脉细。于上方去吴茱萸、艾叶，加鹿角霜 15g，乳香 10g，没药 10g。

28 剂，日 1 剂，水煎服。

五诊：患者近 2 个月月经按时来潮，之后原方调理。

按语：本案中患者月经量少，后期渐至闭经，且形体消瘦，故治疗方面以补血补气为主，肝脾肾三脏同调，方用养血培土之法，牛膝养血活血调经，充盛中兼有流通之机。熟地黄、阿胶养肾中精气，然精为火宅，火衰则精与血皆衰，畏冷，性欲减退，选用鹿角霜、淫羊藿、肉苁蓉等温润之品温肾填精，上药表面为温肾药物的堆砌，但所选药物均温而不燥，且与养肾精之熟地黄、阿胶同用，达到阴阳双补、阴中求阳之效，肾乃水火之宅，待阴生阳长，生理功能强盛，则月经按时来潮。

（4）卵巢早衰案 4

单某，女，32 岁。2010 年 12 月 2 日初诊。

[**主诉**] 月经错后 4 年，停经 5 个月。

[**现病史**] 患者自诉既往月经 5 ～ 7/30 ～ 37 天，自 2005 年 10 月顺产 1 婴后月经逐渐错后，现月经 2 ～ 7 天 /1 ～ 4 月，量少，色暗，经前乳房胀痛，末次月经 2010 年 7 月，G1P1，平素神疲乏力，心情烦躁，时有自汗、失眠等。舌淡红，苔白，脉细弦。

B 超检查：子宫附件未见明显异常（子宫内膜：0.45cm）。实验室检查：FSH 72.38U/L，LH 41.77U/L，E_2 37pmol/L。

[**西医诊断**] 卵巢早衰。

[**中医诊断**] 闭经（肾虚肝郁型）。

[**治法**] 补肾养血填精，理气疏肝。

[**方药**] 当归 10g，白芍 10g，熟地黄 15g，枸杞子 10g，山茱萸 10g，菟丝子 15g，肉苁蓉 15g，麦冬 10g，石斛 15g，淫羊藿 15g，

巴戟天 10g，柴胡 10g，香附 10g，炙黄芪 15g。

14 剂，日 1 剂，水煎服。

二诊（12 月 16 日）：患者服药后疲乏减轻，气短，带下量稍增，舌淡红，苔白，脉沉细。仍治以补肾养血，理气疏肝，原方减炙黄芪，加生地黄、炙鳖甲、瓜蒌各 15g。

三诊（2 月 18 日）：患者 2 月 14～16 日阴道少量褐色出血，基础体温不典型双相，寐差，舌淡苔白，脉细弦，前方加酸枣仁 15g。

四诊（4 月 8 日）：4 月 2 日月经来潮，血量中，色红，伴下腹痛，腰酸，舌红苔白，脉细滑，基础体温双相。复查女性更年期 3 项：FSH 9.78μ/L，LH 6.57μ/L，E_2 49mmol/L。遂守前方，继服 3 个月，此间月经均按时来潮。

按语：肾虚是卵巢早衰的基本病机。肾为先天之本，在"肾—天癸—冲任—胞宫"轴中占据主导地位。卵巢早衰的基本病机为肾虚，尤以肾阴虚为主，或因先天禀赋不足，或因早婚、房劳、多产，或因久病失养，以致肾精亏虚，精血匮乏，冲任血虚，胞宫失于濡养则经水渐断。肾虚虽为本病的主要病机，亦与肝脾密切相关。肝失疏泄，气机郁结，郁久化火，暗耗气血，不能荣胞填精，冲任不足，血海空虚，胞宫失养；脾胃损伤，不能受纳水谷精微，后天失养，气血无以化生，冲任空虚，渐致该病发生。治疗上以补肾填精为主，另外根据患者不同的临床表现，配合疏肝、健脾诸法。常用药：当归、白芍、熟地黄、制首乌、枸杞子、山茱萸、菟丝子、肉苁蓉、紫河车、葛根、麦冬、石斛。其中当归、白芍、熟地黄、制首乌补血以填精，兼能养肝柔肝；枸杞子、山茱萸补益肝肾，益精以养血，上述诸药可使肝肾精血充足，化源充盛；菟丝子、肉苁蓉、紫河车补肾助阳，阳生则阴长；麦冬、石斛补肺养阴，以金生水，更加葛根入肺胃经，生津除热，以防补阳药温燥太过。临床兼见他症者，随症加减用药：急躁易怒者，加柴胡、香附等疏肝解郁；神疲乏力者，加党参、炙黄芪健脾益气；胸闷憋气者，加瓜蒌、檀香等宽胸理气；潮热汗出者，加浮小麦、牡丹皮等滋阴清虚热敛汗；失眠者，加酸枣仁、柏子仁等养心宁神。

（5）卵巢早衰案5

刘某，34岁，2015年5月12日初诊。

[**主诉**] 月经错后3年，停经1年。

[**现病史**] 患者近3年月经4个月到半年1行，量少有血块、色暗。患者2014年11月8日于某医院查女性激素：E_2 963pmol/L，FSH 63.1U/L，T 0.91nmol/L。西医诊断：卵巢早衰。末次月经2014年5月20日。现小腹胀满，带下量中，食凉后腹泻，烘热汗出，大便正常，舌暗体胖，苔薄白，脉弦滑。婚育史：孕1产1。

[**西医诊断**] 卵巢早衰。

[**中医诊断**] 闭经（瘀血阻滞，脾肾亏虚）。

[**治法**] 疏肝活血，健脾益肾。

[**方药**] 柴胡10g，茯苓10g，麸炒白术15g，制香附15g，巴戟天10g，肉苁蓉10g，干姜10g，北沙参10g，百合10g，益母草15g，泽兰10g，女贞子20g，墨旱莲15g，菟丝子10g，甘草10g，合欢皮10g，郁金10g。

14剂，日1剂，水煎服。

二诊（5月27日）：自觉小腹胀满减轻，小腹酸胀，无腰酸，伴经前乳房胀痛，口干口黏，喜饮温水，头昏蒙，全身乏力，纳食和睡眠均可，小便正常，大便每日1次、质可，舌暗红，苔薄白，脉弦滑。上方减北沙参、百合，加冬瓜皮 30g，荷叶 10g，月季花 10g。继服 14 剂。

三诊（6 月 10 日）：5 月 29 日月经来潮，量可，色淡质稀、有血块，小腹酸胀，伴冷感，无腰酸，伴经前乳胀。近 1 年指甲变形，现口干喜饮，纳食和睡眠均可，大便每日 1 次，舌尖红，苔薄黄，脉滑。以初诊方减干姜，月季花加至 15g。继服 28 剂。

四诊（7 月 8 日）：6 月 29 日月经来潮，量可，5 天净，有少量血块，无痛经，无小腹胀，无冷感，经前乳胀减。现乳房仍坠胀，口干减轻，纳食和睡眠均可，大便每日 1 次、略成形，舌略暗，苔薄白，脉弦滑。以三诊方麸炒白术加至 20g，加葛根 10g，续断 30g，枸杞子 20g，去茯苓。继服 28 剂。

五诊（8 月 5 日）：7 月 29 日月经来潮，量可，小腹胀，大便正常，舌暗，苔薄白，脉弦滑。上方减北沙参、百合，墨旱莲用至 20g。继服 28 剂。

六诊（9 月 2 日）：经前乳稍胀，现两少腹稍胀，纳食和睡眠均可，大便每日 1 次、质黏，舌暗红，苔薄白，脉弦滑。处方：柴胡 10g，北沙参 20g，百合 10g，女贞子 30g，墨旱莲 20g，菟丝子 30g，枸杞子 20g，葛根 10g，茯苓 15g，麸炒白术 15g，益母草 15g，泽兰 10g，五味子 10g，紫石英 10g。28 剂。

继服 28 剂后患者临床症状消失，月经稍有延迟，基本可按月而至。

按语：患者初诊表现为月经后期。患者妊娠 1 次，而致月经后期，日久致闭经。现小腹胀满，食凉后腹泻，舌暗体胖，脉弦滑，属肝郁脾肾亏虚，兼有血瘀之证，故治宜疏肝健脾益肾，佐以活血为法。方中柴胡、香附、合欢皮疏肝；茯苓、麸炒白术、干姜、茯苓温中健脾利湿；北沙参、百合、二至丸、菟丝子益肾养阴；甘草补脾和中、养心安神，解其脏躁之苦。二诊时患者月经已至，伴经前乳房胀痛，口干口黏，喜饮温水，头昏蒙，乏力，此为肝气郁滞、脾虚湿困之象，故于上方基础上去北沙参、百合之滋腻，予冬瓜皮、荷叶、月季花增强疏肝健脾利湿之功。三诊时患者月经色淡质稀、有血块，小腹酸胀，口干喜饮，舌尖红，苔薄黄，湿象已减，又增热象，故仍以初诊之方减干姜，加月季花疏肝健脾养阴。四诊时患者月经提前而至，就诊时月经刚净，故在三诊方基础上加葛根、续断、枸杞子，麸炒白术加量以健脾补肾，又因患者湿象已减，故减茯苓以免过利水湿而伤阴。五诊时患者月经已至，继予上方减北沙参、百合，加重二至丸用量以滋补肾阴。六诊时患者月经尚未至，有经前乳胀，故治以疏肝健脾、补肾养阴之法。后患者月经虽有延迟，基本可按月而至。

（6）卵巢早衰案6

患者，33岁，2014年10月8日初诊。

[**主诉**] 月经量少2年，停经1年。

[**现病史**] 2009年初，患者人流术后于某医院行上环术，术后月经量多，少量血块，无痛经。2010年初，因月经量多行取环术后，月经量少，月经延期，35～42天，少量血块，色暗，无痛经。曾口服中药汤剂1年余，周期较前正常，经量仍未增多。末次月经2013年10月17日，3天，色褐，量少，少量血块，无痛经，无腰酸及经前乳胀，心烦，纳差，失眠，口干欲饮，大便日一行、便溏，舌暗红，苔薄白，脉沉细。性激素6项：E_2 450pmol/L，FSH 43.4U/L，P 1.6nmol/L，LH 32.24U/L，PRL 0.55nmol/L，T 0.02nmol/L。B超示：

子宫前位，大小 4.1cm×4.6cm×3.5cm，内膜厚 0.1cm，肌层回声均匀，双附件（−）。婚育史：已婚，有一子，工具避孕。

[**西医诊断**] 卵巢早衰。

[**中医诊断**] 闭经（气血两虚型）。

[**治法**] 健脾益肾，养血柔肝。

[**方药**] 补骨脂 10g，熟地黄 10g，山茱萸 10g，太子参 10g，山药 10g，女贞子 10g，墨旱莲 10g，百合 10g，石斛 10g，合欢皮 10g，橘叶 10g，制香附 15g，炒薏苡仁 25g，远志 5g，茯苓 15g，炒白术 15g，炙甘草 10g。

28 剂，日 1 剂，水煎服。

二诊（11 月 5 日）：10 月月经未来，无腰酸及经前乳胀，但仍经前心烦，纳少，睡眠可，口干欲饮，大便每日 1 次、质偏软，舌尖红，苔薄白，脉沉细。上方加五味子 10g，川芎 10g，紫石英 10g，继服 14 剂。

三诊（11 月 19 日）：2014 年 11 月 11 日月经来潮，量少、少量血块，4 天净，伴小腹不适，腰酸，仍纳少，晨起恶心，无呕吐，口干欲饮，大便每 1 次、质可，失眠，舌暗红，苔薄白，脉沉细。方药：党参 10g，茯苓 15g，当归 10g，炒白术 15g，炙甘草 10g，鸡内金 10g，北沙参 20g，百合 10g，女贞子 20g，墨旱莲 15g，炒薏苡仁 15g，枸杞子 20g，菟丝子 20g。继服 28 剂。

四诊（12 月 17 日）：12 月 8 日月经来潮，量正常、有血块，腰背酸痛，无经前乳胀，纳食和睡眠均可，无明显口干，稍疲乏，心烦，大便每日 2 次、质稀、不成形，舌暗红，苔薄白，脉沉细。上方茯苓加至 20g，炒白术加至 20g，炒薏苡仁加至 30g。继服 28 剂。

五诊（2015 年 1 月 19 日）：无明显不适，舌暗红、苔薄白，脉沉细。2015 年 1 月 18 日（月经第 5 日）本院查女性激素 6 项：E_2 278pmol/L，FSH 7.9U/L；P 0.63nmol/L，LH 2.54U/L，PRL 0.67nmol/L，T 0.02nmol/L。上方随证加减继服 28 剂后，患者临床症状消失，女性激素 6 项指标正常。

　　按语：患者初诊表现为停经 1 年，量少 2 年。由询问病史得知，患者人流 1 次后上环，上环后月经周期缩短，经量增多 1 年，以上因素均导致了气血损伤，致取环后月经量少。加之患者四处求医，过服疏肝活血之品，更耗伤气血；且其母和姐均早绝经，心中恐惧、忧虑，损伤脾胃功能，致纳少、食欲不振、睡眠质量下降。《景岳全书·妇人规》云："经血为水谷之精气，和调于五脏，洒陈于六腑，乃能入于脉也。凡其源源而来，生化于脾，总统于心，藏受于肝，宣布于肺，施泄于肾，以灌溉一身……妇人则上为乳汁，下归血海而为经脉。"脾胃为后天之本，气血生化之源，脾胃受损，气血化源不足，致月经后期、量少。故治疗以健脾益肾为主，佐以养阴柔肝。方中太子参、茯苓、麸炒白术、炙甘草健脾益气，恢复脾胃功能；二至丸、石斛、百合滋阴血养肝肾，金水相生；佐以合欢皮、橘叶、制香附疏肝条畅气机；远志伍百合安神宁心定志。二诊时患者月经已至，但量仍少，口干欲饮，故守方加减用之。三诊时患者月经量增多，就诊时已处于经后期，以四君子汤加麸炒薏苡仁健脾益气；北沙参、百合、女贞子、墨旱莲、枸杞子、菟丝子补肾养肝。四诊时患者周期已正常，且量已增多，但有腰背酸痛，便稀，故在上方基础上加重麸炒白术、茯苓及麸炒薏苡仁的量以健脾祛湿。五诊时患者临床症状消失，复查女性激素已达正常。因有家族早绝经病史，为巩固疗效，守方加益母草、泽兰、月季花以疏肝、活血调经，嘱加减服用 3 个月。

（7）卵巢早衰案7

王某，女，28岁。2010年10月4日初诊。

[**主诉**] 未避孕未孕2年，停经2年余。

[**现病史**] 既往月经规则，4～5/28天，量中，色红，无痛经。2年前无明显诱因出现月经稀发，3～4个月一行。经西医治疗，效果不明显，停药后月经不潮近2年余。平素烦躁易怒，口干，潮热汗出，阴道干涩。舌淡红、苔薄黄，脉弦细。2010年6月性激素水平示：FSH 62.90U/L，LH 93.90U/L，PRL 3.43nmol/L，E_2 121pmol/L。B超显示：子宫及卵巢均小于正常。女方不孕全套正常；男方精液常规正常。

[**西医诊断**] 卵巢早衰，不孕症。

[**中医诊断**] 月经后期，不孕症（肝肾阴虚，精血不足）。

[**治法**] 滋肾益精，养肝调冲。

[**方药**] 当归15g，川芎10g，白芍15g，熟地黄10g，肉苁蓉10g，枸杞子15g，山茱萸12g，女贞子15g，旱莲草15g，麦冬10g，沙参15g，黄精15g，桑椹子15g，丹参15g，夜交藤10g，川楝子10g。

28剂，日1剂，水煎服。

二诊（11月1日）：患者诉服上药后潮热汗出、口干、心烦好转，纳眠可，二便调，舌质淡红、苔薄黄，脉沉细。上方减川楝子，加菟丝子15g，五味子15g，郁金10g。共14剂。

三诊（11月10日）：患者月经仍未至，自查尿HCG阴性，现一般情况可，阴道分泌物增多，纳眠安，二便调，舌质淡红、苔薄黄，脉沉细。初诊方减夜交藤、川楝子，加菟丝子15g，川牛膝10g，益母草15g，丹皮15g。14剂。

四诊（12月6日）：患者于2011年11月26日，月经自然来潮，量少，2天干净，色暗，无痛经，纳眠可，二便调，舌质淡红、苔薄黄，脉沉细。11月28日复查：FSH 43U/L，LH 12.04U/L，PRL 3.3nmol/L。初诊方减夜交藤、川楝子，加石斛10g，山药15g，丹皮10g，紫石英10g，王不留行15g。共14剂。针刺加用阴陵泉。

经上述方法调治半年后，患者末次月经2012年3月22日，5月30日查血HCG 39719U/L，P 44.67nmol/L，予以补肾固胎中药，于2012年12月产一健康女婴。

按语： 肾为天癸之源，冲任之本，主月经、生殖、系胞。肾是藏精之处，施精之所，女性的生理过程无不与肾相关。《素问·上古天真论》云："女子七岁，肾气盛，齿更发长……七七任脉虚，太冲脉衰少，天癸竭，地道不通，故形坏而无子也。"说明肾气的盛衰主宰着天癸的至与竭、冲任二脉的盛衰以及月经的行与止。故云："经水出诸肾""种子之法，宜先调经"。肾虚冲任虚衰，血海空虚，无血而下是本病的主要病机。肾阴不足，精亏血少，天癸不足，冲任血虚，胞宫失于濡养，经水渐断；肾阳不足，不能温化肾精以生天癸，冲任气血不通，胞宫失于温养，月水难至；肾精不足，天癸难充，冲任失畅，胞宫失养，月经的化源匮乏。只有肾气盛，肾阴阳平衡，天癸才能泌至，冲任二脉才能通盛，经血方能注入胞宫成为月经，胞宫才能受孕育胎。本案患者月经稀发，烦躁易怒，口干，潮热汗出，阴道干涩，舌质淡红、苔薄黄，属肾阴不足，肾水亏虚。肝肾同源，母病及子，肝肾两虚，精血不足，冲任失养，选用熟地黄、山茱萸、当归、白芍以滋肾益精，养肝调冲；枸杞子、女贞子、麦冬、沙参、黄精、桑椹子、川楝子取其一贯煎之意，以加强滋补肝肾之阴之功。在经前期加益母草、川牛膝活血催经，在经后期加菟丝子、五味子以补肾填精，经间期加用紫石英、山药等以阳中求阴。精血充足，血海按时满盈，月事自以时下，经水调，精卵相资，故能受孕。

（8）卵巢早衰案8

徐某，女，37岁。2008年5月2日初诊。

[**主诉**] 月经稀发2年，未避孕未孕1年。

[**现病史**] 患者2年前开始无明显诱因出现月经稀发，月经5/40～180天，量少，较前减少一半，末次月经2008年1月19日，前次月经2007年11月25日，自诉BBT单相。外院予以补佳乐加黄体酮人工周期治疗半年，停药后月经不潮。平素畏寒肢冷，大便溏薄，日1～2次，腰酸膝软，带下清冷，纳可，小便调，夜寐安，舌淡胖、边有齿痕、苔白腻，脉沉细。妇科检查：外阴（﹣），阴道（﹣），宫颈光滑，宫体前位，大小正常质中，活动可，双附件未及异常。2010年4月，HSG提示双侧输卵管通畅，宫腔未见明显异常；实验室检查：FSH 42.11U/L、LH 15.52U/L、E_2 < 36.6nmol/L；女方不孕全套正常；男方精液常规正常。

[**西医诊断**] 卵巢早衰，不孕症。

[**中医诊断**] 闭经，不孕症（脾肾阳虚型）。

[**治法**] 温肾健脾，暖宫调经。

[**方药**] 巴戟天15g，覆盆子15g，白术15g，党参20g，山药15g，扁豆15g，川续断10g，杜仲10g，益智仁10g，薏苡仁20g，仙茅10g，仙灵脾10g，五味子10g，紫石英10g，川芎10g。

28剂，日1剂，水煎服。

二诊（6月2日）：患者诉服上药后腰酸较前好转，阴道分泌物较前增多，纳可，二便调，月经仍未潮，舌淡胖边有齿痕，苔白腻，脉沉细。初诊方加丹参 20g，王不留行 15g。28 剂。

三诊（7 月 1 日）：患者 6 月 18 日月经自然来潮，量中等，5 天干净，纳可，二便调，腰酸较前好转，舌淡胖边有齿痕，苔白腻，脉沉细。初诊方加菟丝子 10g，香附、桑寄生各 12g。28 剂。

四诊（7 月 28 日）：患者于 7 月 15 日月经来潮，量中等，复查：FSH 10.83U/L，LH 6.89U/L，E_2 180pmol/L，舌淡胖、齿印较前减轻，舌苔白腻，脉沉细。初诊方加黄精、桑椹子各 10g。28 剂。

经治疗 6 个月，患者月经恢复正常，后顺利怀孕产一男婴。

按语："调经之要，贵在补脾胃以滋血之源，养肾气以安血之室，知斯二者，则尽善矣。"妇人以血为本，以气为用，月经为气血所化，气血是胞宫行经的物质基础。气血充足，天癸有源，任通冲盛，血海按时满盈，则经事如期。若气虚血弱，不能下注养胞，肾精无所生，肾气无所化，天癸无所养，冲任不足，经血无源，致月水难生，血海难充，终致停闭不行，发为本病。《本草衍义》曰："夫人之生以气血为本，人之病未有不先伤其气血者……思虑过当，多致劳损……女则月水先闭。"补肾培土，先后天同调。扁豆、薏仁健脾利湿实大便；仙茅、仙灵脾补肾壮阳；菟丝子、五味子、黄精、桑椹子补肾阴，阴阳双补。温通经脉，且使生殖内分泌系统恢复正常生理的动态平衡，故有子。

（9）卵巢早衰案 9

王某，女，25 岁。2007 年 4 月 23 日初诊。

[**主诉**] 结婚 3 年未孕，经阻 1 年余。

[**现病史**] 闭经 1 年，既往月经尚规则，4 ～ 5 天 /28 天，量中

等，夹有血块，痛经（＋），块下痛减。末次月经 2006 年 4 月，量较少。时有下腹疼痛隐隐，伴腰酸，阴道干涩，头昏，烦躁，盗汗，眠差，纳可，舌质淡红、苔黄微腻，脉沉细。2007 年 4 月 23 日 B 超提示：子宫为 3.6cm×2.8cm×2.7cm，子宫内膜 0.6cm，双侧卵巢分别为 2.1cm×1.5cm，1.9cm×1.6cm，查窦卵泡左侧 2 个，右侧 1 个。内分泌检查：FSH 49.36U/L，LH 23.8U/L，$E_2 < 36.6$pmol/L。子宫输卵管未查。

[西医诊断] 卵巢早衰，原发不孕，子宫发育不良。

[中医诊断] 闭经，不孕症（脾肾两虚，气血亏虚，冲任不荣）。

[治法] 补气养血，健脾益肾。

[方药] 当归 10g，炒白芍 10g，川芎 10g，熟地黄 20g，肉苁蓉 20g，巴戟天 20g，党参 15g，黄芪 15g，茯苓 15g，枸杞 15g，山茱萸 15g，菟丝子 15g，五味子 15g，女贞子 20g，旱莲草 10g，紫河车粉（冲服）3g，沙参 15g，葛根 15g。

28 剂，日 1 剂，水煎服。

二诊（5 月 20 日）：患者 5 月 5 日月经来潮，阴道分泌物增多，头昏、腰酸、盗汗好转，纳眠可，二便调。仍治以补气养血、健脾益肾。守原方加川续断、仙灵脾各 10g。28 剂。

三诊（6 月 19 日）：患者 6 月 3 日月经来潮，近两天白带多，纳眠可，治以 5 月 20 日方加王不留行 10g。28 剂。

四诊（7 月 17 日）：患者于 7 月 1 日月经来潮，量中等，持续 7 天干净，无头昏及腰酸。继续守原方治疗。28 剂。

五诊（9 月 11 日）：患者停经 42 天，有恶心感，嗜睡，查血 β–HCG 103571.41U/L，P 89nmol/L，B 超提示：宫内妊娠，胚胎存活。

随访，患者于 2008 年 9 月 6 日，自然分娩一男婴。

按语：该患者属典型的卵巢早衰，B 超显示子宫小、窦卵泡少，内分泌提示卵巢早衰，经西药人工周期治疗无效。病患在无望情况下，采用中药治疗 4 月余怀孕，实乃一大奇迹。当归补气养血；肉苁蓉；巴戟天补肾填精；紫河车乃血肉有情之品，补肾；二至丸加沙参、葛根滋补肾阴。全方阴阳气血均补，故能出奇制胜。

（10）卵巢早衰案 10

患者，女，25 岁，2013 年 6 月 23 日初诊。

[**主诉**]停经 3 月余。

[**现病史**]既往月经不规律，月经周期 10 天到半年，5 天净，量、色可，经行腰酸，小腹隐痛。末次月经 2013 年 3 月 13 日，5 天净，量中、色红，无不适。现已停经 3 个多月，肌注黄体酮 5 天，停药 2 天，月经未潮。白带量少，纳眠可，二便调。舌暗红苔少，脉沉细。6 月 22 日查性激素 6 项示：FSH 119.92U/L，LH 51.2U/L，PRL 28.28nmol/L，E_2 13pmol/L，P 23.01nmol/L，T 0.69nmol/L。B 超示：子宫 41cm×27cm×32cm，右卵巢 26mm×14mm×25cm，左卵巢 24mm×17cm×22cm。EM 4mm。

[**西医诊断**]卵巢早衰。

[**中医诊断**]月经后期（气虚血瘀证）。

[**治法**]补肾填精，理气活血。

[**方药**]当归 10g，熟地黄 10g，山药 10g，枸杞子 10g，续断 10g，菟丝子 10g，紫石英 10g，川牛膝 10g，香附 10g，红花 10g，茯苓 15g，陈皮 0g，甘草 6g，白芍 10g，麦冬 10g，黄芩 10g，穿山甲 3g。

7 剂，日 1 剂，水煎服。

二诊（6 月 20 日）：患者自感烘热，上方黄芩改为 15g，麦冬改为 15g。27 剂。

三诊（7 月 17 日）：纳眠可，二便调。近期自觉乳房胀痛。加柴胡 10g，茯苓改为 20g。27 剂。

四诊（8 月 16 日）：末次月经 7 月 20 日，量少，色红，经行无不适，5 天净，现纳眠可，二便调。守二诊方，继服 28 剂。

五诊（9 月 13 日）：复查性激素 6 项示：FSH 50.15U/L，LH 15.51U/L，PRL 651.90nmol/L，E_2 31.82pmol/L，P 1.26nmol/L，T 0.33nmol/L。末次月经为 8 月 18 日，量偏少，色可，无不适。纳眠可，二便调。上方麦冬改为 20g，黄芩改为 20g。7 剂。

六诊（9 月 20 日）：末次月经 9 月 16 日，量中，色暗红，5 天净，经行无不适，现纳眠可，二便调，仍感乳房胀痛。上方加生麦芽 10g。10 剂。

患者未再来复诊，后随访得知，其已于 12 月成功受孕，并于 2014 年 9 月顺产一女婴。产后半年月经复潮，月经规律，1 个月一行。

按语：肾虚为本病发生的主要原因，肾精不足、肾气亏虚为本病的根本病机。《素问·上古天真论》中说："女子七岁，肾气盛，齿更发长。二七而天癸至，任脉通，太冲脉盛，月事以时下。"提出了肾—天癸—冲任—胞宫轴在妇女经水来潮的重要地位。清代《傅青主女科》谓"经水出诸肾"，"肾水本虚，何能盈满而化经水外泄"，强调了闭经与肾的关系。肾为先天之本，主月经、生殖。肾精充足，冲任二脉通畅，月事方能以时下。肾精亏虚，不能充养冲任，经血无以化生，经水渐少乃至闭经。故有人认为月经生理活动的主导在肾，调节在天癸，约束在冲任，藏泻在胞宫，其根在肾。卵巢早衰多因肾精亏虚，肾气衰退，天癸早竭，而致冲任失充，血海空虚，故闭经。临床上卵巢早衰以肾精亏虚较多见，肝郁、血虚、血瘀相夹杂，虚为本，实为标，虚实夹杂，虚多实少。治疗以补肾填精为主，兼以理气养血活血。以辨证论治为原则，灵活运用，随证加减，临床疗效显著。

（11）卵巢早衰案11

刘某，女，25岁。2010年8月17日初诊。

[主诉] 停经半年。

[现病史] 患者2009年11月闭经5个月，中药治疗3个月，用药期间月经正常来潮，停药则复发。2010年6月30日我院抽血查：LH 4.88U/L，FSH 4.49U/L，E$_2$ 154pmol/L，P 1.0nmol/L，T 0.017nmol/L，PRL 0.75nmol/L。B超：子宫4.0cm×2.7cm×3.0cm、内膜厚1mm，右卵巢25mm×19mm×20cm，左卵巢24mm×17cm×22cm。闭经半年，白带量少，纳食可，二便调，口干喜饮。苔白略腻，脉沉滑。

[西医诊断] 卵巢早衰。

[中医诊断] 闭经（肾虚血瘀）。

[治法] 补肾养血，活血调经。

[方药] 山药30g，熟地黄30g，砂仁10g，云苓10g，菟丝子10，山茱萸10g，当归10g，白芍10g，黄精10g，益母草10g，肉苁蓉10g，巴戟天10g，仙灵脾10g，紫河车15g。当归10g，川芎10g，紫石英10g，五味子10g。

28剂，日1剂，水煎服。

方中山药、熟地黄、云苓、山茱萸、肉苁蓉、巴戟天补肾健脾；

菟丝子、仙灵脾补肾阳，取阳中求阴之意；紫河车补益精血；当归、白芍、川芎养血活血；益母草活血调经，紫石英、五味子养血调经。

二诊（9月19日）：上方加减服用28剂后，白带增加，近日舌红苔薄白边有齿痕，脉弦滑。分析月经即将来潮，故治疗采用疏肝补肾、理气活血，促使月经来潮。方药：柴胡10g，当归10g，白芍15g，泽兰12g，益母草16g，熟地黄30g，砂仁8g，茯苓12g，制香附18g，菟丝子30g，仙灵脾30g，川牛膝10g，仙茅10g，炙甘草8g。5剂。方中柴胡、当归、白芍疏肝养血；熟地黄、茯苓、菟丝子、仙灵脾、仙茅补肾佐以健脾；泽兰、益母草、川牛膝、制香附活血理气以促血行；炙甘草调和诸药；砂仁理气健脾、防熟地黄滋腻碍脾。

三诊（9月25日）：5剂后，月经9月20日来潮，量略少，有小血块，4天净，伴小腹胀，苔薄白，脉沉细略滑。上方加凌霄花10g，制香附改为14g。

四诊（10月20日）：加减服用20剂后，月经10月16日来潮，经量略少，3天净，无血块，大便干，1～2日1次，苔薄白体胖，脉沉滑尺弱。经治疗月经来潮2次，月经量均少，精血不足，需先后天同治，故治之补肾健脾、养血活血。方药：炙黄芪30g，炒白术10g，茯苓10g，当归10g，白芍15g，熟地黄10g，砂仁10g，川芎10g，泽兰10g，益母草10g，仙灵脾30g，紫河车10g，川牛膝10g，制香附10g。方中炙黄芪、炒白术、茯苓健脾；仙灵脾、紫河车补肾；当归、白芍、熟地黄、川芎养血活血；泽兰、益母草、川牛膝、制香附活血理气。服用14剂后，月经11月14日来潮，量中，有血块，6天，腰酸，食纳可，大便干。

2010年12月13日（月经第6天）查激素水平示：FSH 4.22U/L,

LH 3.3U/L，PRL 0.63nmol/L，E_2 113nmol/L，P 3nmol/L，T 0.03nmol/L，均在正常范围。随访1年未复发。

按语： 对卵巢早衰的研究，很多医家均从补肾入手，只是侧重于补益肾阴肾阳的不同。肾藏精，寓命门真火，为先天之本。脾主运化水谷精微，化生气血，为后天之本。肾中精气有赖于脾胃运化的水谷精微不断补充，方能充盛。脾的运化亦有赖于肾阳的温煦，才能健旺。先天与后天，二者相互资生，互相促进，缺一不可。先天温养激发后天，后天补充培育先天。若肾虚不能鼓动肾中精气，脾虚生化乏源不能濡养先天，反映在病理上，临床常见卵巢早衰患者经闭不行、气短懒言、自汗乏力、腹胀便溏、腰酸耳鸣等脾肾俱虚之象。肾为天癸之源、冲任之本，主月经、生殖、系胞。肾是藏精之处、施精之所，女性的生理过程无不与肾相关。肾气的盛衰主宰着天癸的至与竭、冲任二脉的盛衰以及月经的行与止。故云："经水出诸肾"，"种子之法，宜先调经"。肾虚冲任虚衰，血海空虚，无血而下是本病的主要病机。肾阴不足，精亏血少，天癸不足，冲任血虚，胞宫失于濡养，经水渐断；肾阳不足，不能温化肾精以生天癸，冲任气血不通，胞宫失于温养，月水难至；肾精不足，天癸难充，冲任失畅，胞宫失养，月经的化源匮乏。只有肾气盛，肾的阴阳平衡，天癸才能泌至，冲任二脉才能通盛，经血方能注入胞宫成为月经，胞宫才能受孕育胎。

二、多囊卵巢综合征

多囊卵巢综合征（PCOS）是一种发病多因性、临床表现多态性的女性生殖内分泌疾病。雄激素过多、持续无排卵是其主要临床特征，本病因月经调节机制失常，以致月经稀发，甚或闭经、不孕、多毛和肥胖，伴双侧卵巢多囊性增大等一系列症状。本病是多学科多系统复杂性疾病，表现为卵巢生殖功能障碍和糖脂代谢异常。同时，还存在着远期并发症的危险，如动脉粥样硬化、高血压、高血脂、糖尿病、子宫内膜癌等。

中医古籍中无多囊卵巢综合征的病名，根据临床表现可归属于"月经后期""闭经""不孕""癥瘕"等范畴。

1. 病因病机

（1）肾阴虚

素体阴精不足，久致元阴亏虚，或生育及膳食失于调理，冲任气血之源，无以下注于胞宫，故月经稀发，甚或闭经。

（2）肾阳虚

肾阳虚弱，气化与温煦失职，以致水湿内停，或脾阳虚弱失于温运，痰湿内生，使得胞脉气血不能温运，经脉瘀阻，气血不能下注胞宫，冲任气血亏虚以致闭经或不孕。

（3）肝气郁结

情志不舒，肝气郁结，使得气滞脉络，痰气瘀阻而为癥瘕。甚者气滞血瘀而积聚。

（4）痰湿阻滞

脾虚致水湿不化而生痰湿，壅阻冲任胞脉，而体虚肥胖，脾虚湿阻，经闭不孕。

脾肾两虚，肾阴亏虚，阴虚内热，热迫于血，或脾虚不能统血，宫血外溢以致血"崩"；或气滞血瘀，瘀血内阻为之"漏"。总之，肝郁脾虚，肾之阴阳亏虚为该病之根本。痰湿阻遏气机，血瘀内停，痰瘀互结则为标。病程的迁延，使得标本兼夹，病情复杂。但补肾法则贯穿于整个治疗过程的始终。

2. 西医病因

西医学认为多囊卵巢综合征病因尚未完全明了，主要是下丘脑—垂体—卵巢反馈失调所致，部分患者与肾上腺、胰腺功能失调有关。

3. 辨证论治

（1）肾气不足

主要证候： 月经未至或来潮后复闭。素体虚弱，头晕耳鸣，第二性征不足，腰腿酸软，腹无胀痛，小便频数。舌淡红，脉沉细。

治法： 补肾养肝调经。

方药： 归肾丸加味。

菟丝子、杜仲、枸杞、山茱萸、当归、熟地黄、山药、茯苓、鸡血藤、首乌。

方中菟丝子、杜仲补益肾气；熟地、山茱萸、枸杞滋肾养肝；山药、茯苓健脾和中；当归补血调经。

（2）气血亏虚

主要证候： 月经周期后延，经量偏少，继而闭经。面色不荣，头目晕眩，心悸气短，神疲乏力。舌淡边有齿痕，苔薄，脉细无力。

治法： 补气养血调经。

方药： 人参养营汤。

党参、黄芪、煨白术、茯苓、远志、陈皮、五味子、当归、白芍、熟地黄、桂心、炙甘草。

方中人参大补元气；配黄芪、白术、茯苓、炙甘草补中益气；当归、熟地、白芍补血调经；陈皮理气行滞；远志、五味子宁心安神；肉桂温阳和营。

（3）阴虚内热

主要证候：月经先多后少，渐致闭经。五心烦热，颧红升火，潮热盗汗，口干舌燥。舌质红或有裂纹，脉细数。

治法：养阴清热调经。

方药：加减一阴煎。

生地黄、熟地黄、白芍、麦冬、知母、地骨皮、黄精、丹参、枳壳、炙甘草。

方中生地、熟地并用滋养肾阳、清解血热；麦冬养阳清热；地骨皮、知母养阴除骨蒸劳热；白芍、女贞子、黄精滋补精血；丹参活血行血；枳壳理气活血；炙甘草调和诸药。

（4）气滞血瘀

主要证候：月经闭止，胸胁胀满，小腹胀痛，精神抑郁。舌质紫暗，边有瘀点，苔薄，脉沉涩或沉弦。

治法：理气活血，祛瘀通经。

方药：血府逐瘀汤。

桃仁、红花、当归、生地黄、川芎、赤芍、牛膝、桔梗、柴胡、枳壳、甘草。

方中桃红四物汤活血调经，配四逆散舒肝理气解郁；桔梗开胸膈之结气；牛膝引血下行。

（5）痰湿阻滞

主要证候：月经停闭，形体肥胖，胸胁满闷，呕恶痰多，神疲嗜睡。头晕目眩，或面浮足肿，或带下量多色白。苔白腻，脉滑。

治法：豁痰除湿，调气活血通经。

方药：苍附导痰丸合佛手散。

茯苓、法半夏、陈皮、甘草、苍术、香附、胆南星、枳壳、生姜、神曲、当归、川芎。

方中二陈汤化痰燥湿；苍术燥湿健脾；香附、茯苓理气行滞；南星燥湿化痰；神曲、生姜温中化痰。

（6）血寒凝滞

主要证候：经闭不行，小腹冷痛，得热痛减，四肢欠温，大便不实，苔白，脉沉紧。

治法：温经散寒调经。

方药：温经汤加减。

当归、川芎、小茴香、干姜、肉桂粉、五灵脂、生蒲黄、川牛膝。

当归、川芎活血调经；小茴香、干姜、肉桂通阳散寒；五灵脂、生蒲黄化瘀止痛；牛膝活血调经。

4. 西医治疗

（1）针对肥胖与胰岛素抵抗患者，增加运动以减轻体重，纠正由肥胖而加剧的内分泌代谢紊乱，减轻胰岛素抵抗和高胰岛素血症，使 IGF-1 降低，IGFBP-1 增加，同时 SHBG 增多使游离雄激素水平下降。减轻体重可使部分肥胖型 PCOS 者恢复排卵，并可预防 2 型糖尿病及心血管疾病的发生。

（2）口服二甲双胍每天 1.5～2.5g，伴或不伴有糖尿病者均可使用，能有效地降低体重，改善胰岛素敏感性，降低胰岛素水平，使毛发减少甚至可恢复月经（25%）与排卵。噻唑烷酮为一类口服胰岛素增敏剂，主要用于治疗糖尿病，如曲格列酮可明显减轻 PCOS 病人的高胰岛素血症和高雄激素血症，并有助于诱导排卵。

（3）口服避孕药：以雌激素为主的雌、孕激素复合片较理想，可抑制 LH 分泌，降低血睾酮、雄烯二酮和 DHEAS，增加性激素结合球蛋白浓度。

（4）孕激素：有弱的抗雄激素和轻度抑制促性腺激素分泌的作用，可降低睾酮和 17- 酮类固醇的水平。以甲羟孕酮（安宫黄体酮）较常用。一般每天用 6～8mg 口服。

（5）螺内酯（安体舒通）：通过阻止睾酮与毛囊的受体结合，也可通过抑制 17α- 化酶而干扰卵巢雄激素的合成。每天口服 50mg。可使患者的毛发生长减少，毛发变细。

5. 验案举例

（1）多囊卵巢综合征案 1

王某，女，29 岁，未婚。2015 年 8 月 3 日初诊。

[主诉] 月经量少 3 月余。

[现病史] 患者自述平时月经周期规律，7 天 /28～30 天。3 个月前无明显诱因月经量减少，3～4 天 /28～30 天。色紫暗，少血块，痛经（-），医院诊断为多囊卵巢综合征，行 B 超检查：左卵巢囊肿 5.3cm×4.8cm。舌淡红，苔薄白，脉沉细。

[西医诊断] 多囊卵巢综合征，左卵巢囊肿。

[**中医诊断**] 月经过少（肾气不足，冲任失调）。

[**治法**] 益肾调冲。

[**方药**] 桂枝 15g，茯苓 15g，丹皮 10g，赤芍 10g，桃仁 10g，三棱 10g，莪术 10g，穿山甲 6g，鳖甲 10g，厚朴 10g，枳实 10g，柴胡 10g，水蛭 10g，肉桂 10g，土茯苓 15g，夏枯草 15g，泽泻 15g，蒲公英 30g，连翘 10g，金银花 10g，砂仁 10g，败酱草 10g，薏苡仁 15g，木香 10g。

共 7 剂，日 1 剂，水煎服。并口服达英 -35，1 片 / 天，服 21 天。

二诊（8 月 11 日）：方药同上。

三诊（9 月 10 日）：患者自述使用本方后，左卵巢囊肿缩小，由原来的 5.3cm 减小到 1.8cm。B 超示卵泡增大。

按语："肾水本虚何能盈满而化经水外泄"，强调了闭经与肾的关系。如《石室秘录》所言："肾水亏者，子宫燥涸，禾苗无雨露之濡，亦成萎亏。"因"经水出诸肾"，使经水畅行。对月经后期、量少、精血不足者，常培补其损。

（2）多囊卵巢综合征案 2

梁某，女，28 岁。2013 年 1 月 10 日初诊。

[**主诉**] 月经量少 10 余年，结婚 1 年余未避孕未怀孕。

[**现病史**] 患者 15 岁初潮，既往月经不规律，月经 6～7 天 /3～12 个月，偶尔闭经 1 年，量少，色暗红，血块（+），痛经（+）。末次月经 2012 年 8 月 10 日。患者平素大便稀，舌淡、胖大有齿痕，苔白腻，脉沉细滑。身高 149cm，体重 60kg，辅助检查：性激素六项示：E_2 254pmol/L，FSH 74.90U/L，LH 23.40U/L，PRL 0.31nmol/L。雄烯二酮 6.40ng/mL，硫酸脱氢表雄酮 199.0μg/dL，性激素结合球

蛋白 12.70nmol/L。甲功正常。肝功：ALT 89.0U/L，提示肝功异常。血脂：TG 1.87mmol/L，提示血脂异常。B 超：子宫前位，大小 31mm×30mm×20mm，内膜 6.2mm，回声均匀。左卵巢大小 21mm×15mm×21mm，卵泡大小 3～5mm，数目 18 个；右卵巢大小 23mm×18mm×22mm，卵泡大小 2～3mm，数目 13 个。

[西医诊断] 多囊卵巢综合征。

[中医诊断] 不孕症（痰阻冲任）。

[治法] 补肾健脾，化痰除湿。

[方药] 补骨脂10g，菟丝子10g，黄精10g，当归10g，川芎10g，紫石英10g，五味子10g，丹参10g，红花10g，益母草10g，白术10g，茯苓10g，清半夏10g。

7 剂，日 1 剂，水煎服。

本方在用补骨脂、菟丝子补肾；加红花、丹参、益母草以活血化瘀；加白术、茯苓利水渗湿。另外嘱病人加强锻炼以减轻体重。

二诊（1 月 17 日）：便溏改善。上方加附子10g，以温里助阳。

三诊（1 月 25 日）：患者苔腻减轻，上方不变。继服 7 剂。

四诊（2 月 1 日）：月经来潮，经期 4 天，月经量中，大便稀溏明显改善。舌质淡苔白，脉沉滑。复查：FSH 5.20U/L，LH 7.20U/L，PRL 0.38nmol/L，E_2 246pmol/L，T 1.1nmol/L。妇科超声：子宫前位，大小 43mm×33mm×31mm，内膜 4.1mm，回声均匀。左卵巢大小 25mm×15mm×21mm，卵泡大小 2～6mm，数目 10 个；右卵巢大小 23mm×20mm×21mm，卵泡大小 2～5mm，数目 9 个，内均可见优势卵泡回声。

按语：患者闭经 4 个月，体重超重，西医诊断为多囊卵巢综合征。初诊体胖，平素月经欠规则，B 超提示无排卵，舌淡胖有齿痕、苔白腻，脉细滑。中医辨证属痰阻冲任，气机不利。以菟丝子、巴戟天补肾健脾以治本促排卵。二诊，患者经期未至，然脉象以细为主，故加强补益化痰通络加附子温中。三诊值患者经期，对症继服。四诊后恢复。

（3）多囊卵巢综合征案3

患者，女，27岁，已婚。2014年10月2日初诊。

[**主诉**] 未避孕未孕2年，停经8个月。

[**现病史**] 患者结婚2年，G_0P_0，性生活规律，未避孕未孕2年，平素月经规律7/32天，量中等，色红，有少许血块，无痛经，末次月经2014年1月22日。2014年10月2日，于医院B超显示：左卵巢大小27mm×20mm；右卵巢稍饱满，大小29mm×21mm，可见多个小囊泡，子宫大小41mm×41mm×38mm，内膜厚10.9mm，性6项：T 0.058nmol/L，P 0.63nmol/L，FSH 1.68U/L，LH 5.45U/L，PRL 0.63nmol/L，E_2 208.62nmol/L。雄烯二酮5.49ng/mL。刻下：面部多痤疮，体毛偏重，偶有腰酸，夜寐安，二便调。舌红少苔，脉沉细。

[**西医诊断**] 多囊卵巢综合征。

[**中医诊断**] 不孕症，闭经（肾阴亏虚证）。

[**治法**] 补肝肾，降相火，调冲任。

[**方药**] 知母10g，黄柏10g，熟地黄20g，山茱萸10g，泽泻10g，丹参30g，茵陈10g，浙贝母10g，桑叶15g，紫河车30g，紫石英30g，车前子（包煎）10g，生鸡内金20g。

14剂，日1剂，水煎服。

二诊（10月16日）：诉脐旁左侧偶感胀气，纳可，二便调，舌红，苔薄白，脉弦滑。上方加枳壳10g，路路通10g。继服14剂。

三诊（11月1日）：末次月经10月27日，现月经第5天，量可，色红，少许血块，无痛经，余无不适。舌红，苔薄白，脉沉弦。初诊方加黄精30g，何首乌10g。14剂。

四诊（11月15日）：患者纳寐可，二便调，未诉不适。舌红，苔少，脉沉细。复查B超：子宫大小49mm×37mm×36mm；内膜厚7mm；左卵巢大小36mm×24mm，可见一卵泡大小14mm×16mm；右卵巢大小34mm×24mm，可见一卵泡大小21mm×18mm。方药：菟丝子30g，覆盆子15g，女贞子15g，补骨脂10g，巴戟天10g，石斛10g，黄精30g，何首乌15g，丹参30g，鸡血藤30g，月季花10g，橘叶15g，黄柏10g，知母10g，茵陈10g，桑叶15g，紫河车30g，紫石英30g。14剂。

五诊（12月1日）：患者面部痤疮减轻，无其他不适。舌略红，苔薄白，脉细数。四诊方加杜仲10g，桑寄生30g。14剂。

六诊（12月15日）：患者未诉不适，舌红苔薄白，脉略细。方药：菟丝子30g，覆盆子15g，女贞子15g，补骨脂10g，巴戟天10g，黄精30g，何首乌15g，当归10g，杭白芍15g，杜仲10g，桑寄生30g，紫河车30g，紫石英30g。14剂。

七诊（12月29日）：患者诉月经未来潮，自测尿HCG阳性，无不适。查血HCG 221U/L。停经55天时查B超：宫内早孕，可见胎心胎芽。

按语：多囊卵巢综合征是临床上常见的妇科内分泌疾病之一，能引起肥胖、痤疮、多毛、月经稀发，甚至不孕。《圣济总录》载："女子无子，由于冲任不足，肾气虚弱故也。"阐明了肾虚不孕之由。《傅青主女科·种子》载："况瘦人多火……此阴虚火旺，不能受孕。"指出肾阴虚可致不孕。韩冰教授认为，不孕症病因及见症虽多，不外虚实两端，虚者有阴阳之异，实者有肝郁、血瘀、痰湿之别，常虚实兼夹。肾藏精，主生殖，冲任又是联系正经与胞宫的直接通道，故肾虚冲任失调为其根本，治疗以补肾调冲任贯穿始终。本案患者依据B超及性激素检测诊断为高雄激素引起的不孕症，从中医辨证论治角度分析属肾阴亏虚证。肾阴不足，相火妄动，热伏冲任，若有情志失调，饮食内伤，则引动相火，邪热随冲气上扰，遂呈热瘀之势，热盛肉腐，故出现痤疮、多毛等高雄激素血症之表现，患者腰酸、舌红少苔、脉沉细，皆为肾阴亏虚之征。患者诊疗过程中用药以补肾滋阴、理气调冲为主，根据月经周期不同，平时以补肾为主，排卵期加疏肝理气活血之品。方中菟丝子、覆盆子、女贞子、补骨脂、巴戟天、黄精、何首乌、紫河车为补肾之品，黄柏、知母为降相火之品，排卵期以月季花、橘叶为主，辅以当归、白芍、桑叶等疏肝理气活血之品，临床随证加减，每获良效。

（4）多囊卵巢综合征案4

李某，女，33岁。2008年10月25日初诊。

[**主诉**] 停经8个月。

[**现病史**] 患者面色萎黄，纳可，睡眠一般，腰酸乏力。便溏，舌苔薄白，脉弦细。B超检查：子宫前位，大小31mm×30mm×20mm，内膜6.2mm，回声均匀。左卵巢大小21mm×15mm×21mm，卵泡大小3～5mm，数目18个；右卵巢大小23mm×18mm×22mm，卵泡大小2～3mm，数目13个。

[**西医诊断**] 多囊卵巢综合征。

[**中医诊断**] 月经后期（肾虚血瘀型）。

[**治法**] 补肾活血，化痰调经。

[方药] 当归 10g，川续断 10g，菟丝子 10g，枸杞子 10g，紫石英 10g，五味子 10g，丹参 20g，三棱 10g，莪术 10g，柴胡 10g，半夏 10g，茯苓 15g，杜仲 10g，桑寄生 10g，皂角刺 10g，川芎 6g，生白芍 15g。

14 剂，日 1 剂，水煎服。

二诊（11 月 8 日）：自觉小腹胀满减轻，无腰酸，伴经前乳房胀痛，口干口黏，喜饮温水，头昏蒙，全身乏力，纳食和睡眠均可，小便正常，大便每日 1 次、质可。舌暗红苔薄白，脉弦滑。于上方再加苏木 10g，王不留行 10g，14 剂。服药后基础体温上升，12 天后月经自行。

按语：此类患者临床上多见子宫偏小，或形体偏胖或肥胖，年龄或小于 18 岁或大于 30 岁，血检雄激素水平多不高，月经稀发，多由肾虚不能暖宫，不能温化痰湿，则见形体肥胖。治疗多用补肾活血法。补肾可促卵泡发育，又可促进子宫增大，温化痰湿可使肥胖减轻，活血可使补肾药直达病所，又可使卵巢包膜变薄而利于排卵。

方中续断、菟丝子、紫石英温肾助阳，枸杞子、当归、五味子补血滋阳，柴胡疏肝，半夏、茯苓燥湿化痰，川芎、丹参、莪术活血化瘀，全方合用补肾祛痰、活血化瘀，经血方行。

（5）多囊卵巢综合征案 5

朱某，女，20 岁，在读大学生。2010 年 10 月 7 日初诊。

[主诉] 停经 3 个月。

[现病史] 患者自言上大学以来月经多有延迟，现月经 3 月未行，伴心悸多梦，记忆力减退，二便正常。苔薄白微腻，脉弦细。

B 超检查：左附件有 2.2cm×1.4cm 大小囊肿，子宫内膜 0.67cm，双卵巢增大，内均有 20～30 个小卵泡，最大卵泡直径 0.78cm，血检正常。

[西医诊断] 多囊卵巢综合征。

[中医诊断] 闭经（肾虚血瘀型）。

[治法] 补肾活血。

[方药] 太子参 10g，合欢皮 10g，姜半夏 10g，夏枯草 10g，丹参 20g，夜交藤 30g，枸杞子 15g，生白芍 15g，生地黄 10g，熟地黄 10g，莪术 6g，皂角刺 6g，杜仲 12g，桑寄生 10g，补骨脂 10g，川芎 10g，五味子 10g，红花 10g，桃仁 10g。

14 剂，日 1 剂，水煎服。

7 天药后，卵泡长大并排卵，基础体温升高后 12 天来月经，量较前多，后在此基础上调理 4 个月。半年后随访，月经周期已正常。

按语：诸多多囊卵巢综合征患者起病于中考或高考后，系由考试压力过大引起的内分泌紊乱。治疗本病的关键是要促排卵。补肾活血法可调整下丘脑—垂体—卵巢轴而使卵泡长大，补肾活血既可促卵泡发育，又可促排卵。临证多见患者用药 7 天后，卵泡正常发育，多囊征象减轻。

方中补骨脂、二地、杜仲、枸杞子补肾固冲，丹参、川芎、红花、桃仁活血调经，夏枯草、半夏通利软坚散瘀。诸药合用，补肾活血，促排卵，故使月经正常。

（6）多囊卵巢综合征案 6

蒋某，26 岁，女。2008 年 12 月 6 日初诊。

[主诉] 停经 3 月余。

[**现病史**] 患者于 2007 年 10 月开始月经紊乱，现已 3 个月未行。曾做血清放免试液检查示雄激素偏高，服黄体酮后 7 天经未净，脸部及背部痤疮多发，胃纳可，寐安，二便正常。舌淡苔黄腻，脉弦细。B 超检查：子宫大小尚正常，内膜 0.45cm，双卵巢增大，均有 20~25 个直径小于 0.8cm 的小卵泡。

[**西医诊断**] 多囊卵巢综合征。

[**中医诊断**] 闭经（肾虚血瘀型）。

[**治法**] 疏肝补肾活血。

[**方药**] 黄芩 10g，焦山栀 6g，蒲公英 20g，白芍 15g，当归 10，生地黄 10g，熟地黄 10g，柴胡 10g，桑寄生 10g，女贞子 10g，旱莲草 10g，玉竹 10g。

14 剂，日 1 剂，水煎服。

7 天后，B 超显示：内膜 1.03cm，卵泡 2.1cm×2.0cm×2.06cm。随证治疗半年后，患者各项指标正常，1 年后随访，已生一健康男孩。

按语：患者表现为多毛、痤疮、油性皮肤，伴随子宫偏小等肾虚证候，此型临床多见，疗效显著。此时疏肝法可降低雄激素水平，补肾活血可促卵泡发育及排卵，伴随着卵泡正常发育及排卵，痤疮也得到根本性治疗。

方中生地、熟地、桑寄生、女贞子、旱莲草阴阳同补，当归、白芍舒肝活血，同时黄芩、山栀清热。诸药合用，疏肝补肾活血，月经恢复正常。

（7）多囊卵巢综合征案 7

张某，女，35 岁，已婚。2011 年 2 月 3 日初诊。

[**主诉**] 有性生活未避孕未孕 3 年。

[**现病史**] 患者已婚，未避孕未孕 1 年。2010 年 2 月，患者在某医院检查，诊断为多囊卵巢综合征。丈夫检查正常。2010 年 3 月，于该院行腹腔镜下卵巢打孔术。同年 5 月，在该院连续 3 次行人工授精术均失败。2010 年 8 月又在该院行体外受精胚胎移植，未成功。患者 14 岁月经初潮，周期后错，量少，3 天净。末次月经 2010 月 11 日。腰酸，经行腹痛，月经量少、色暗、有血块，白带量少，舌红苔黄白，脉细。

[**西医诊断**] 多囊卵巢综合征。

[**中医诊断**] 不孕症（肝肾不足，阴虚内热）。

[**治法**] 补益肝肾，滋阴清热。

[**方药**] 牡丹皮 10g，生地黄 10g，白芍 10g，女贞子 10g，山茱萸 10g，吴茱萸 10g，巴戟天 10g，黄精 10g，柴胡 5g。

14 剂，日 1 剂，水煎服。

二诊（2 月 18 日）：服上方月经未潮，自觉小腹两侧胀痛，舌淡红苔薄白，脉沉细。治以活血行气通经，上方加五味子 10g，川芎 10g。继服，14 剂。

三诊（3 月 5 日）：2 月 21 日月经来潮，量少，质稀，有血块，患者自觉腰酸，小腹冷痛。经净后治以补益肝肾精血，上方减牡丹皮，易生地黄为熟地黄，加龟板 10g，穿山甲 3g。28 剂。

四诊（3 月 19 日）：末次月经 3 月 16 日，适值经期，月经量中，质稀，有血块，寐差，余无不适。舌淡红，脉弦细。方药：柏子仁、卷柏 10g，五味子 10g，茯苓 10g，牛膝 10g，法半夏 10g，刘寄奴 10g，石菖蒲 10g，皂角刺 10g，鸡内金 10g，当归 10g。28 剂。

五诊（4 月 16 日）：当天 B 超检测：子宫内膜 0.4cm，右卵巢见增大卵泡，左卵巢见生长卵泡。末次月经 4 月 10 日，量增多，色淡红。余无不适。治以补肾健脾、益气养血法。

随证加减治疗 3 个月，2013 年 7 月产一女。

按语： 患者月经后期、量少。就诊前，在不到 1 年的时间内，行卵巢打孔术、又屡次人工授精等，使精血屡屡受伤，卵泡不断耗竭。该患者肾阴不足癸水不充，自然不能滋养精卵，则精卵不能发育成熟而形成排卵障碍。正如《石室秘录》所言："肾水亏者，子宫燥涸，禾苗无雨露之濡，亦成萎亏。"因"经水出诸肾"，使经水畅行，对月经后期、量少，精血不足者，常培补其损。

方中女贞子、生地、山茱萸、黄精滋补肾阴，吴茱萸、巴戟天补肾壮阳，阴阳双补，同时对症治疗，故有子。

（8）多囊卵巢综合征案 8

李某，女，30 岁。2014 年 2 月 1 日初诊。

[**主诉**] 月经稀发 6 年，停经 7 个月。

[**现病史**] 患者 12 岁初潮，7 天 /1 ～ 5 个月。2010 年始月经周期半年～ 1 年。2013 年于北京某医院就诊，诊断为多囊卵巢综合征。2013 年人工周期治疗 6 个月，停药后闭经复发。结婚 6 年未避孕未孕。末次月经 2013 年 8 月。现闭经 7 个月，面色萎黄，纳谷佳，夜寐易醒，二便调，苔薄白，脉滑。5 月 31 日验血显示：LH 29.55U/L，FS 8.88U/L，E_2 183nmol/L，P 7nmol/L，T 0.13nmol/L，PRL 0.95nmol/L，LH/FSH ＞ 3，T 值增高。B 超：子宫大小 4.0cm×2.5cm×3.8cm，双卵巢内均见小卵泡，大于 10 个，最大直径 0.5cm。提示：子宫体小，多囊卵巢。妇科检查：外阴正常，阴道畅，宫颈上唇糜烂，子宫中后位，活动可，瘦长，质软。附件：双侧增厚，右侧明显。

[**西医诊断**] 多囊卵巢综合征。

[中医诊断] 闭经，不孕症（肾虚肝郁）。

[治法] 疏肝补肾，养血调经。

[方药] 柴胡10g，龙胆草10g，当归10g，白芍15g，炒白术18g，菟丝子30g，女贞子30g，仙灵脾30g，泽兰12g，紫河车20g。21剂。

方中柴胡、龙胆草、炒白术疏肝健脾；菟丝子、女贞子、仙灵脾、紫河车补肾填精；当归、白芍、泽兰养血活血。

二诊（2月24日）：服药后，患者诉阴道分泌物增加，上方加益母草16g，川牛膝10g。7剂。活血以促月经来潮。

三诊（3月3日）：服药1个月，月经3月2日来潮，量极少，1天净。守方加减再服用1个月。2014年4月10日月经量略增（日用卫生巾2片），5天净。4月26日月经前宫颈黏液结晶可见椭圆体，说明出现排卵。

四诊（5月12日）：守方加活血之凌霄花，补肾益精之炙龟板，加减服用2个月，月经基本正常来潮，量中（日用卫生巾4～5片）。继守方加减服用。

五诊（6月30日）：2014年6月29日验血：LH 20.57U/L，FSH 7.86U/L，E_2 150nmol/L，P 51nmol/L，T 0.09nmol/L，PRL 0.62nmol/L。T值恢复正常，治疗以补肾健脾为主，佐以疏肝养血活血，方药：山药30g，熟地黄30g，山茱萸20g，茯苓16g，炒白术16g，菟丝子30g，仙灵脾30g，桑寄生20g，柴胡10g，当归10g，白芍15g，泽兰12g，益母草16g，紫河车15g。方中山药、熟地黄、山茱萸、菟丝子、仙灵脾、桑寄生、紫河车补肾；茯苓、炒白术健脾；柴胡、当归、白芍、泽兰、益母草疏肝养血活血。守方加减服用。

六诊（8月8日）：2014年8月7日验血（月经第2天），LH 19.05U/L，FSH 7.17U/L，E$_2$ 260nmol/L，P 0.82nmol/L，T 0.08nmol/L。继续守方加减服用。

七诊（10月12日）：2014年10月12日停经39天，查尿HCG（+），无明显不适，要求保胎治疗。苔白腻厚边有齿痕，脉沉缓双尺弱。方药：炙黄芪30g，炒白术18g，茯苓18g，柴胡10g，升麻6g，全当归10g，白芍15g，菟丝子30g，桑寄生20g，川续断30g，仙灵脾10g。方中炙黄芪、炒白术、茯苓、菟丝子、桑寄生、川续断、仙灵脾健脾补肾；柴胡、全当归、白芍疏肝养血；升麻配炙黄芪，升举脾气，以防堕胎。

2014年11月9日我院B超：子宫7.6cm×5.6cm×8cm，胎芽1.3cm，胎心146次/分。随访：分娩一男孩，正常。

按语：患者是典型的肾虚肝郁导致的多囊卵巢综合征。"肾水本虚何能盈满而化经水外泄"，强调了闭经与肾的关系。治疗以补肾填精为主，兼以理气养血活血。以辨证论治为原则，灵活运用调经1号方，随证加减，临床疗效显著。

（9）多囊卵巢综合征案9

张某，34岁，已婚。2012年10月30日初诊。

[**主诉**] 未避孕未孕6年。

[**现病史**] 患者结婚6年，未避孕未孕。平素月经周期规律，行经5～7天，周期30天，量中等，无痛经。末次月经：2012年10月15日，行经5天，量中，色红，少量血块，无腰腹痛。面部痤疮，饮食偏肥腻。有高胰岛素病史，现口服艾丁15mg，每日2次；二甲双胍0.5g，每日3次。舌暗红苔薄白，脉弦细。B超提示：双侧卵巢多囊性改变。妇科检查未见明显异常。2012年4月20日子宫

输卵管造影示：双侧输卵管通畅。

[西医诊断] 多囊卵巢综合征。

[中医诊断] 不孕症（痰瘀互结，湿热内阻型）。

[治法] 理气化痰，清热祛湿。

[方药] 柴胡 10g，桑叶 15g，冬瓜皮 30g，茵陈 30g，黄柏 20g，知母 10g，丹参 30g，鸡血藤 30g，薏苡仁 30g，浙贝母 10g，地骨皮 30g，紫河车 10g，紫石英 30g。

7 剂，日 1 剂，水煎服，分温二服。继续口服艾丁、二甲双胍。嘱其清淡饮食，忌食肥厚，控制体重，加强锻炼。

二诊（12 月 21 日）：末次月经：2012 年 11 月 15 日，经行 5 天。服药症状减轻，面部痤疮好转，体重无明显变化，二便调。上方加香附 10g，生鸡内金 20g。7 剂继服。

三诊（2013 年 1 月 11 日）：末次月经：2012 年 12 月 14 日，经行 5 天，量少，色红，有血块，无痛经，二便调。方药：柴胡 10g，桑叶 15g，木瓜 15g，当归 10g，白芍 15g，冬瓜皮 30g，茵陈 30g，黄连 10g，黄柏 10g，丹参 30g，鸡血藤 30g，鹿角霜 15g，紫石英 30g。14 剂。

四诊（2 月 10 日）：病史同前。末次月经：2013 年 1 月 12 日。体重下降 2 公斤，服药平和，二便调。检测：空腹血糖 4.86mmol/L，0.5h 血糖 8.65mmol/L，1h 血糖 7.31mmol/L，2h 血糖 3.80mmol/L，3h 血糖 3.73mmol/L。空腹胰岛素 5.88mU/L，0.5h 胰岛素 172.35mU/L，1h 胰岛素 169.45mU/L，2h 胰岛素 22.72mU/L，3h 胰岛素 3.98mU/L。上方加黄精 30g，制何首乌 15g。7 剂。继续口服艾丁，二甲双胍。

五诊（2 月 17 日）：未诉明显不适。上方加乌梅 10g，天花粉 30g。7 剂。

六诊（3月24日）：末次月经2月15日，未诉不适。上方加益母草30g。7剂。

按语：患者初诊时予柴胡疏肝理气，气行则血行，水湿津液亦得以布化；桑叶强金制木；冬瓜皮、茵陈、薏苡仁清热利湿；地骨皮清热凉血；知母、黄柏养阴清热；丹参、鸡血藤活血养血调经；浙贝母化痰；紫河车为血肉有情之品；紫石英入补肾而益精血，暖子宫。二诊时月经将至加入香附理气解郁、调经，可调血中之气；生鸡内金活血化瘀。三诊继以清热化湿为主，同时加入当归、白芍养血补血敛阴之品。四诊为排卵期前后加入黄精、制何首乌补益精血。五诊时加入乌梅酸泻肝木；天花粉清热泻火以期冲任气血调和，月经按时而至。六诊时月经逾期未至，加入益母草活血化瘀。治疗上遵循清热利湿，化痰祛瘀为主线，以使冲任气血调和；佐以补肾，使肾气充盛。

（10）多囊卵巢综合征案10

王某，女，30岁，2013年4月20日初诊。

[**主诉**] 未避孕未孕2年。

[**现病史**] 患者结婚2年，未避孕未孕。月经稀发量少多年。末次月经2013年4月17日至今，量少，色红，血块少许，痛经可忍受。平素周期后错，月经周期1.5～3个月，行经7天，量偏少，经前腹痛，腰痛。就诊前1个月于外院治疗，服用达英–35、二甲双胍、调经促孕丸治疗。舌暗红苔白腻，脉沉。

2013年3月于天津市中心妇产医院做输卵管造影显示：双侧输卵管通畅。2013年1月27日于天津市中心妇产医院做B超显示：子宫大小34mm×31mm×28mm，左卵巢30mm×17mm×20mm，右卵巢 30mm×21mm×23mm，双侧卵巢多囊性改变。

2013 年 3 月 19 日于天津市中心妇产医院做 M5 检查示：LH 12.95U/L，FSH 5.99U/L，E_2 364pmol/L，PRL 0.13nmol/L，P 1.27nmol/L，T 0.09nmol/L。

[西医诊断] 多囊卵巢综合征。

[中医诊断] 不孕症（肾虚夹痰型）。

[治法] 补肾逐痰化瘀。

[方药] 知母 10g，黄柏 10g，熟地黄 20g，山茱萸 10g，黄精 30g，制何首乌 15g，丹参 30g，鸡血藤 30g，鳖甲 20g，皂刺 30g，浙贝母 10g，紫河车 10g，紫石英 30g。

7 剂，日 1 剂，水煎服。

二诊（4 月 27 日）：末次月经 2013 年 4 月 17 日，行经 7 天，量稍增多，现觉小腹胀，双侧小腹行动时疼痛不适。舌脉同前。方药：上方加月季花 10g，橘叶 15g。14 剂。

三诊（5 月 11 日）：末次月经 2013 年 4 月 17 日。小腹胀痛症状于服药 3 剂后消失，现自觉燥热，近两日来小腹隐痛，带下量偏多，微黄。舌脉同前。方药：柴胡 10g，桑叶 15g，木瓜 15g，生鸡内金 20g，山楂 30g，知母 10g，黄柏 10g，丹参 30g，黄精 30g，制何首乌 15g，紫河车 10g，紫石英 30g，牛膝 10g。7 剂。

四诊（5 月 18 日）：末次月经 2013 年 5 月 18 日，无血块，经前两天小腹刺痛、头痛、纳差恶心。舌暗紫苔白腻，脉沉滑。方药：上方加益母草 30g，刘寄奴 15g。7 剂。

五诊（5 月 25 日）：末次月经 2013 年 5 月 18 日，量可，经期头痛，经行前后小腹疼痛。近两日大便偏干。舌暗苔黄腻，脉沉。方药：知母 10g，黄柏 10g，熟地黄 20g，山茱萸 10g，泽泻 10g，茯苓

30g，山药10g，丹参30g，黄精30g，制何首乌15g，桑叶15g，黄连10g，紫河车10g，紫石英30g。7剂。

结合月经周期分别加入活血养血调经、补肾助阳药物。治疗6个月经周期，其间月经基本规律，患者于2013年12月7日（停经39天）查血HCG 3954mIU/mL，2013年12月19日B超示：宫内早孕，可见胎心胎芽。

按语：此患者治以补肾逐痰，活血化瘀。知母、黄柏、黄精养阴清热；熟地黄、制何首乌补益精血；山茱萸补益肝肾；丹参、鸡血藤活血养血调经；皂刺、鳖甲软坚散结；浙贝母化痰；紫河车为血肉有情之品；紫石英入手少阴、足厥阴经血分，暖子宫。二诊患者小腹胀痛，运动后两侧小腹疼痛不适，故加月季花、橘叶以疏肝行气，解郁。三诊时患者小腹胀痛症状消失，但近两日小腹隐痛，带下偏多，故仍以知母、黄柏、黄精养阴清热；柴胡养血柔肝，山楂、木瓜酸泻肝木，桑叶强金制木；生鸡内金扶土抑木；牛膝引血下行。四诊时患者小腹刺痛、头痛，不通则痛，故加益母草、刘寄奴化瘀通经。五诊时患者大便偏干，苔黄腻，故以泽泻、茯苓清热利湿。根据月经周期不同，月经前半期以补肾助阳为主，以促进卵泡生长；月经后半期以养血活血为主，兼以补肾理气；清利湿热，活血化瘀贯穿始终。

三、崩漏／功能障碍性子宫出血

妇女不在行经期间阴道突然大量出血，或淋漓下血不断者，称为"崩漏"，前者称为"崩中"，后者称为"漏下"。若经期延长达2周以上者，应属崩漏范畴，称为"经崩"或"经漏"。

一般突然出血，来势急，血量多的称之为崩；淋漓下血，来势缓，血量少的称之为漏。崩与漏的出血情况虽不相同，但其发病机理是一致的，而且在疾病发展过程中常相互转化，如血崩日久，气血耗伤，可变成漏，久漏不止，病势日进，也能成崩，所以临床上常常崩漏并称。正如《济生方》说："崩漏之病，本乎一证，轻者谓之漏下，甚者谓之崩中。"本病属常见病，常因崩与漏交替，因果相干，致使病变缠绵难愈，成为妇科的疑难重症。本病相当于西医学无排卵型功能失调性子宫出血。生殖器炎症和某些生殖器肿瘤引起的不规则阴道出血亦可参照本病辨证治疗。

西医学中的"无排卵型功能失调性子宫出血"属于"崩漏"范畴，临床上以阴道不规则流血，甚至出现贫血为其特征。多因内分泌功能障碍、全身性疾病或生殖器官疾病引起。凡月经周期或月经量异常者均属此范畴。

1. 病因病机

主要病机是冲任损伤，不能制约经血。引起冲任不固的常见原因有肾虚、脾虚、血热和血瘀。

（1）肾虚

先天肾气不足，少女肾气稚弱，更年期肾气渐衰，或早婚多产，房事不节，损伤肾气，耗伤精血，则肾阴虚损，阴虚内热，热伏冲任，迫血妄行，以致经血非时而下；或命门火衰，肾阳虚损，封藏失职，冲任不固，不能制约经血，亦致经血非时而下，遂成崩漏。

（2）脾虚

忧思过度，饮食劳倦，损伤脾气，中气下陷，冲任不固，血失统摄，非时而下，遂致崩漏。

（3）血热

素体阳盛，或情志不遂，肝郁化火，或感受热邪，或过食辛辣助阳之品，火热内盛，热伤冲任，迫血妄行，非时而下，遂致崩漏。

（4）血瘀

七情内伤，气滞血瘀，或感受寒、热之邪，寒凝或热灼致瘀，瘀阻冲任，血不循经，非时而下，发为崩漏。

2. 辨证论治

崩漏以无周期性的阴道出血为辨证要点，临证时结合出血的量、色、质变化和全身证候辨明寒、热、虚、实。治疗应根据病情的缓急轻重、出血的久暂，采用"急则治其标，缓则治其本"的原则，灵活运用塞流、澄源、复旧三法。

塞流即是止血。崩漏以失血为主，止血乃是治疗本病的当务之急。具体运用止血方法时，还要注意崩与漏的不同点。治崩宜固摄升提，不宜辛温行血，以免失血过多导致阴竭阳脱；治漏宜养血行气，不可偏于固涩，以免血止成瘀。塞流之药可酌用十灰散、云南白药、紫地宁血散等。

澄源即是求因治本。崩漏是由多种原因引起的，针对引起崩漏的具体原因，采用补肾、健脾、清热、理气、化瘀等法，使崩漏得到根本上的治疗。塞流、澄源两法常常是同步进行的。

复旧即是调理善后。崩漏在血止之后，应理脾益肾以善其后。历代诸家都认为崩漏之后应调理脾胃，化生气血，使之康复。近代研究指出，补益肾气，重建月经周期，才能使崩漏得到彻底的治疗。"经水出诸肾"，肾气盛，月事才能以时下，对青春期、育龄期的虚证患者，补肾调经则更为重要。当然复旧也需兼顾澄源。

总之，塞流、澄源、复旧有分别，又有内在联系，必须结合具体病情灵活运用。

（1）肾虚型

①肾阴虚证

主要证候：经血非时而下，出血量少或多，淋漓不断，血色鲜红，质稠，头晕耳鸣，腰酸膝软，手足心热，颧赤唇红。舌红苔少，脉细数。

证候分析：肾阴不足，虚火内炽，热伏冲任，迫血妄行，故经血非时而下，出血量少或多，淋漓不断；阴虚内热，故血色鲜红，质稠；肾阴不足，精血衰少，不能上荣空窍，故头晕耳鸣；精亏血少，不能濡养外府，故腰腿酸软；阴虚内热，则手足心热；虚热上浮，则颧赤唇红。舌红苔少，脉细数，也为肾阴虚之征。

治疗法则：滋肾益阴，固冲止血。

方药举例：左归丸（《景岳全书》）去川牛膝，加旱莲草、炒地榆。

熟地黄、山药、枸杞子、山茱萸、菟丝子、鹿角胶、龟板胶、川牛膝，加旱莲草、炒地榆。

方中熟地黄、枸杞子、山茱萸滋肾阴而填精血；山药、菟丝子补肾阳而益精气，寓阳生阴长之意；龟板胶、旱莲草、炒地榆育阴凉血止血。全方共奏滋肾益阴，固冲止血之效。

若阴虚有热者，酌加生地黄、麦冬、地骨皮。

本型也可用育阴汤（《百灵妇科》）。

熟地黄、山药、续断、桑寄生、山茱萸、海螵蛸、龟板、牡蛎、白芍、阿胶、炒地榆。

熟地黄、山茱萸、续断、桑寄生补肾益精；龟板、牡蛎、海螵蛸育肾阴、固冲任，涩精止血；山药补脾阴；白芍敛肝阴；阿胶养血滋阴也能止血；地榆凉血止血。全方既滋肾益阴，又固冲止血。

②肾阳虚证

主要证候：经血非时而下，出血量多，淋漓不尽，色淡质稀，腰痛如折，畏寒肢冷，小便清长，大便溏薄，面色晦暗。舌淡暗苔薄白，脉沉弱。

证候分析：肾阳虚衰，冲任不固，血失封藏，故经乱无期，经血量多，淋漓不断；肾阳不足，经血失于温煦，故色淡质稀；肾阳虚衰，外府失荣，故腰痛如折，畏寒肢冷；膀胱失于温化，故小便清长；肾阳虚不能上温脾土，则大便溏薄。面色晦暗，舌淡暗苔薄白，脉沉弱，也为肾阳不足之征。

治疗法则：温肾助阳，固冲止血。

方药举例：大补元煎。酌加补骨脂、鹿角胶、艾叶炭。

（2）脾虚型

主要证候：经血非时而下，量多如崩，或淋漓不断，色淡质稀，神疲体倦，气短懒言，不思饮食，四肢不温，或面浮肢肿，面色淡黄。舌淡胖苔薄白，脉缓弱。

证候分析：脾气虚陷，冲任不固，血失统摄，故经血非时而下，量多如崩，或淋漓不断；脾虚气血化源不足，故经色淡而质稀；脾虚中气不足，故神疲体倦，气短懒言；脾主四肢，脾虚则四肢失于温养，故四肢不温；脾虚中阳不振，运化失职，则不思饮食；脾失运化，水湿内停，水湿泛溢肌肤，故面浮肢肿。面色淡黄，舌淡胖，苔薄白，脉缓弱，也为脾虚之象。

治疗法则：健脾益气，固冲止血。

方药举例：固冲汤（《医学衷中参西录》）。

白术、黄芪、煅龙骨、煅牡蛎、山茱萸、白芍、海螵蛸、茜草根、棕榈炭、五倍子。

方中黄芪、白术健脾益气以摄血；龙骨、牡蛎、海螵蛸固摄冲任；山茱萸、白芍益肾养血，酸收止血；五倍子、棕榈炭涩血止血；茜草根活血止血，血止而不留瘀。全方共奏健脾益气，固冲止血之效。

若出血量多者，酌加人参、升麻；久漏不止者，酌加藕节、炒蒲黄。

若阴道大量出血，兼肢冷汗出，昏仆不知人，脉微细欲绝者，为气随血脱之危候，急宜补气固脱，方用独参汤（《景岳全书》）。

人参25g，水煎取浓汁，顿服，余药再煎顿服。

或用生脉散（《内外伤辨惑论》）救治，益气生津、敛阴止汗以固脱。

人参、麦冬、五味子。

若症见四肢厥逆，冷汗淋漓，又为亡阳之候，治宜回阳固脱，方用参附汤（《校注妇人良方》）。

人参、附子、生姜、大枣。

（3）血热型

主要证候：经血非时而下，量多如崩，或淋漓不断，血色深红，质稠，心烦少寐，渴喜冷饮，头晕面赤。舌红苔黄，脉滑数。

证候分析：热伤冲任，迫血妄行，故经血非时而下，量多如崩，或淋漓不断；血为热灼，故血色深红，质稠；邪热内炽，津液耗损，故口渴喜饮；热扰心神，故心烦少寐；邪热上扰，故头晕面赤。舌红苔黄，脉滑数，为血热之象。

治疗法则：清热凉血，固冲止血。

方药举例：清热固经汤（《简明中医妇科学》）。

生地黄、地骨皮、炙龟板、牡蛎粉、阿胶、黄芩、藕节、陈棕炭、甘草、焦栀子、地榆。

方中黄芩、地骨皮、生地黄、阿胶清热凉血益阴；龟板、牡蛎育阴潜阳，固摄冲任；焦栀子、地榆清热凉血止血；藕节、棕炭涩血止血；甘草调和诸药。全方共奏清热凉血，固冲止血之效。

若肝郁化火者，兼见胸胁乳房胀痛，心烦易怒，时欲叹息，脉弦数等症，宜平肝清热止血，方用丹栀逍遥散加醋炒香附、蒲黄炭、血余炭以调气理血止血。

（4）血瘀型

主要证候：经血非时而下，量多或少，淋漓不净，血色紫暗有块，小腹疼痛拒按。舌紫暗或有瘀点，脉涩或弦涩有力。

证候分析：瘀滞冲任，血不循经，故经血非时而下，量多或少，淋漓不断；冲任阻滞，经血运行不畅，故血色紫暗有块；"不通则痛"，故小腹疼痛拒按。舌紫暗或有瘀点，脉涩或弦涩有力，也为血瘀之征。

治疗法则：活血祛瘀，固冲止血。

方药举例：逐瘀止崩汤（《安徽中医验方选集》）。

当归、川芎、三七、没药、五灵脂、丹皮炭、炒丹参、炒艾叶、阿胶（蒲黄炒）、龙骨、牡蛎、乌贼骨。

方中没药、五灵脂活血祛瘀止痛；三七、丹皮炭、炒丹参活血化瘀止血；当归、川芎养血活血；阿胶、炒艾叶养血止血；乌贼骨、龙骨、牡蛎固涩止血。

3. 验案举例

（1）崩漏案 1

杨某，女，15 岁，未婚。2009 年 5 月 18 日初诊。

[**主诉**] 阴道不规则流血 2 月余。

[**现病史**] 患者 13 岁月经初潮，月经周期不规律，服用中药后月经周期尚规则，2009 年 3 月 3 日月经来潮后至今未净。量多，色淡红，质轻稀，夹血块，腰膝酸软。舌淡红苔薄白，脉沉弱。B 超提示：子宫、双卵巢未见异常。

[**西医诊断**] 功能性子宫出血。

[**中医诊断**] 崩漏（肾气虚证）。

[**治法**] 补肾益气，固冲止血。

[**方药**] 山茱萸 15g，山药 15g，杜仲炭 15g，桑寄生 10g，川续断 10g，女贞子 10g，旱莲草 10g，熟地黄 10g，黄芪 10g，党参 10g，白术 10g，升麻炭 10g，血余炭 15g，茜草炭 10g，仙鹤草 15g，白及 15g，三七 5g，炙甘草 10g。

共 7 剂，日 1 剂，水煎服。

二诊（5 月 26 日）：自诉血量明显减少，腰酸减轻。继续守方治疗，三天后血止。

按语： 患者肾气未盛，冲任不固，不能制约经血，故经乱无期，出血量多且淋漓不尽，色淡红，质轻稀，夹血块，腰膝酸软。舌淡红苔薄白，脉沉弱均为肾气虚证。方中熟地黄、山茱萸、山药滋阴益肾；三七散瘀止血；白及、仙鹤草、血余炭、茜草炭、升麻炭收敛止血；川续断、女贞子、桑寄生、杜仲炭补肝肾、调血脉；黄芪、白术、党参、炙甘草补气摄血。全方共奏补肾益气、固冲止血之功。

（2）崩漏案2

李某，女，52岁。2010年5月16日初诊。

[**主诉**] 月经淋漓不断2月余。

[**现病史**] 平素月经规律，5～7天，周期30天。量中等，色红，无痛经。近2个月，月经量增多，色淡，有小血块，伴腰酸、头晕，乏力，易心烦。纳可，寐安，二便调。舌淡苔薄白，脉沉细。B超示：子宫肥大，内膜增厚。G2P2。

[**西医诊断**] 子宫内膜增厚。

[**中医诊断**] 崩漏（肾阴虚兼肾阳虚型）。

[**治法**] 滋阴助阳，清热解毒。

[**方药**] 仙茅6g，仙灵脾10g，巴戟天10g，知母10g，当归15g，白芍15g，丹皮10g，旱莲草20g，牡蛎10g，仙鹤草15g，金银花10g，黄柏10g，草河车10g，紫河车10g。

7剂，日1剂，水煎服。

二诊（5月24日）：月经干净，仍自觉心烦、乏力。舌淡苔薄白，脉弦细。上方去仙鹤草、金银花、草河车，加女贞子15g，何首乌30g，荷叶10g。

三诊（7月15日）：正值月经第二天，症状减轻。继服上方。

四诊（9月20日）：月经基本规律，3天/27～32天。继服上方。

按语：本病为更年期崩漏，证属肾阴虚兼阳虚。肾阴亏虚为致病根本，但在肾精衰竭的同时，阳气也随之虚衰，出现以肾阴虚为主的阴阳两虚证。肾阴虚，虚火动血；肾阳虚，封藏不固，冲任失约，月经淋漓不断。治以滋阴助阳、温清并用。久崩久漏易外感热毒，常用金银花、草河车清热解毒。

四、月经不规则

凡月经的周期、经期和经量发生异常，以及伴随月经周期出现明显不适症状的疾病，称为月经病，是妇科临床的多发病。常见的月经病有月经先期、月经后期、月经先后无定期、月经过多、月经过少、经期延长、经间期出血、崩漏、闭经、痛经、经行发热、经行头痛、经行吐衄、经行泄泻、经行乳房胀痛、经行情志异常、经断前后诸证、经断复来等。月经病发生的主要机理是脏腑功能失调，气血不和，导致冲任二脉的损伤。其病因除外感邪气、内伤七情、房劳多产、饮食不节之外，尚须注意身体素质对月经病的影响。月经病的辨证着重月经的期、量、色、质及伴随月经周期出现的症状，同时结合全身证候，运用四诊八纲进行综合分析。月经病的治疗原则重在治本以调经。论治过程中，首辨他病、经病的不同。如因他病致经不调者，当治他病，病去则经自调；若因经不调而生他病者，当予调经，经调则他病自愈。次辨标本缓急的不同，急则治其标，缓则治其本。如痛经剧烈，应以止痛为主；若经崩暴下，当以止血为先；缓则审证求因治其本，使经病得到彻底治疗。再辨月经周期各阶段的不同。经期血室正开，大寒大热之剂用时宜慎；经前血海充盛，勿滥补，宜予疏导；经后血海空虚，勿强攻，宜予调补，但总以证之虚实酌用攻补。这是月经病论治的一般规律。

月经病的治本大法有补肾、扶脾、疏肝、调理气血等。"经水出诸肾"，故调经之本在肾。补肾在于益先天之真阴，以填精养血为主，佐以助阳益气之品，使阳生阴长，精血俱旺，则月经自调。即使在淫邪致病的情况下，祛邪之后，也以补肾为宜。扶脾在于益气血之源，以健脾升阳为主，脾胃健运，气血充盛，则源盛而流自畅。然而用药不宜过用甘润或辛温之品，以免滞碍脾阳或耗伤胃阴。疏肝在于通调气机，以开郁行气为主，佐以养肝之品，使肝气得疏，气血调畅，则经病可愈。调理气血当辨气病、血病，病在气者，治气为主，治血为佐；病在血者，治血为主，治气为佐。气血来源于脏腑，其补肾、扶脾、疏肝也寓调理气血之法。上述诸法，又常以补肾扶脾为要。如《景岳全书》说："故调经之要，贵在补脾胃以资血之源，养肾气以安血之室，知斯二者，则尽善矣。"此外，不同年龄的妇女有不同的生理特点，治疗的侧重点也不同。

　　总之，月经病是常见病，病变多样，病证虚实寒热错杂，必须在充分理解肾主司月经的基础上，注意脾、肝以及气血等对月经的影响，从而全面掌握其治法，灵活运用。

（一）月经先期

　　月经周期提前1～2周者，称为"月经先期"，亦称"经期超前"或"经早"。

　　本病相当于西医学排卵型功能失调性子宫出血病的黄体不健和盆腔炎症所致的子宫出血。月经先期伴月经过多可进一步发展为崩漏，应及时进行治疗。

1. 病因病机

　　主要机理是冲任不固，经血失于制约，月经提前而至。常见的证型有气虚和血热。

（1）气虚

可分为脾气虚和肾气虚。

①脾气虚

素体虚弱，或劳力过度，忧思不解，饮食失节，损伤脾气，脾伤则中气虚弱，冲任不固，不能统摄经血，故月经提前而至。

②肾气虚

房劳多产，或久病伤肾，肾气虚弱，肾虚则冲任不固，不能制约经血，遂致月经提前而至。

（2）血热

可分阴虚血热、阳盛血热和肝郁化热。

①阴虚血热

素体阴虚，或失血伤阴，产多乳众，耗损精血，或思虑过度，营阴暗耗，阴血虚少，虚热内生，热扰冲任，冲任不固，不能制约经血，遂致月经提前而至。

②阳盛血热

素体阳盛，或过食温燥、辛辣之品，或感受热邪，热伤冲任，迫血妄行，遂致月经提前而至。

③肝郁化热

素性抑郁，或情志内伤，抑郁不乐，肝气郁结，郁久化热，热伤冲任，迫血妄行，遂致月经提前而至。

2. 辨证论治

辨证主要辨其属气虚或血热，治疗以安冲为大法，或补脾固肾益气，或清热泻火，或滋阴清热。

（1）气虚型

①脾气虚证

主要证候：经期提前，或兼量多，色淡质稀，神疲肢倦，气短懒言，小腹空坠，纳少便溏。舌淡红苔薄白，脉缓弱。

证候分析：脾气虚弱，统血无权，冲任不固，故月经提前而至，量多；气虚血失温煦，则经色淡而质稀；脾虚中气不足，故神疲肢倦，气短懒言，小腹空坠；运化失职，则纳少便溏。舌淡红苔薄白，脉缓弱，也为脾虚之征。

治疗法则：补脾益气，固冲调经。

方药举例：补中益气汤（《脾胃论》）。

人参、黄芪、甘草、当归、陈皮、升麻、柴胡、白术。

若月经过多者，去当归，重用黄芪、党参以益气摄血；经行期间去当归，酌加艾叶、阿胶、乌贼骨以止血固摄；便溏者，酌加山药、砂仁、薏苡仁以扶脾止泻。

若心脾两虚者，症见月经提前，心悸怔忡，失眠多梦，四肢倦怠，舌淡苔薄，脉细弱。治宜养心健脾，固冲调经。方用归脾汤（《校注妇人良方》）。

白术、茯神、黄芪、龙眼肉、酸枣仁、人参、木香、当归、远志、甘草、生姜、大枣。

方中人参、白术、黄芪、甘草健脾补气固冲；当归、龙眼肉、大枣健脾养血；酸枣仁、茯神、远志养心宁神；生姜、木香行气醒脾。全方共奏补脾养心，固冲调经之效。

②肾气虚证

主要证候：经期提前，量少，色淡暗，质清稀，腰酸腿软，头晕耳鸣，小便频数，面色晦暗或有暗斑。舌淡暗苔薄白，脉沉细。

证候分析："冲任之本在肾"，肾气不足，冲任不固，故月经提前；肾虚精血不足，故量少，经色淡暗，质稀；腰为肾之外府，肾主骨，肾虚故腰酸腿软；肾虚精血不足，髓海失养，故头晕耳鸣；肾虚则气化失常，故小便频数；肾虚则肾水之色上泛，故面色晦暗或有暗斑。舌淡暗，脉沉细，也为肾虚之征。

治疗法则：补肾益气，固冲调经。

方药举例：固阴煎（《景岳全书》）。

人参、熟地黄、山药、山茱萸、远志、炙甘草、五味子、菟丝子。

方中菟丝子补肾而益精气；熟地黄、山茱萸滋肾益精；人参、山药、炙甘草健脾益气，补后天养先天以固命门；五味子、远志交通心肾，使心气下通，以加强肾气固摄之力。全方共奏补肾益气，固冲调经之效。

若腰痛甚者，酌加续断、杜仲补肾而止腰痛；夜尿频数者，酌加益智仁、金樱子固肾缩小便。

（2）血热型

①阴虚血热证

主要证候：经期提前，量少，色红质稠，颧赤唇红，手足心热，咽干口燥。舌红苔少，脉细数。

证候分析：阴虚内热，热扰冲任，冲任不固，故月经提前；阴虚血少，冲任不足，血海满溢不多，故经血量少；血为热灼，故经色红而质稠；虚热上浮，故颧赤唇红；阴虚内热，故手足心热；阴虚津少，故咽干口燥。舌红苔少，脉细数，也为阴虚血热之征。

治疗法则：养阴清热，凉血调经。

方药举例：两地汤（《傅青主女科》）。

生地黄、玄参、地骨皮、麦冬、阿胶、白芍。

方中地骨皮、玄参、麦冬养阴清热；生地黄滋阴清热凉血；白芍和血敛阴；阿胶滋阴止血。全方共奏滋阴清热，凉血调经之效。

若月经量少者，酌加山药、枸杞子、何首乌滋肾以生精血；手足心热甚者，酌加白薇、生龟板育阴潜阳以清虚热。

②阳盛血热证

主要证候：经期提前，量多，色紫红，质稠，心胸烦闷，渴喜冷饮，大便燥结，小便短赤，面色红赤。舌红苔黄，脉滑数。

证候分析：热伤冲任，迫血妄行，故月经提前，量多；血为热灼，故经色紫红，质稠；热扰心肝二经，故心胸烦闷；热邪伤津，故渴喜冷饮；大肠津少，故大便燥结；热灼膀胱，故小便短赤。面色红赤，舌红苔黄，脉滑数，为热盛之征。

治疗法则：清热降火，凉血调经。

方药举例：清经散（《傅青主女科》）。

丹皮、地骨皮、白芍、熟地黄、青蒿、黄柏、茯苓。

方中黄柏、青蒿、丹皮清热降火凉血；熟地黄、地骨皮清血热而生水；白芍养血敛阴；茯苓行水泻热。全方清热降火、凉血养阴，使热去则阴不伤，血安而经自调。

若月经过多者，去茯苓，酌加地榆、茜草根以凉血止血；若经行腹痛，经血夹瘀块者，酌加炒蒲黄、三七以化瘀止血。

③肝郁化热证

主要证候：经期提前，量多或少，经色紫红，质稠有块，经前乳房、胸胁、少腹胀痛，烦躁易怒，口苦咽干。舌红苔黄，脉弦数。

证候分析：肝郁化热，热扰冲任，迫血妄行，故月经提前；肝郁血海失司，故月经量多或少；血为热灼，故经色紫红，质稠有块；气滞于肝经，故经前乳房、胸胁、少腹胀痛；气机不畅，则烦躁易怒；肝经郁热，故口苦咽干。舌红苔黄，脉弦数，为肝郁化热之象。

治疗法则：清肝解郁，凉血调经。

方药举例：丹栀逍遥散（《女科撮要》）。

丹皮、炒栀子、当归、白芍、柴胡、茯苓、白术、炙甘草。

方中柴胡、栀子、丹皮疏肝解郁，清热凉血；当归、白芍养血柔肝；白术、茯苓、炙甘草培脾和中。全方共奏清肝解郁，凉血调经之功。

若月经过多者，经时去当归，酌加牡蛎、茜草、炒地榆以固冲止血；经行不畅，夹有血块者，酌加泽兰、益母草以活血化瘀；经行乳房胀痛甚者，酌加瓜蒌、王不留行、郁金以解郁行滞止痛。

3. 验案举例

（1）月经先期案1

林某，女，30岁。2006年11月15日初诊。

[**主诉**] 月经提前1年余。

[**现病史**] 1年前无明显诱因月经周期提前7～10天，量少、色淡、伴腰酸、精神疲乏。平素月经正常，3～5天，周期25～30天。量中等，色红，无痛经。末次月经2006年10月30日，量少，轻微痛经，颧红。舌红苔少，脉细数。孕1产1。

[**中医诊断**] 月经先期（阴虚血少证）。

[**治法**] 益阴养血。

[**方药**] 熟地黄20g，生地黄20g，枸杞子15g，白芍15g，女贞子15g，地骨皮10g，当归15g，杜仲10g，阿胶10g，丹参10g。

7剂，日1剂，水煎服。

二诊（11月23日）：正值经期第2天，苔少许，舌不红，上方去地骨皮，加黄芪10g，白术10g。14剂。

三诊（2007年1月7日）：月经12月24日来潮，经期未提前。症状好转。继服上方。

四诊（2007年3月6日）：月经周期规律，27～30天一行。

按语：辨证为月经先期，阴虚血少证。《医宗金鉴·调经门》云："若下血少，色浅淡而清，则为不足之热也。"辨经水先期，古人多归之于热，热能动血而催经水早期。患者气血虚衰，阴虚生热。治宜益阴养血之法。二地为君，熟地黄滋阴养血，生地黄滋阴凉血；以当归、白芍与熟地黄相伍，重在补血；枸杞子、女贞子旨在养阴；佐以阿胶、丹参养血活血；杜仲滋补肝肾合而成方。酌加黄芪、白术，补气以生血。阴平则阳秘，血无热扰，则月经恢复正常。

（2）月经先期案2

蔡某，女，34岁，已婚。2011年4月5日初诊。

[**主诉**] 月经提前7个月。

[**现病史**] 患者平素月经规律，3～5天，周期30天，量少，色暗，有血块，伴经前乳房胀痛。经行第1天小腹隐痛，喜揉喜按，疲乏无力。7个月前因工作压力大，导致月经提前10天左右。末次月经2011年3月27日，经期4天，量、色、质同前。末前次月经2011年3月6日，量色质同前。白带量多，质清稀。面色无华，唇舌淡润，精神疲惫，平素性情急躁易怒，腰酸痛，经期加重，纳可，寐安，二便调。舌红苔薄，脉沉弦细。G1P1。

[**中医诊断**] 月经先期（肝郁肾虚证）。

[**治法**] 疏肝补肾，养血调经。

[方药] 吴茱萸 20g, 炒荆芥 15g, 女贞子 15g, 柴胡 15g, 菟丝子 15g, 桑寄生 15g, 炒川续断 15g, 枳壳 15g, 枸杞子 15g, 怀牛膝 15g, 熟地黄 10g, 当归 12g, 山药 15g。

7 剂, 日 1 剂, 水煎服。

二诊 (4 月 23 日): 正值月经第 1 天, 症状好转, 量中等, 色红, 无血块, 无痛经。继服 7 剂。

三诊 (6 月 28 日): 月经周期恢复正常, 余症消失。

按语: 本病为月经先期, 肝郁肾虚证。肝司血海而主疏泄, 喜条达而恶抑郁, 情志不舒, 可导致肝气逆乱, 疏泄失司, 冲任失调, 血海蓄溢失常; 肾主闭藏, 若素体肾气不足, 闭藏失职, 则冲任功能紊乱, 血海蓄溢失常, 月经周期紊乱。肝肾同源, 精血互生, 二者相互影响, 使月经先期而至。该患者平素工作压力大, 性情急躁易怒, 易伤肝。腰酸明显, 经期加重, 提示肾气亏虚, 肝肾相互影响, 则肾虚, 用补肾调冲方合归肾寿胎丸加减以疏肝补肾、养血调经。

(二) 月经后期

月经周期错后 7 天以上, 甚至错后 3 ~ 5 个月一行, 经期正常者, 称为 "月经后期", 亦称 "经期错后" "经迟"。

本病相当于西医学的月经稀发。月经后期如伴经量过少, 常可发展为闭经。

1. 病因病机

发病机理主要是精血不足或邪气阻滞, 血海不能按时满溢, 遂致月经后期。常见的分型有肾虚、血虚、血寒、气滞和痰湿。

（1）肾虚

先天肾气不足，或不节房事，房劳多产，损伤肾气，肾虚冲任不足，血海不能按时满溢，遂致经行错后。

（2）血虚

数伤于血，或产多乳众，病后体虚，饮食减少，化源不足，营血衰少，冲任不足，血海不能按时满溢，遂致经行错后。

（3）血寒

①虚寒

素体阳虚，或久病伤阳，阳虚内寒，脏腑失于温养，生化失期，气虚血少，冲任不足，血海不能按时满溢，遂致经行错后。

②实寒

经产之时，感受寒邪，或过服寒凉，寒邪搏于冲任，血为寒凝，胞脉不畅，血行迟滞，血海不能按时满溢，遂致经行错后。

（4）气滞

素性抑郁，情志不遂，气不宣达，血为气滞，冲任不畅，气血运行迟滞，血海不能按时满溢，遂致经行错后。

（5）痰湿

素体肥胖，痰湿内盛，或劳逸过度，饮食不节，损伤脾气，脾失健运，痰湿内生，痰湿下注冲任，壅滞胞脉，气血运行缓慢，血海不能按时满溢，遂致经行错后。

2. 辨证论治

以月经错后、经期基本正常为辨证要点。治疗须辨明虚实，虚证治以温经养血，实证治以活血行滞。

（1）肾虚型

主要证候：经期错后，量少，色淡暗，质清稀，腰酸腿软，头晕耳鸣，带下清稀，面色晦暗，或面部暗斑。舌淡暗苔薄白，脉沉细。

证候分析：肾虚精血亏少，冲任不足，血海不能按时满溢，故经行错后，量少，色淡暗，质清稀；肾主骨生髓，脑为髓海，腰为肾之外府，肾虚则腰酸腿软，头晕耳鸣；肾气虚，水失气化，湿浊下注，带脉失约，故带下清稀；肾主黑，肾虚则肾色上泛，故面色晦暗或面部暗斑。舌淡暗苔薄白，脉沉细，为肾虚之征。

治疗法则：补肾益气，养血调经。

方药举例：大补元煎（《景岳全书》）。

人参、山药、熟地黄、杜仲、当归、山茱萸、枸杞子、炙甘草。

方中人参、山药、杜仲补肾气以固命门；山茱萸、枸杞子补肾填精而生血；当归、熟地黄养血益阴；甘草调和诸药。全方共奏补肾益气，养血调经之效。

若月经量少者，酌加紫河车、肉苁蓉、丹参养精血以行经；带下量多者，酌加鹿角霜、金樱子、芡实固涩止带；若月经错后过久者，酌加肉桂、牛膝以温经活血，引血下行。

（2）血虚型

主要证候：经期错后，量少，色淡质稀，小腹空痛，头晕眼花，心悸失眠，皮肤不润，面色苍白或萎黄。舌淡苔薄，脉细无力。

证候分析：营血虚少，冲任不能按时通盛，血海不能如期满溢，故月经错后，量少，色淡质稀；血虚胞脉失养，故小腹空痛；血虚上不荣清窍，故头晕眼花；血虚外不荣肌肤，故皮肤不润，面色苍白或萎黄；血虚内不养心，故心悸失眠。舌淡苔薄，脉细无力，也为血虚之征。

治疗法则：补血养营，益气调经。

方药举例：人参养荣汤（《和剂局方》）。

人参、白术、茯苓、炙甘草、当归、白芍、熟地黄、肉桂、黄芪、五味子、远志、陈皮、生姜、大枣。

方中人参大补元气，健脾和胃；茯苓、白术、黄芪、炙甘草，补中益气；当归、熟地、白芍补血养血；陈皮理气行滞；远志、五味子宁心安神；肉桂温阳和营。

若月经过少者，去五味子，酌加丹参、鸡血藤；若经行小腹隐隐作痛者，重用白芍，酌加阿胶、香附。

（3）血寒型

①虚寒证

主要证候：经期错后，量少，色淡质稀，小腹隐痛，喜热喜按，腰酸无力，小便清长，面色㿠白。舌淡苔白，脉沉迟无力。

证候分析：阳气不足，阴寒内盛，脏腑虚寒，气血生化不足，气虚血少，冲任不能按时通盛，血海满溢延迟，故月经推迟而至，量少，色淡，质稀；胞中虚寒，胞脉失于温养，故经行小腹隐隐作痛，喜热喜按；阳虚肾气不足，外府失养，故腰酸无力；阳气不布，故面色㿠白；膀胱虚寒，失于温煦，故小便清长。舌淡苔薄，脉沉迟无力，为虚寒之征。

治疗法则：温经扶阳，养血调经。

方药举例：大营煎（《景岳全书》）。

当归、熟地黄、枸杞子、炙甘草、杜仲、牛膝、肉桂。

方中肉桂温经扶阳，通行血脉；熟地黄、当归、枸杞子、杜仲补肾填精养血；牛膝活血通经，引血下行。全方共奏温经扶阳，养血调经之效。

若经行小腹痛者，酌加巴戟天、小茴香、香附；虚甚者，加人参。

②实寒证

主要证候：经期错后，量少，经色紫暗有块，小腹冷痛拒按，得热痛减，畏寒肢冷。舌暗苔白，脉沉紧或沉迟。

证候分析：寒邪客于冲任，血为寒凝，运行不畅，血海不能按期满溢，故月经推迟而至，量少；寒凝血滞，故经色紫暗有块；寒邪客于胞中，气血运行不畅，"不通则痛"，故小腹冷痛，得热后气血稍通，故小腹痛减；寒为阴邪，易伤阳气，阳气不得外达，故畏寒肢冷。舌暗苔白，脉沉紧或沉迟，也为实寒之征。

治疗法则：温经散寒，活血调经。

方药举例：温经汤（《妇人大全良方》）。

人参、当归、川芎、白芍、肉桂、莪术、丹皮、甘草、牛膝。

方中肉桂温经散寒，通脉调经；当归、川芎养血活血调经；人参甘温补气，且肉桂通阳散寒；莪术、丹皮、牛膝活血祛瘀，助当归、川芎通行血滞；白芍、甘草缓急止痛。全方共奏温经散寒，活血调经之效。

若经行腹痛者，加小茴香、香附、延胡索以散寒滞止痛；月经过少者，酌加丹参、益母草、鸡血藤养血活血调经。

（4）气滞型

主要证候：经期错后，量少，经色暗红或有血块，小腹胀痛，精神抑郁，胸闷不舒。舌象正常，脉弦。

证候分析：血为气滞，冲任气血运行不畅，血海不能按时满溢，故月经错后，量少；气滞血瘀，故经色暗红，或有小血块；气机不畅，经脉壅滞，故小腹胀痛，精神抑郁，胸闷不舒。脉弦也为气滞之征。

治疗法则：理气行滞，活血调经。

方药举例：乌药汤（《兰室秘藏》）。

乌药、香附、木香、当归、甘草。

方中乌药理气行滞；香附理气调经；木香行气止痛；当归活血行滞调经；甘草调和诸药。全方共奏行气活血调经之效。

若小腹胀痛甚者，酌加莪术、延胡索；乳房胀痛明显者，酌加柴胡、川楝子、王不留行；月经过少者，酌加鸡血藤、川芎、丹参。

（5）痰湿型

主要证候：经期错后，量少，色淡，质黏，头晕体胖，心悸气短，脘闷恶心，带下量多。舌淡胖苔白腻，脉滑。

证候分析：痰湿内盛，滞于冲任，气血运行不畅，血海不能如期满溢，故经期错后。量少，色淡质黏；痰湿停于心下，气机升降失常，故头晕、心悸气短、脘闷恶心；痰湿流注下焦，损伤带脉，带脉失约，故带下量多。舌淡胖苔白腻，脉滑，也为痰湿之征。

治疗法则：燥湿化痰，活血调经。

方药举例：芎归二陈汤（《丹溪心法》）。

陈皮、半夏、茯苓、甘草、生姜、川芎、当归。

方中半夏、陈皮、甘草燥湿化痰，理气和中；茯苓、生姜渗湿化痰；当归、川芎养血活血。全方使痰湿除，经脉无阻，其经自调。

若脾虚食少，神倦乏力者，酌加人参、白术；脘闷呕恶者，酌加砂仁、枳壳；白带量多者，酌加苍术、车前子。

3. 验案举例

（1）月经后期案 1

钱某，女，21 岁，未婚。2013 年 4 月 15 日初诊。

[**主诉**] 月经错后半年余。

[**现病史**] 自诉平素身体虚弱，月经较规律，3～5 天，周期 25～30 天。近半年来月经 1 个半月一次，伴头晕乏力、腰酸、便秘、口不渴。舌淡苔薄白，脉沉细。

[**中医诊断**] 月经后期（肾虚证）。

[**治法**] 补肾益气，养阴调经。

[**方药**] 杜仲 20g，肉苁蓉 20g，巴戟天 15g，当归 15g，熟地黄 15g，白芍 15g，白术 15g，陈皮 10g。

7 剂，日 1 剂，水煎服。

二诊（4 月 22 日）：精力较前好转，腰酸减轻，纳谷不香，舌淡苔薄白，脉细。方药：人参 15g，山药 20g，白术 15g，陈皮 15g，茯苓 10g，当归 15g，巴戟天 10g，肉苁蓉 15g，枳壳 10g，甘草 10g。7 剂。

三诊（4 月 29 日）：大便顺畅，纳可，寐安。继服上方。

四诊（6 月 12 日）：末前次月经 4 月 30 日。末次月经 5 月 28 日。无不适。

按语：患者为青春期女性，女子二七天癸至，任脉通，太冲脉盛，月事以时下，故有子。三七，肾气平均，真牙生而长极。此时着重在肾，肾气的盛衰，是天癸如期而至的根本。因此在补虚的同时配以补肾养阴。

方中巴戟天、杜仲补益肾气；山茱萸、枸杞子补肾填精；当归、熟地养元益阳；白术、陈皮健脾，益后天以养先天。全方共奏补肾益精调经之效。

（2）月经后期案2

王某，女，28岁。2012年9月12日初诊。

[**主诉**] 月经错后1年余，月经量少1年余。

[**现病史**] 患者平素形体消瘦，月经规律，3～5天，周期28天。量中等，无血块，无痛经。1年前无诱因出现经期错后，周期35～40天，量少，色淡，有紫色小血块，行经仅2天。经前期乳房胀痛，伴腰膝酸软、头晕、乏力、心悸少寐。舌淡苔薄黄，脉沉细。现正值月经期。G1P1。

[**诊断**] 月经后期，月经过少（肝肾亏虚型）。

[**治法**] 补益肝肾，疏肝理气。

[**方药**] 当归15g，川续断15g，丹参15g，桑寄生10g，柴胡10g，白芍15g，茜草10g，炒酸枣仁15g，夜交藤20g，香附15g，川芎10g。

7剂，日1剂，水煎服。

二诊（9月16日）：服药后经量稍多，胃胀不舒，纳少，寐差。舌红苔薄腻，脉沉细。上方去茜草、香附、川芎，加厚朴10g，陈皮10g。7剂。

三诊（10月18日）：正值月经第1天，色、量均可，腰酸，胃胀减，纳可，寐可。上方加枸杞子20g，香附15g。7剂。

四诊（12月15日）：月经恢复正常，周期27～30天。量中等，色红，无痛经及血块。

按语：《叶天士女科》云："形瘦经少，此气血弱也。"患者形体消瘦，腰膝酸软，头晕，心悸少寐，经少色淡，脉沉细，为肝肾亏虚证，冲任血少，气滞血瘀。方中当归、白芍养肝血；川续断、桑寄生补肝肾，冲任通盛，则血海自充；柴胡、香附、川芎、丹参、茜草等理气活血；配以酸枣仁、夜交藤等养心安神。二诊胃胀不舒、纳少，为气滞未除，加厚朴、陈皮行气消胀除满。再加枸杞子、香附补益肝肾，养血疏肝，月经复常。

（3）月经后期案 3

王某，女，32 岁。2012 年 5 月 23 日初诊。

[**主诉**] 经期错后 2 年余。

[**现病史**] 平素月经周期规律，3 ～ 5/28 天。量中等，色红，无血块。近 2 年来无明显诱因出现月经推迟 7 ～ 10 天。末次月经 5 月 15 日，量中等，有血块，腰膝酸软，腹胀纳少，二便调。面部黄褐斑，易急躁易怒。舌苔薄白，舌质暗紫，脉细弦。G2P1。

[**诊断**] 月经后期（肾虚肝郁型）。

[**治法**] 疏肝解郁，养血调经。

[**方药**] 柴胡 10g，红花 10g，广郁金 10g，赤芍 10g，白芍 10g，当归 10g，川芎 10g，丹皮 10g，旱莲草 10g，女贞子 10g，川续断 10g，菟丝子 10g，茯苓 15g，炒白术 15g，桑寄生 15g，益母草 15g，炙甘草 15g。

7 剂，日 1 剂，水煎服。

二诊（6 月 10 日）：症状有所改善，偶有神疲。方药：柴胡 10g，广郁金 10g，赤芍 10g，当归 10g，川芎 10g，陈皮 10g，苏梗 10g，制香附 10g，乌药 10g。茯苓 15g，益母草 15g，鸡血藤 15g，白术 15g，炙甘草 6g。7 剂，日 1 剂，水煎服。

三诊（6 月 20 日）：月经正常，诸症消失。

按语：此患者情志不遂，肝郁气滞，横逆犯脾，气滞血瘀，冲任不畅，气血运行迟滞，日久气血生化不足，血海不能按时满溢，故经期延后。辨证属肾虚肝郁证。肝脾不调，气血不畅，因此治疗时重在疏肝解郁，养血柔肝，健脾和营，理气行滞，活血调经。方药柴胡、广郁金、赤芍、当归、川芎、茯苓、益母草、白术、炙甘草。柴胡、广郁金疏肝解郁，当归、川芎养血活血，茯苓、炙甘草健脾益气，白术健脾利湿，益母草活血通经。气机畅达，血海按时满溢，则月经正常。

（三）月经先后无定期

月经周期或前或后 1～2 周者，称为"月经先后无定期"，又称"经水先后无定期""月经愆期""经乱"。

本病相当于西医学排卵型功能失调性子宫出血病的月经不规则。青春期初潮后 1 年内及更年期月经先后无定期者，如无其他证候，可不予治疗。月经先后无定期若伴有经量增多及经期紊乱，常可发展为崩漏。

1. 病因病机

主要机理是冲任气血不调，血海蓄溢失常。其分型有肾虚、脾虚和肝郁。

（1）肾虚

少年肾气未充，更年期肾气渐衰，或素体肾气不足，房劳多产，久病大病，损伤肾气，肾气不充，开阖不利，冲任失调，血海蓄溢失常，遂致经行先后无定期。

（2）脾虚

素体脾虚，饮食失节，或思虑过度，损伤脾气，脾虚统摄无权及生化不足，冲任气血失调，血海蓄溢失常，遂致经行先后无定期。

（3）肝郁

素性抑郁，或忿怒过度，肝气逆乱，气乱血乱，冲任失司，血海蓄溢失常，遂致月经先后无定期。

2. 辨证论治

以月经周期或长或短但经期正常为辨证要点。治疗以调理冲任气血为原则，或疏肝解郁，或调补脾肾，随证治之。

（1）肾虚型

主要证候：经行或先或后，量少，色淡，质稀，头晕耳鸣，腰酸腿软，小便频数。舌淡苔薄，脉沉细。

证候分析：肾虚封藏失职，开阖不利，冲任失调，血海蓄溢失常，故经行先后无定期；肾虚则髓海不足，故头晕耳鸣；腰为肾之外府，肾主骨，肾虚则腰酸腿软。舌淡苔薄，脉沉细，为肾虚之征。

治疗法则：补肾益气，养血调经。

方药举例：固阴煎。

若腰骶酸痛者，酌加杜仲、巴戟天；带下量多者，酌加鹿角霜、沙苑子、金樱子。

若肝郁肾虚者，症见月经先后无定期，经量或多或少，平时腰痛膝酸，经前乳房胀痛，心烦易怒。舌暗红苔白，脉弦细。治宜补肾舒肝，方用定经汤（《傅青主女科》）。

当归、白芍、熟地黄、柴胡、山药、茯苓、菟丝子、炒荆芥。

方中柴胡、炒荆芥疏肝解郁；当归、白芍养血柔肝；熟地黄、菟丝子补肾而益精血；山药、茯苓健脾生血。全方舒肝肾之郁气，补肝肾之精血，肝气舒而肾精旺，气血疏泄有度，血海蓄溢正常，月经自无先后不调之虞。

（2）脾虚型

主要证候：经行或先或后，量多，色淡质稀，神倦乏力，脘腹胀满，纳呆食少。舌淡苔薄，脉缓。

证候分析：脾虚统摄无权，冲任气血失调，血海蓄溢失常，故致月经先后不定期；脾虚生化气血之源不足，故经色淡红而质稀；脾主四肢、肌肉，脾虚则神倦乏力；脾虚运化失职，故脘腹胀满，纳呆食少。舌淡苔薄，脉缓，也为脾虚之征。

治疗法则：补脾益气，养血调经。

方药举例：归脾汤。

若食少腹胀者，酌加麦芽、砂仁、陈皮；月经量多者，去生姜、当归，酌加乌贼骨、陈棕炭。

（3）肝郁型

主要证候：经行或先或后，经量或多或少，色暗红，有血块，或经行不畅，胸胁、乳房、少腹胀痛，精神郁闷，时欲太息，嗳气食少。舌质正常苔薄，脉弦。

证候分析：肝郁气结，气机逆乱，冲任失司，血海蓄溢失常，故月经或先或后，经血或多或少；肝气郁滞，经脉不利，故经行不畅，色暗有块；肝郁经脉涩滞，故胸胁、乳房、少腹胀痛；气机不利，故精神郁闷，时欲太息；肝强侮脾，脾气不舒，故嗳气食少；证属气滞，内无寒热，故舌象正常。脉弦，为肝郁之征。

治疗法则：疏肝解郁，和血调经。

方药举例：逍遥散（《和剂局方》）。

柴胡、当归、白芍、白术、茯苓、甘草、薄荷、煨姜。

若经来腹痛者，酌加香附、延胡索；夹有血块者，酌加泽兰、益母草；有热者，加牡丹皮、栀子；脘闷纳呆者，酌加枳壳、厚朴、陈皮；兼肾虚者，酌加菟丝子、熟地黄、续断。

3. 验案举例

（1）月经先后无定期案 1

杨某，女，16 岁，在校学生，无性生活史。2014 年 3 月 20 日初诊。

[**主诉**] 月经周期或提前或退后 6 月余。

[**现病史**] 患者平素月经规律，14 岁初潮，行经 7 天，周期 28 天。量中等，色暗红，无血块，无痛经及乳胀痛。半年前因学习压力大开始月经不调，提前或错后 15 天左右。末次月经 2014 年 3 月 17 日，经期 3 天，量、色、质同前，白带无异常。现面色淡红，纳可寐差，口不干，易腰酸，手足心热，夜间尤甚，情绪急躁激怒，大便 2 ～ 3 日 1 次，小便正常。舌暗红苔白，脉弦细。

[**中医诊断**] 月经先后无定期（肾虚肝郁证）。

[**治法**] 疏肝补肾，养血调经。

[**方药**] 予定经汤合寿胎二至丸方加减。柴胡 15g，炒荆芥 15g，菟丝子 15g，桑寄生 15g，炒川续断 20g，枸杞子 15g，女贞子 15g，旱莲草 15g，怀牛膝 15g，枳壳 15g，黄柏 12g，熟地黄 10g，山药 15g，菟丝子 15g。

7 剂，日 1 次，水煎服。

二诊（4月15日）：正值月经第1天，量稍多，经前乳胀、腰酸、手足心热等症明显缓解。继服原方。

三诊（6月15日）：月经基本规律，诸症消失。

按语：本病为月经先后无定期，肝肾气郁证。患者压力大，导致情志抑郁而致使肝气逆乱，气乱则血乱；肾主闭藏，素体肾气未足，开阖不利；肝失疏泄，肾失封藏，肝肾同源，相互影响，冲任失调，血海蓄溢失常，以致月经周期错乱。该患者性情易激惹，提示肝郁，初潮后肾气本未充，肝郁又影响肾之开阖，肝气郁而肾精亏虚，气血疏泄无度，导致月经先后无定期。给予补肾调冲方合寿胎二至丸加减以疏肝补肾、养血调经而诸症自解。

（2）月经先后无定期案2

张某，女，30岁，已婚。2005年6月3日初诊。

[**主诉**] 月经周期不规则4月余。

[**现病史**] 自述平素月经规律，6～7天/28～32天。量中等，色红，无血块，痛经（–）。4个月前无诱因出现月经周期紊乱，经期不定。经量或多或少，色暗红，有血块。伴胸胁、乳房胀痛，胸闷不舒，易叹气，不思饮食，纳差。舌质暗，苔薄白，脉弦。末次月经2005年5月25日。PMP 2005年5月12日。曾于2005年3月4日经保定市医院妇科检查子宫正常无病变，诊断为功能失调性子宫出血。用妇康片、己烯雌酚等效果不明显。

[**西医诊断**] 功能失调性子宫出血。

[**中医诊断**] 月经先后无定期（肝郁气滞证）。

[**治法**] 行气疏肝，化瘀止血。

[**方药**] 柴胡10g，香附10g，川楝子10g，青皮10g，当归

10g，川芎 10g，生地黄 10g，赤芍 15g，桃仁 10g，红花 10g，薏苡仁 20g，焦三仙各 10g，丹参 15g。

7 剂，日 1 剂，水煎服。

二诊（6 月 10 日）：服药后胸胁、乳房胀痛明显减轻。上方加郁金 10g，香附 10g，合欢皮 10g，厚朴 12g，陈皮 12g。14 剂，日 1 剂，水煎服。

三诊（6 月 25 日）：正值月经第 1 天，量多，色暗红，无血块，诸症减轻。继服上方。

连续服用治疗 3 个月经周期后，月经规律，诸症消失。

按语：月经先后无定期是妇科常见病，其机制为神经内分泌机制失常而引起的异常性子宫出血，全身及内外生殖器官无器质性病变存在。本病可发生于月经初潮至绝经期间的任何年龄，50% 的患者发生于绝经期，育龄期占 30%，青春期占 20%。中医认为月经先后无定期的发病机理主要是肝肾功能失常，冲任失调，血海蓄溢无常。其病因多为肝郁和肾虚。该患者临床表现为肝郁脾虚之候。重在疏肝理脾，肝气得舒，脾气健运，月经自调。

方中柴胡、香附疏肝解郁，青皮、川楝子理气行滞，当归、川芎、赤芍、丹参活血调经，桃仁、红花化瘀。全方合用，疏肝解郁化瘀，故月经正常。

（3）月经先后无定期案 3

赵某，女，30 岁，未婚。2011 年 10 月 1 日初诊。

[**主诉**] 月经周期不规则 4 月余。

[**现病史**] 患者平素月经规律，5 ～ 7 天 /30 天。量中等，色红，有血块，痛经（+）。4 个月前无诱因出现月经或提前或推迟，周期

23 ～ 50 天不等。痛经加重，每于行经的第 1、2 天需服用药物止痛，伴经前乳房胀痛。末次月经 9 月 8 日，7 天净，量中等。1 周前出现眼痒、眼部烧灼感，咽喉干燥，纳可，寐差。大便干结。舌尖边红，苔薄白，脉弦细。自述平素工作压力较大，有过敏性鼻炎史，时时鼻塞流涕，眼睛红痒反复发作，需用抗过敏西药治疗。

[中医诊断] 月经先后不定期；痛经（肝肾阴虚，肝虚火盛证）。

[治法] 滋肾养肝，清肝泻火。

[方药] 生地黄 15g，山药 15g，山茱萸 12g，牡丹皮 15g，茯苓 15g，泽兰 15g，枸杞 15g，菊花 15g，桑叶 15g，赤芍 15g，桃仁 10g，侧柏叶 15g，龙胆草 10g。

7 剂，日 1 剂，水煎服。

二诊（10 月 8 日）：眼痒减轻。正值行经第 1 天，痛经明显，口服止痛药。舌尖边红，苔薄黄，脉细滑。方药：白茅根 20g，桑叶 20g，黄芩 15g，熟地黄 10g，山药 20g，山茱萸 10g，牡丹皮 15g，泽兰 15g，菊花 15g，枸杞 15g，生地黄 15g，蝉蜕 10g。7 剂，日 1 剂，水煎服。

三诊（10 月 17 日）：患者眼部症状明显在减轻，头痛。舌暗红苔薄黄，脉细弦。方药：枸杞 15g，菊花 15g，泽泻 15g，牡丹皮 15g，羌活 10g，辛夷 15g，蝉蜕 10g，生地黄 15g，熟地黄 10g，山药 20g，山茱萸 10g，荆芥 10g。7 剂，日 1 剂，水煎服。

四诊（10 月 25 日）：患者症状好转。继服上方。

五诊（11 月 15 日）：末次月经 11 月 7 日，6 天净，量中等，色红，痛经（－）。诸不适症消失。

按语:《素问》曰:"肾生髓，髓生肝。"肝藏血，血可以化精，

下藏于肾，肾藏精，精可以化气，气可以化血而归于肝。所以有
"精血同源""肝肾同源"之说。肾主生殖，女子肾气盛，则天癸至，
导致任脉通，太冲脉盛，月事以时下。肝气平和则经脉流畅，血海
宁静，经候如常。肝病日久，下必伤肾；肾病失治，必损及肝，多
见肝肾同病。女子以血用事，故曰治精在肾，治血在肝。本案为肾
精亏虚，肝阴不足，冲任失调，以致经行先后不定期，肝阴不足，
水不涵木，木火上炎，故目赤干涩、目痒。故方中取滋养肝肾之意，
配以桑叶、龙胆草、黄芩、侧柏叶、赤芍、蝉蜕清肝泻火，冲任得
肾水滋养，无火热滋扰，则血海清宁，经自调匀，肝经风火平息，
眼疾亦得暂愈。发病部位在肝经，故从肝论治，而肝肾乙癸同源，
养肝阴又需滋肾水，此例之经验亦说明其疗效确切。

（四）月经过多

月经周期正常，经量明显多于既往者，称为"月经过多"，亦称
"经水过多"或"月经过多"。

本病相当于西医学排卵型功能失调性子宫出血病引起的月经过
多，或子宫肌瘤、盆腔炎症、子宫内膜异位症等疾病引起的月经过
多。宫内节育器引起的月经过多，也可按本病治疗。

1. 病因病机

主要病机是冲任不固，经血失于制约而致血量多。常见的分型
有气虚、血热和血瘀。

（1）气虚

素体虚弱，或饮食失节，劳倦过度，大病久病，损伤脾气，中

气不足，冲任不固，血失统摄，遂致经行量多。

（2）血热

素体阳盛，或恣食辛燥，感受热邪，七情过极，郁而化热，热扰冲任，迫血妄行，遂致经行量多。

（3）血瘀

素性抑郁，或忿怒过度，气滞而致血瘀，或经期产后余血未尽，感受外邪，或不禁房事，瘀血内停，瘀阻冲任，血不归经，遂致经行量多。

2. 辨证论治

以月经量多而周期、经期正常为辨证要点，结合经色和经质的变化以及全身的证候分辨虚实、寒热。治疗要注意经时和平时的不同，平时治本是调经，经时固冲止血需标本同治。

（1）气虚型

主要证候：行经量多，色淡红，质清稀，神疲体倦，气短懒言，小腹空坠，面色㿠白。舌淡苔薄，脉缓弱。

证候分析：气虚则冲任不固，经血失于制约，故经行量多；气虚火衰不能化血为赤，故经色淡红，质清稀；气虚中阳不振，故神疲体倦，气短懒言；气虚失于升提，故小腹空坠；气虚阳气不布，故面色㿠白。舌淡苔薄，脉缓弱，也为气虚之象。

治疗法则：补气升提，固冲止血。

方药举例：安冲汤（《医学衷中参西录》）加升麻。

白术、黄芪、升麻、生龙骨、生牡蛎、生地黄、白芍、海螵蛸、茜草根、续断。

方中黄芪、白术、升麻补气升提，固冲摄血；生龙骨、生牡蛎、海螵蛸、续断固冲收敛止血；生地黄、白芍凉血敛阴；茜草根止血而不留瘀。全方共奏补气升提，固冲止血之效。

若经行有瘀块或伴有腹痛者，酌加泽兰、三七、益母草；兼腰骶酸痛者，酌加鹿角霜、补骨脂、桑寄生；兼头晕心悸者，生地黄易熟地黄，酌加制首乌、五味子。

（2）血热型

主要证候：经行量多，色鲜红或深红，质黏稠，口渴饮冷，心烦多梦，尿黄便结。舌红苔黄，脉滑数。

证候分析：阳热内盛，伏于冲任，经行之际，热迫血行，故经行量多；血为热灼，故经色红而质稠；热邪伤津，则口渴饮冷，尿黄便结；热扰心神，故心烦多梦。舌红，苔黄，脉滑数，为血热之征。

治疗法则：清热凉血，固冲止血。

方药举例：保阴煎（《景岳全书》）加炒地榆、槐花。

生地黄、熟地黄、黄芩、黄柏、白芍、山药、续断、甘草、炒地榆、槐花。

方中黄芩、黄柏、生地黄清热凉血；熟地黄、白芍养血敛阴；山药、续断补肾固冲；炒地榆、槐花凉血止血；甘草调和诸药。全方共奏清热凉血，固冲止血之效。

若经血黏稠有腐臭味，或平时黄带淋漓，下腹坠痛者，重用黄芩、黄柏，酌加马齿苋、败酱草、薏苡仁；热甚伤津，口干而渴者，酌加天花粉、玄参、麦冬以生津止渴。

（3）血瘀型

主要证候：经行量多，色紫暗，质稠有血块，经行腹痛，或平时小腹胀痛，舌紫暗或有瘀点，脉涩有力。

证候分析：瘀血阻于冲任，新血难安，故经行量多；瘀血内结，故经色紫暗有块；瘀阻胞脉，"不通则痛"，故经行腹痛，或平时小腹胀痛。舌紫暗或有瘀点，脉涩有力，为血瘀之征。

治疗法则：活血化瘀，固冲止血。

方药举例：桃红四物汤（《医宗金鉴》）加三七、茜草。

当归、熟地黄、白芍、川芎、桃仁、红花、三七、茜草。

方中桃仁、红花活血化瘀；当归、川芎活血养血调经；熟地黄、白芍补血养阴以安血室。瘀去则冲任通畅，自能血循常道。加三七、茜草以增强祛瘀止血之效。

若经行腹痛甚者，酌加延胡索、香附；血瘀夹热，兼口渴、心烦者，酌加黄芩、黄柏、炒地榆。

3. 验案举例

（1）月经过多案 1

刘某，30 岁，已婚。2014 年 10 月 18 日初诊。

[主诉] 月经量多 1 年余。

[现病史] 自诉 13 岁月经初潮，平素月经规律，5 ～ 6 天 /30 天。量中，色暗，无腹痛及腰酸。但近一年，经量逐渐增多，每次行经 7 ～ 10 日，量多、色红有块。现处于月经第 8 天，量多、色淡红伴有血块，质清稀，小腹疼痛，伴心慌气短，神疲乏力，纳呆，大便溏。舌淡苔薄白，舌边有瘀点，脉沉细。血常规：HGB 80g/L。彩超提示：子宫大小 5.1cm×4.2cm×3.7cm，子宫内膜厚度 1.1cm，右侧卵巢大小 2.7cm×2.6cm，左侧卵巢大小 2.8cm×2.3cm，子宫及双附件大小形态正常。G0P0。

[**诊断**] 月经过多（气虚血瘀证）。

[**治法**] 健脾益气，活血化瘀。

[**方药**] 桃仁 15g，红花 15g，当归 15g，川芎 10g，熟地黄 20g，山药 15g，白芍 20g，炙甘草 10g，蒲黄 15g，五灵脂 15g，香附 15g，鸡血藤 15g，党参 20g，黄芪 50g，白术 20g。5 剂。

二诊（10 月 23 日）：血止已 4 日，畏寒、手足不温、心慌气短症状减轻，但仍神疲乏力。舌淡苔白，脉细弱。原方加炮姜 15g，艾叶 15g。

三诊（11 月 17 日）：正值经行第 5 天，血量减少，无血块，无痛经，手足温可，偶有乏力。舌淡苔薄白，脉细弱。

四诊、五诊：经量逐渐减少，月经正常。

按语：本案患者脾气虚弱，冲任不固，统摄血液功能异常，故经血量多；气虚血不行而成瘀，舌边有瘀点，不通则痛，故小腹疼痛；心慌气短，神疲乏力，纳呆，大便溏，舌淡，苔薄白，脉沉细为脾气虚之象。方中桃仁破血行滞，红花活血祛瘀以止痛，两者相须配伍共为君药，增强活血祛瘀的能力，可促进增生的子宫内膜尽快脱落并使子宫内膜得到修复，减少出血、缩短阴道出血时间。

（2）月经过多案 2

梁某，女，28 岁，已婚。2015 年 10 月 16 日初诊。

[**主诉**] 月经量多 3 年余。

[**现病史**] 平素月经规律，6～7 天 /30 天，量中等，色红，无血块，痛经（－）。末次月经 2015 年 10 月 10 日，6 天干净，第 2、3 天量极多，色红、夹血块，伴乳胀。现正值经期第 1 天，色红，小腹胀，腰酸。平时白带量多、色黄、质稠、无异味，口干欲饮冷，

多梦，性急躁，怕冷，手足欠温，手心多汗，腰酸，易疲倦，纳可、寐可，二便调。舌红苔黄腻，脉细数。B 超检测无异常，双附件未见异常。

[**中医诊断**] 月经过多（肾虚肝郁，血瘀夹湿）。

[**治法**] 补肾疏肝，活血祛湿。

[**方药**] 柴胡 10g，生白芍 15g，薏苡仁 15g，白芷 15g，枳壳 15g，荆芥炭 15g，姜黄 15g，地榆炭 15g，五灵脂 15g，南沙参 20g，蒲黄 20g，延胡索 20g，甘草 10g。

7 剂，日 1 剂，水煎服。

二诊（11 月 17 日）：末次月经 11 月 11 日，6 天干净，经量、血块明显减少，经期无腹痛、腰酸等不适，经净后腰酸，平时白带稍多，色黄、口苦、不干，爱生气，腰酸，手心汗出，肢冷，大便不爽。苔白腻，脉弦。辨证仍从肾虚肝郁，血瘀夹湿热，治以疏肝清湿、化瘀止血为主，方药：柴胡 10g，川楝子 10g，白芍 15g，苍术 10g，黄柏 10g，茜草炭 10g，枳壳 10g，益母草 15g，山楂 10g，五灵脂 15g，夏枯草 15g，蒲黄 20g，延胡索 20g，薏苡仁 20g，甘草 10g。7 剂，日 1 剂，水煎服。

连服 3 个月，诸症消失。

按语：本例患者肾虚肝郁兼夹湿瘀征象明显，治法以清湿化瘀止血为主。在选用止血药时，笔者喜用具有化瘀止血或清湿热止血药物炒炭，如荆芥炭、地榆炭、贯众炭、蒲黄炭、茜草炭、焦山楂等，在此基础上常配合参类益气扶正，尤喜用益气养阴之南沙参，因其养阴之功益气而不燥血。临证特别重视核心病机辨证，强调处方主要针对病机，谨守病机的基础上可适当灵活加减。此案正是依此思路辨证施治，患者腰酸可辨肾虚，但当前肾虚不是主要矛盾，故舍之，守湿热瘀结为主之病机处方用药，故获此良效。

（五）月经过少

月经周期正常，经量明显少于既往，经期不足 2 天，甚或点滴即净者，称"月经过少"，亦称"经水涩少""经量过少"。

本病相当于西医学性腺功能低下、子宫内膜结核、炎症或刮宫过深等引起的月经过少。

月经过少伴月经后期者，可发展为闭经。本病属器质性病变者，病程较长，疗效较差。

1. 病因病机

主要机理为精亏血少，冲任气血不足，或寒凝瘀阻，冲任气血不畅，血海满溢不多而致。常见的分型有肾虚、血虚、血寒和血瘀。

（1）肾虚

先天禀赋不足，或房劳久病，损伤肾气，或屡次堕胎，伤精耗气，肾精亏损，肾气不足，冲任亏虚，血海满溢不多，遂致月经量少。

（2）血虚

数伤于血，大病久病，营血亏虚，或饮食劳倦，思虑过度，损伤脾气，脾虚气血化源不足，冲任气血亏虚，血海满溢不多，致经行量少。

（3）血寒

经期产后，感受寒邪，或过食生冷，寒邪伏于冲任，血为寒滞，运行不畅，血海满溢不多，致经行量少。

（4）血瘀

经期产后，余血未净之际，七情内伤，气滞血瘀，或感受邪气，邪与血结，瘀滞冲任，气血运行不畅，血海满溢不多，致经行量少。

2. 辨证论治

以经量的明显减少而周期正常为辨证要点，也可伴有经期缩短。治疗须分辨虚实，虚证者重在补肾益精，或补血益气以滋经血之源；实证者重在温经行滞，或祛瘀行血以通调冲任。

（1）肾虚型

主要证候：经来量少，不日即净，或点滴即止，血色淡暗，质稀，腰酸腿软，头晕耳鸣，小便频数。舌淡苔薄，脉沉细。

证候分析：肾气不足，精血亏虚，冲任气血衰少，血海满溢不多，故经量明显减少，或点滴即净，色淡暗，质稀；精血衰少，脑髓不充，故头晕耳鸣；肾虚，腰腿失养，故腰酸腿软；肾虚，膀胱失于温固，故小便频数。舌淡苔薄，脉沉细，也为肾虚之征。

治疗法则：补肾益精，养血调经。

方药举例：当归地黄饮（《景岳全书》）加紫河车、丹参。

当归、熟地黄、山茱萸、杜仲、山药、牛膝、甘草、紫河车、丹参。

方中熟地黄、山茱萸、当归、紫河车补肾益精养血；当归、丹参养血活血调经；杜仲、牛膝补肾强腰膝；山药补脾以资生化之源；甘草调和诸药。全方共奏补肾填精，养血调经之效。

若形寒肢冷者，酌加肉桂、淫羊藿、人参；夜尿频数者，酌加益智仁、桑螵蛸。

（2）血虚型

主要证候：经来量少，不日即净，或点滴即止，经色淡红，质稀，头晕眼花，心悸失眠，皮肤不润，面色萎黄。舌淡苔薄，脉细无力。

证候分析：营血衰少，冲任气血不足，血海满溢不多，故月经量少，不日即净，或点滴即止，经色淡红，质稀；血虚不能上荣清窍，故头晕眼花；血少，内不养心，故心悸失眠；血虚，外不荣肌肤，故面色萎黄，皮肤不润。舌淡苔薄，脉细无力，也为血虚之征。

治疗法则：补血益气调经。

方药举例：滋血汤（《证治准绳·女科》）。

人参、山药、黄芪、白茯苓、川芎、当归、白芍、熟地黄。

方中熟地黄、当归、白芍、川芎补血调经；人参、黄芪、山药、茯苓补气健脾，益生化气血之源。合而用之，有滋血调经之效。

若心悸失眠者，酌加炒枣仁、五味子；脾虚食少者，加鸡内金、砂仁。

（3）血寒型

主要证候：经行量少，色暗红，小腹冷痛，得热痛减，畏寒肢冷，面色青白。舌暗苔白，脉沉紧。

证候分析：血为寒凝，冲任阻滞，血行不畅，故经行量少，色暗红；寒客胞脉，则小腹冷痛，得热痛减；寒伤阳气，则畏寒肢冷，面色青白。舌暗苔白，脉沉紧，为寒邪在里之征。

治疗法则：温经散寒，活血调经。

方药举例：温经汤。

（4）血瘀型

主要证候：经行涩少，色紫黑有块，小腹刺痛拒按，血块下后痛减，或胸胁胀痛。舌紫暗，或有瘀斑紫点，脉涩有力。

　　证候分析：瘀血内停，冲任阻滞，故经行涩少，色紫黑有血块，小腹刺痛拒按；血块下后，瘀滞稍通，故使痛减；瘀血阻滞，气机不畅，故胸胁胀痛。舌紫暗，或有瘀斑紫点，脉涩有力，为血瘀之征。

　　治疗法则：活血化瘀，理气调经。

　　方药举例：通瘀煎（《景岳全书》）。

　　当归尾、山楂、香附、红花、乌药、青皮、木香、泽泻。

　　方中归尾、山楂、红花活血化瘀；香附理气解郁调经；乌药、青皮、木香行气止痛；泽泻利水以行滞。全方共奏活血化瘀，理气调经之效。

　　若兼少腹冷痛，脉沉迟者，酌加肉桂、吴茱萸；若平时少腹疼痛，或伴低热不退，舌紫暗，苔黄而干，脉数者，酌加丹皮、栀子、泽兰。

3. 验案举例

（1）月经过少案 1

　　李某，女，4岁，已婚。2014年6月15日初诊。

　　[主诉] 月经量少5年。

　　[现病史] 患者自2009年因子宫内膜息肉在当地妇幼医院行宫腔镜手术，术后经量减少。患者平素月经规律，3～4天/28天，量少（共少于10片卫生巾），色红，有血块，稍痛经，经前乳房轻微胀痛。末次月经2014年6月1日。患者现纳可，夜寐不安，小便调，大便溏稀日2次。舌淡红苔薄腻，脉弦滑。G0P0。

[**诊断**] 月经过少（肝郁脾虚证）。

[**治法**] 疏肝健脾，行气活血。

[**方药**] 柴胡 10g，白术 10g，茯苓 10g，当归 10g，川芎 10g，五味子 10g，菟丝子 10g，合欢皮 20g，郁金 10g，杜仲 10g，熟地黄 10g，砂仁 10g。

7 剂，日 1 剂，水煎服。

二诊（6 月 22 日）：患者服药后症状得到改善，大便仍不成形，舌淡红，边有齿痕，苔薄白，脉滑。6 月 20 日当地医院 B 超示：子宫大小正常，内膜厚度 1.0cm，宫内强回声 0.5cm×0.2cm 为一息肉，双侧附件区正常。原方加黄芪 20g，香附为 10g。7 剂。

三诊（6 月 29 日）：患者自诉服药后，无不适，大便渐成形，日 1 次。舌质暗，苔薄白，脉弦滑。上述方加肉桂 10g，泽兰 10g。继服 7 剂。

四诊（7 月 6 日）：末次月经 7 月 1 日。患者自诉经量增多，经期 5 天，有血块，无腰酸、腹痛，无经前乳房胀痛。无明显不适，纳可，寐安，大便成形。舌淡红，苔薄白，脉滑。

按语：该患者初诊日期为 6 月 15 日，末次月经为 6 月 1 日，尿妊娠试验（－）；患者曾行宫腔镜手术，结合住院病历，排除了生殖道疾患和先天性子宫发育不良；二诊时 B 超结果未提示内膜有粘连。患者月经规律，B 超显示双侧卵巢正常，可排除多囊卵巢（PCOS），故诊断为原因不明型月经过少。患者来我院寻求治疗，故结合辨证论治，给予汤药治疗。患者为青年女性，发病日久，情志不畅导致肝郁气滞，故见经前乳房胀痛、脉弦滑。肝郁乘脾，脾失健运，可见大便溏稀、苔腻。气为血之帅，气血为气之母，气行则血行，气滞则血凝，血凝于胞宫，则见行经血块。肝郁脾虚证，治以疏肝健脾，理气活血。初诊时，柴胡、郁金相互配伍，以疏肝解郁；白术、茯苓、砂仁健脾益气化湿；当归、川芎养血活血；熟地黄、杜仲以强腰膝；合欢皮以解郁安神。二诊时夜寐不佳之症缓解，增加生黄芪、香附以增强行气补气之力。三诊时加入肉桂，以补火助阳。四诊时患者自诉经量增多，且症状较前明显减轻，故方药仍沿用上方加减。

（2）月经过少案2

张某，女，28 岁，未婚，2012 年 10 月 15 日初诊。

[**主诉**] 月经量少 6 月余。

[**现病史**] 患者 6 月前无明显诱因出现月经量少，就诊于当地医院，查 B 超示：子宫大小 4.4cm×5.0cm×4.2cm，内膜厚 0.5cm，双侧附件正常。月经规律，6 天 /25 ～ 30 天，量少（日换三片护垫），色暗，有血块，无痛经，行经期有腹泻、腰酸、乳房胀痛症状。末次月经 2012 年 10 月 8 日。患者现自感腰酸，口渴欲饮，纳可，寐可，二便调。舌红有裂纹，苔白，脉弦细。G0P0。

[**诊断**] 月经过少（肝肾阴虚证）。

[**治法**] 滋补肝肾，养阴调肝。

[**方药**] 山药 10g，熟地黄 10g，生地黄 10g，山茱萸 18g，丹皮 12g，泽泻 10g，当归 10g，白芍 10g，肉苁蓉 10g，紫石英 10g，五味子 10g。

7 剂，日 1 剂，水煎服。

二诊（11 月 13 日）：末次月经 11 月 10 日。患者正值经期，自述经量较前增加，色暗红，有血块，腹泻、腰酸较前减轻，无痛经、经前乳房胀痛。纳可，寐安，便溏。舌淡红，有裂纹，苔白，脉弦细。原方加白术 10g，扁豆 10g，黄芪 10g。继服 7 剂。

按语： 患者青年女性，素体肝肾阴虚，精血亏虚，行经时血海不满而不溢出，故见月经量少；精血亏虚，乳络失养，故见经前乳房胀痛；肾精亏虚，阴不制阳，虚火上炎，而见口渴欲饮、舌红有裂纹、脉弦细。证属肝肾阴虚，治以滋补肝肾，养阴调肝。初诊时，用补肾调冲中药加减。方中用生熟地黄、山萸黄、紫石英、肉苁蓉以填滋补肾，益精填髓；山药、五味子以涩精固肾，健脾补虚；丹皮、泽泻以清泻相火；当归、白芍以养血活血。二诊时，患者服药后无不适，现正值经期，经量较前增加，仍有行经腹泻，经前乳房胀痛消失。上方加白术、扁豆以增强健脾之力。

（3）月经过少案 3

杨某，女，33 岁，已婚。2012 年 2 月 5 日初诊。

[**主诉**] 未避孕未孕半年，月经量少 2 年余。

[**现病史**] 患者自诉 2010 年 2 月自然流产 1 次，平素月经规律，6～7 天 /30～32 天。量少，轻度痛经，腰酸，心烦，失眠，纳可，二便调，经前易烦躁。末次月经 2012 年 1 月 16 日，经行 6 天，量少，胸闷胀痛。舌尖红，苔白，脉沉。孕 1 产 0。

[**诊断**] 月经过少（肾虚肝旺证）。

[**治法**] 补肾调肝。

[**方药**] 菟丝子 30g，仙灵脾 15g，巴戟天 10g，补骨脂 15g，熟地黄 20g，山萸黄 10g，当归 10g，白芍 15g，丹参 30g，鹿角霜 15g，紫石英 30g，橘核 20g。

14 剂，日 1 剂，水煎服。

二诊（2月19日）：末次月经2月15日至今，量少，色红，轻度痛经。舌红少苔，脉沉。性激素检测（承德医学院附属医院）：FSH 7.28U/L，LH 4.0U/L，PRL 2.11nmol/L，$E_2 < 36.6$pmol/L，甲状腺功能检测组合 TSH5.22mU/L，空腹胰岛素：28.05nmol/L。方药：菟丝子15g，覆盆子15g，补骨脂15g，巴戟天10g，熟地黄20g，山茱萸10g，当归10g，白芍15g，杜仲10g，桑寄生15g，鹿角霜15g，紫石英30g。

三诊（3月22日）：末次月经3月15日。经行6天，量少，无痛经。舌红少苔，脉沉。原方加蒲公英20g，青皮10g，麦芽炭20g。

四诊（3月29日）：自觉手心发热，纳可，二便调，失眠易醒。舌暗红，少苔，脉数，复查PRL：0.84nmol/L。方药：菟丝子15g，覆盆子15g，补骨脂15g，巴戟天10g，石斛20g，黄精15g，何首乌10g，丹参10g，鸡血藤10g，杜仲10g，桑寄生10g，紫河车10g，紫石英15g。

五诊（4月12日）：正值行经期，腰痛，小腹部胀痛，自觉手心热，平素畏寒，大便干。舌暗红，少苔，脉沉滑。方药：熟地黄10g，当归10g，赤芍15g，川芎10g，丹参15g，蒲公英20g，鳖甲10g，青皮10g，益母草10g，鹿角霜15g，橘核10g。

之后调理半年，患者月经规律，未见明显不适。

按语：上述患者为高泌乳素血症患者，用药多以补肾阴为主，调肝为辅。治疗上，能准确把握肾虚和肝旺的关系，是用药的关键。临床上，经过调查发现，高泌乳素血症患者多有情志不畅的表现，肝失疏泄，郁滞不通，肝血不能按时下注冲任、滋养胞宫，因而常见月经后期、闭经等，久郁化火则可能出现泌乳现象，故治疗上多注重调肝。肾阴主一身之阴，肝肾同源，女性在生理上阴常不足，故治疗上又多加入补肾的药。

方中选用补肾固冲方，同时对症治疗，加入青皮、丹参活血理气，共奏补肾疏肝活血之效。

（4）月经过少案 4

李某，女，30 岁，已婚。2013 年 4 月 20 日初诊。

[主诉] 月经量少 2 年余。

[现病史] 2011 年 8 月，孕 6 个月时羊水早破行引产术，术后月经量减少，伴腰痛、乏力。平素月经周期规律，3 ～ 5 天 /29 ～ 31 天，量少，轻微痛经。末次月经 4 月 10 日，共 3 天，量少，色深，有血块，轻微痛经。纳可，寐安，二便调。舌淡红，苔薄白，脉沉。孕 1 产 0。

[诊断] 月经过少（肝肾亏虚证）。

[治法] 补益肝肾，养血调经。

[方药] 菟丝子 20g，覆盆子 15g，补骨脂 15g，巴戟天 10g，熟地黄 20g，山茱萸 10g，当归 10g，白芍 20g，茯苓 10g，白术 15g，紫河车 10g，紫石英 10g。

7 剂，日 1 剂，水煎服。

二诊（4 月 28 日）：服药后腰痛缓解。B 超（承德医学院附属医院）示：子宫、附件未见明显异常，子宫内膜厚 6mm。舌淡红苔薄白，脉沉细。原方加杜仲 10g，桑寄生 30g。

三诊（5 月 6 日）：月经将至，白带增多，小腹有下坠感。舌淡红苔薄白，脉细滑。上方加黄精 30g，何首乌 30g。

四诊（5 月 13 日）：末次月经 5 月 11 日至今，量少，色暗，少有血块，轻微痛经。性激素六项（承德医学院附属医院）：TSH 2.88mU/L，FSH 4.7U/L，LH 4.5U/L，PRL 0.65nmol/L，E_2 136.52pmol/L，T 46.2nmol/L，舌淡红苔薄白，脉细。方药：菟丝子30g，补骨脂15g，巴戟天10g，石斛20g，黄精10g，何首乌10g，丹参10g，鸡血藤15g，紫河车10g，紫石英15g。

五诊、六诊： 未诉明显不适。

按语： 中医认为宫腔操作能够伤及冲任、胞宫，耗伤肾气、精血，肾精亏虚，而致肝肾不足，阴血亏虚。肾气受损，气血生化无源，则血海难充盈，以致经行血少。另外，损伤所产生的瘀血或气虚血液不行而滞留于胞宫之中，导致旧血不去，新血不生，伤及肾脏，导致肾虚血瘀，因此在治疗时应注重滋肾养血，以养天癸，使任通冲盛。其证属虚实夹杂，补虚为主，活血化瘀为辅。方中菟丝子、覆盆子平补阴阳，菟丝子"其功专于益精髓"，《本草正义》云："菟丝子为养阴通络上品，其味微辛，则阴中有阳，守而能走……于滋补之中，皆有宣通百脉，温运阳和之意。"《本草汇言》载："菟丝子补肾养肝，温脾助胃之药也。但补而不峻，温而不燥，故入肾精，虚可以补，实可以利，寒可以温，热可以凉，湿可以燥，燥可以润。"《本草正义》谓覆盆子为："滋养真阴之药，味带微酸，能收摄耗散之阴气而生精液。"《本草汇言》谓巴戟天为："肾经血分之药，盖补助元阳。"《本草新编》说其："既益元阳，复填阴水。"紫河车为血肉有情之品，大补气血。紫石英为暖子宫之要药，《本草便读》中说："紫石英通奇脉，镇冲气上升。"因此本案注重补肝肾为主。

（5）月经过少案5

张某，28岁，已婚。2013年8月11日初诊。

[**主诉**] 月经量少 1 年余。

[**现病史**] 体型偏瘦，末次月经 7 月 20 日。量少，色暗，有血块，轻微痛经。平素月经规律，6～7 天 /29～30 天，2012 年 6 月于承德市中心医院发现患有高胰岛素血症，现服二甲双胍（0.5mg，tid）。纳寐可，大便溏稀，一日 2～3 次。舌红，苔薄白，脉弦。性激素六项（2013 年 2 月 25 日，承德市中心医院）：FSH 4.32U/L，LH 5.7U/L，PRL 0.66nmol/L，P 30.15nmol/L，E_2 255.1pmol/L，T 1.46nmol/L。B 超（2013 年 5 月 15 日，承德医学院附属医院）：①子宫多发小肌瘤，最大 1.0cm×1.0cm×1.0cm；②双侧卵巢多囊改变不除外；③子宫大小 5.7cm×5.2cm×4.5cm，内膜厚 0.8cm。OGTT+ 胰岛素释放实验：GLU：5.09–8.20–11.02–8.06–5.45（nmol/L），INS：34.69–300–300（μU/L），CP：2.53–10.19–10.93（ng/mL）。G0P0。

[**西医诊断**] 高胰岛素血症，子宫肌瘤。

[**中医诊断**] 月经过少（肝郁肾虚证）。

[**治法**] 滋肾阴，降肝火。

[**方药**] 熟地黄 20g，当归 10g，赤芍 20g，川芎 10g，丹参 10g，鸡血藤 10g，桑叶 15g，茵陈 10g，益母草 15g，紫河车 10g，紫石英 10g，桂枝 10g，干姜 6g。

14 剂，日 1 剂，水煎服。

二诊（8 月 27 日）：末次月经 8 月 19 日，共 6 天，量少，少许血块，伴腰痛、经前烦躁。舌红，苔薄白，脉弦。方药：柴胡 10g，桑叶 15g，乌梅 10g，木瓜 15g，菟丝子 20g，补骨脂 15g，巴戟天 10g，女贞子 15g，旱莲草 15g，丹参 15g，鸡血藤 15g，紫河车 10g，紫石英 15g。

三诊（9月4日）：服药后症状减轻。舌淡红苔薄白，脉沉细。上方加黄柏 10g，黄连 10g。

四诊（9月12日）：白带量少，余无不适。舌淡红苔薄白，脉沉细。上方加杜仲 10g，桑寄生 15g。

五诊（9月18日）：经期将近。舌淡红苔薄白，脉细滑。8月27日方加杜仲 10g，桑寄生 15g，薏苡仁 15g，浙贝母 10g。

六诊（10月8日）：末次月经9月20日，共5天，量可，色红，少许血块，无痛经，纳寐可，二便调。舌淡红苔薄白，脉细。方药：菟丝子 10g，覆盆子 15g，女贞子 15g，桑叶 15g，黄连 10g，茵陈 15g，丹参 10g，鸡血藤 10g，黄精 10g，何首乌 15g，白芍 10g，紫河车 10g，紫石英 15g。

按语：本例患者平素性情急躁，经行小腹胀痛，乳房胀痛，因其肾水不足，肝火易动，冲任气血失常，导致经少，治疗上以降肝火，滋肾阴为主。降肝火以柴胡、桑叶、乌梅、木瓜、黄连、当归、白芍为主，补肾以菟丝子、覆盆子、女贞子、旱莲草、生地黄、地骨皮、紫河车、紫石英为主。

（6）月经过少案6

李某，女，50岁，已婚。2013年5月3日初诊。

［主诉］月经量少10月余。

［现病史］自述14岁初潮，经期4～5天/28天，量中，色鲜红，少有血块，痛经（-）。患者于2012年8月行取环术，术后月经量减少，经期2天/32天，经量明显减少，色暗红，无血块，无腹痛腰酸、经前乳胀。末次月经2013年4月25日。纳可，寐差，多梦易醒，精神可，工作压力大，口干欲饮，无口苦，二便调，舌暗

有瘀点，苔薄白，脉弦滑。B超及性激素检查无异常。孕3产1，人流2次。

[**诊断**] 月经过少（肝郁血虚证）。

[**治法**] 补肾疏肝，养血益气调经。

[**方药**] 柴胡10g，白芍10g，枳壳10g，熟地黄10g，当归10g，川芎10g，红花10g，川牛膝10g，香附10g，木香10g，山药10g，巴戟天10g，紫石英10g。

7剂，日1剂，水煎服。

二诊（5月11日）：服药后症状减轻。上方加紫河车10g。

三诊（5月30日）：正值经期第4天，量稍多，色红，无血块，无腰痛，痛经（-），无经前乳房胀痛，纳可，寐安，二便调，舌质红苔薄白，脉细滑。方药：菟丝子10g，桑寄生10g，续断10g，紫河车10g，覆盆子10g，山药10g，枸杞子10g，黄精10g，南沙参10g，柴胡10g，白芍10g，枳壳10g。7剂，日1剂，水煎服。

连续服用3个月后，经量基本恢复正常。

按语：患者三阳脉衰，精血不足，血海空虚，以致经量减少，加之取环术后，金刃损伤冲任、气血致冲任失调，气血运行不畅，亦致月经量少。气血亏虚，心失所养，则见失眠易醒等症。初诊恰逢经前期，疏肝行滞、活血通经。复诊为月经干净后，采用补肾疏肝、养血益气之法并辅以紫河车粉益肾填精，补肾健脾益气。综上，在经间期以补肾疏肝、养血益气，肾精充足，气血充盈，冲任得养经血自能满溢，故能应时而下。经期治以疏肝行滞、活血调经，使得经血能够畅行而下，同时活血调经法可祛瘀生新，正是取"旧血不去，新血不生"之意，为下一周期补肾打好基础。两法合用使得经血来源充足，来路通畅，故月经应时按量而下。

（六）经期延长

月经周期正常，经期超过了7天以上，甚或2周方净者，称为"经期延长"，又称"经事延长"。

本病相当于西医学排卵型功能失调性子宫出血的黄体萎缩不全、盆腔炎症、子宫内膜炎等引起的经期延长。宫内节育器和输卵管结扎后引起的经期延长也可以按本病治疗。

1. 病因病机

发病机理主要是冲任不固，经血失于制约而致。常见的分型有气虚、虚热和血瘀。

（1）气虚

素体虚弱，或劳倦过度，损伤脾气，中气不足，冲任不固，不能制约经血，以致经期延长。

（2）虚热

素体阴虚，或病久伤阴，产多乳众，或忧思积念，阴血亏耗，阴虚内热，热扰冲任，冲任不固，不能制约经血以致经期延长。

（3）血瘀

素体抑郁，或大怒伤肝，肝气郁结，气滞血瘀；或经期交合阴阳，以致外邪客于胞内，邪与血相搏成瘀，瘀阻冲任，经血妄行。

2. 辨证论治

以经期延长而月经周期正常为辨证要点。治疗以固冲调经为大法，气虚者重在补气升提，阴虚血热者重在养阴清热，瘀血阻滞者以通为止，不可概投固涩之剂，犯虚虚实实之戒。

（1）气虚型

主要证候：经行时间延长，量多，经色淡红，质稀，肢倦神疲，气短懒言，面色㿠白。舌淡苔薄，脉缓弱。

证候分析：气虚冲任不固，经血失于制约，故经行时间延长，量多；气虚火衰不能化血为赤，故经色淡而质稀；中气不足，故肢倦神疲，气短懒言；气虚阳气不布，故面色㿠白。舌淡苔薄，脉缓弱，也为气虚之征。

治疗法则：补气升提，固冲调经。

方药举例：举元煎（《景岳全书》）加阿胶、艾叶、乌贼骨。

人参、黄芪、白术、炙甘草、升麻、阿胶、艾叶、乌贼骨。

方中人参、白术、黄芪、炙甘草补气健脾摄血；升麻升举中气；阿胶养血止血；艾叶暖宫止血；乌贼骨固冲止血。全方共奏补气升提，固冲止血之效。

若经量多者，酌加生牡蛎、五味子、棕榈炭；伴有经行腹痛，经血有块者，酌加三七、茜草根、血余炭；兼血虚者，症见头晕心悸、失眠多梦，酌加制首乌、龙眼肉、熟地黄。

（2）虚热型

主要证候：经行时间延长，量少，经色鲜红，质稠，咽干口燥，潮热颧红，手足心热，大便燥结。舌红苔少，脉细数。

证候分析：阴虚内热，热扰冲任，冲任不固，经血失约，故经行时间延长；血为热灼，故量少，色红而质稠；阴虚内热，故颧红潮热，手足心热；热灼津亏，故咽干口燥。舌红苔少，脉细数，也为虚热之征。

治疗法则：养阴清热，凉血调经。

方药举例：清血养阴汤（《妇科临床手册》）。

生地黄、丹皮、白芍、玄参、黄柏、女贞子、旱莲草。

方中黄柏、丹皮清热凉血；生地黄、玄参、旱莲草滋阴凉血止血；女贞子滋肾阴；白芍敛肝阴。全方共奏滋阴清热，凉血调经之效。

若月经量少者，酌加熟地黄、丹参；潮热不退者，酌加白薇、地骨皮。

（3）血瘀型

主要证候： 经行时间延长，量或多或少，经色紫暗有块，经行小腹疼痛拒按。舌紫暗或有小瘀点，脉涩有力。

证候分析： 瘀血阻于冲任，瘀血不去，新血难安，故经行时间延长，量或多或少；瘀血阻滞，气血运行不畅，"不通则痛"，故经行小腹疼痛拒按，经血有块。舌紫暗或有小瘀点，脉涩有力，也为血瘀之征。

治疗法则： 活血祛瘀，固冲调经。

方药举例： 棕蒲散（《陈素庵妇科补解》）。

棕榈炭、蒲黄炭、归身、炒白芍、川芎、生地黄、丹皮、秦艽、泽兰、杜仲。

方中归身、川芎、泽兰活血祛瘀；丹皮、生地黄、白芍凉血和阴，清泄血分之热；秦艽、杜仲壮腰补肾，固摄冲任；蒲黄炭、棕榈炭活血止血。全方活血祛瘀，凉血止血，故月经可调。

3. 验案举例

经期延长案

杨某，女，32岁，已婚。2007年6月15日初诊。

[主诉] 行经期延长2月余。

[现病史] 平素月经规律，3～5 天 /25～30 天。量中等，色红，无血块。痛经（－）。4 个月前行上环术，近 2 个月月经来潮时，经量明显量多，色紫红，10 余天才干净。末次月经 2007 年 6 月 7 日，经期前 5 天量多后减少，淋漓不断。现在正值经期第 9 天，未净，色红、质稠，有血块，伴腰酸，小腹坠胀，口干、口苦，小便黄，舌红、苔薄黄，脉弦数。自服宫血宁后效果不明显，无明显好转。B 超检查子宫、附件无异常，环位正常无脱落。

[诊断] 经期延长（肝经郁热证）。

[治法] 疏肝清热，凉血止血。

[方药] 丹皮 10g，山栀 10g，柴胡 10g，黄芩 10g，泽泻 10g，茜草 10g，女贞子 10g，蒲黄 10g，五灵脂 10g，当归 12g，白芍 12g，白术 15g，茯苓 15g，仙鹤草 15g，益母草 15g，墨旱莲 15g。

7 剂，日 1 剂，水煎服。

二诊（6 月 23 日）：服药后血止，患者仍感腰酸乏力、口苦。上方加党参 10g，麦冬 10g。7 剂，日 1 剂，水煎服。

三诊（7 月 3 日）：诸症减轻。继服上方。

连服 3 个月后，月经恢复正常。

按语： 上节育环后经期延长、经量多、色紫红或点滴数日不净，皆为异物刺激所致。胞宫受损，血海蓄溢失常，肝司血海，血海蓄溢紊乱则肝疏泄失常，而致肝失条达，肝气郁结，肝郁化热，热迫血行则经期延长，经量多、色紫红，气郁血滞则有瘀块。《傅青主女科》曰："妇人有经来继续，或前或后无定期，人以为气血之虚也，谁知是肝气之郁结乎！"清代沈金鳌的《妇科玉尺》认为，其由血热所致，谓："经来数十日不止者血热也。"方中丹皮、山栀清热泄热为君；当归、白芍养血柔肝为臣；白术、茯苓等健脾为佐；柴胡疏肝解郁为使；加黄芩、泽泻清热泄火凉血；仙鹤草入血分固冲调经；茜草凉血止血、活血散瘀；益母草活血调经，能祛瘀血；蒲黄、五灵脂活血祛瘀；女贞子、墨旱莲补肝肾之阴，凉血止血。诸药合用，具有疏肝清热、凉血止血、固冲调经作用，对于上环后引起的经期延长，能收到显著的临床疗效。

（七）经间期出血

月经周期基本正常，在两次月经之间纲组之时，发生周期性出血者，称为"经间期出血"。

本病相当于西医学排卵期出血，若出血期长，血量增多，不及时治疗，进一步发展可致崩漏。

1. 病因病机

月经中期又称纲组期，是冲任阴精充实，阴气渐长，由阴盛向阳盛转化的生理阶段。若肾阴不足，脾气虚弱，湿热扰动或瘀血阻遏，使阴阳转化不协调，遂发生本病。常见的分型有肾阴虚、脾气虚、湿热和血瘀。

（1）肾阴虚

素体阴虚，房劳多产，肾中精血亏损，阴虚内热，热伏冲任，于纲组之时，阳气内动，阳气乘阴，迫血妄行，因而出血；血出之后，阳气外泄，阴阳又趋平衡，故出血停止，下次周期，又再复发。

（2）脾气虚

忧思劳倦，或饮食不节，损伤脾气，脾气虚弱，冲任不固，于纲组之时，阳气内动，但阳气不足，血失统摄，故而出血；阴随血泄，阴阳又趋平衡，故出血停止，下次周期，又再复发。

（3）湿热

外感湿热之邪，或情志所伤，肝郁犯脾，水湿内生，湿热互结，蕴于冲任，于纲组之时，阳气内动，引起湿热，迫血妄行，遂致出血；湿热随经血外泄，冲任复宁，出血停止，下次周期，又再复发。

（4）血瘀

经期产后，余血内留，离经之血内蓄为瘀，或情志内伤，气郁血结，久而成瘀，瘀阻冲任，于纲组之时，阳气内动，引动瘀血，血不循经，遂致出血；瘀随血泄，冲任暂宁，出血停止，下次周期，又再复发。

2. 辨证论治

本病以发生在纲组期有周期性的少量子宫出血为辨证要点，进行分析则更为准确。治疗以调摄冲任阴阳平衡为大法，选用滋肾阴、补脾气、利湿热或消瘀血之方药随证治之。

（1）肾阴虚

主要证候： 经间期出血，量少，色鲜红，质稠，头晕耳鸣，腰腿酸软，手足心热，夜寐不宁。舌红苔少，脉细数。

证候分析： 肾阴不足，热伏冲任，于纲组期，阳气内动，阳气乘阴，迫血妄行，故发生出血；阴虚内热，故出血量少，色鲜红，质稠；肾主骨生髓，肾阴虚，脑髓失养，故头晕耳鸣；肾虚则外府失养，故腰腿酸软；阴虚内热，故手足心热；肾水亏损，不能上济于心，故夜寐不宁。舌红少苔，脉细数，也为肾阴虚之征。

治疗法则： 滋肾益阴，固冲止血。

方药举例：加减一贯煎（《景岳全书》）。

生地黄、白芍、麦冬、熟地黄、甘草、知母、地骨皮。

方中生地黄、熟地黄、知母滋肾益阴；地骨皮泻阴火；白芍和血敛阴；麦冬养阴清心；甘草调和诸药。全方合用，功能滋肾益阴，固冲调经，故出血可止。

若头晕耳鸣者，酌加珍珠母、生牡蛎；夜寐不宁者，酌加远志、夜交藤；出血期，酌加旱莲草、炒地榆、三七。

（2）脾气虚

主要证候：经间期出血，量少，色淡，质稀，神疲体倦，气短懒言，食少腹胀。舌淡苔薄，脉缓弱。

证候分析：脾气虚弱，冲任不固，于纲组期，阳气不足，不能统摄气血，因而出血；脾虚化源不足，故经量少，色淡质稀；脾气虚弱，中阳不振，故神疲体倦，气短懒言；运化失职，则食少腹胀。舌淡苔薄，脉缓弱，也为脾气虚之征。

治疗法则：健脾益气，固冲摄血。

方药举例：归脾汤。

（3）湿热

主要证候：经间期出血，血色深红，质稠，平时带下量多色黄，小腹时痛，心烦口渴，口苦咽干。舌红苔黄腻，脉滑数。

证候分析：湿热内蕴，于纲组期阳气内动之时，引动湿热，损伤冲任，迫血妄行，因而出血；湿热与血搏结，故血色深红，质稠；湿热搏结，瘀滞不通，则小腹作痛；湿热流注下焦，带脉失约，故带下量多色黄；湿热熏蒸，故口苦咽干，心烦口渴。舌红苔黄腻，脉滑数，也为湿热之象。

治疗法则：清热除湿，凉血止血。

方药举例：清肝止淋汤（《傅青主女科》）去阿胶、红枣，加茯苓、炒地榆。

白芍、生地黄、当归、丹皮、黄柏、牛膝、香附、小黑豆、茯苓、炒地榆。

方中黄柏、黑豆、茯苓清热解毒，利水除湿；香附、丹皮、牛膝理气活血止痛；当归、白芍养血柔肝，缓急止痛；生地黄、炒地榆凉血止血。全方共奏清热除湿，凉血止血之效。

出血期间，去当归、香附、牛膝，酌加茜草根、乌贼骨；带下量多者，酌加马齿苋、土茯苓；食欲不振或食后腹胀者，去生地黄、白芍，酌加厚朴、麦芽；大便不爽者，去当归、生地黄，酌加薏苡仁、白扁豆。

（4）血瘀

主要证候：经间期出血，血色紫暗，夹有血块，小腹疼痛拒按，情志抑郁。舌紫暗或有瘀点，脉涩有力。

证候分析：瘀血阻滞冲任，于纲组期阳气内动，引动瘀血，血不循经，因而出血，血色紫暗，夹有血块；瘀阻胞脉，故小腹疼痛拒按；瘀血内阻，气机不畅，故情志抑郁。舌紫暗或有瘀点，脉涩有力，也为血瘀之征。

治疗法则：活血化瘀，理血归经。

方药举例：逐瘀止血汤（《傅青主女科》）。

大黄、生地黄、当归尾、赤芍、丹皮、枳壳、龟板、桃仁。

方中桃仁、大黄、赤芍、丹皮、归尾活血化瘀，引血归经；枳壳理气行滞；生地黄、龟板养阴益肾，固冲止血。全方共奏活血化瘀，理气归经之效。

出血期间，去赤芍、当归尾，酌加三七、炒蒲黄；腹痛较剧者，酌加延胡索、香附；夹热者，酌加黄柏、知母。

3.验案举例

经间期出血案

赵某，女，33岁，已婚。2013年3月17日初诊。

[**主诉**] 两次月经间出血半年余。

[**现病史**] 平素月经规律，3～7天/30～32天，量中等，色红，无血块。痛经（–）。患者形体中等偏胖，脸色黄暗，脸上有痤疮，很长时间才能消退。有胆结石病史，有痔疾。患者近30岁怀孕，其间胎位不正。患者经间期出血半年余，每月月经淋漓，量时多时少，色暗淡，或有血块，腹部隐痛不适。曾经服用头孢克肟、信爽、止血灵等有所好转。此次3月初月经来后13日又至。医院建议刮宫治疗，患者害怕，希望中医治疗。患者大便干结。舌暗淡苔薄白。

[**西医诊断**] 排卵期出血。

[**中医诊断**] 经间期出血（血瘀型）。

[**治法**] 活血化瘀，理血归经。

[**方药**] 当归10g，川芎10g，赤白芍各10g，白术15g，茯苓15g，泽泻20g，桂枝10g，桃仁6g，丹皮10g。

7剂，日1剂，水煎服。

配合中成药桂枝茯苓丸。药后1周血止，大便畅，腹部隐痛不显，患者很是高兴。

按语：脸色黄暗、痤疮，很长时间才能消退，月经淋漓，色暗淡，腹部隐痛不适，舌暗淡，此乃由传统经验支撑的使用当归芍药散的指征，胆结石、胎位不正、月经不调、痛经、痤疮等乃当归芍药散常治疗的疾病类型，故此患者乃典型的当归芍药散体质；同时患者有痤疮、月经时有血块，大便干结，腹部隐痛等又是使用桂枝茯苓丸的指征，痤疮、痛经、痔疮等乃桂枝茯苓丸常治疗的疾病类型，故此患者也存在桂枝茯苓丸瘀血性体质。

五、经行前后诸证

经前期综合征（premenstrual syndrome，PMS）是指妇女反复在黄体期出现影响日常生活和工作的躯体、精神以及行为方面改变的综合征。月经来潮后，症状可自然消失。由于本病的精神、情绪障碍更为突出，以往曾命名为"经前紧张症""经前期紧张综合征"。近年认为本病症状波及范围广泛，除精神神经症状外还涉及几个互不相联的器官、系统，包括多种多样的器质性和功能性症状，故总称为"经前期综合征"。中医称之为"经行前后诸证"，古代医籍又根据不同的主证，分别冠以"经行乳房胀痛""经行头痛""经行感冒""经行发热""经行身痛""经行口糜""经行泄泻""经行浮肿""经行吐衄""经行风疹块""经行情志异常"等病名。本病多见于 30 ~ 40 岁的育龄妇女，发生率因采用不同的诊断标准而异，较难得到确切的数据。值得强调的是，95% 的有周期性月经的女性经前有生理性改变，但其中仅有 5% 的患者症状严重到影响家庭、社会的日常生活及工作才称为经前期综合征。美国精神病协会对经前期综合征的严重类型称为经前焦虑症。临床上，上述病证常单独出现或两三证同时出现。由于此病临床表现纷繁复杂，故西医在治疗上没有明确的统一治疗方法，大多是对症治疗，服用性激素、抗抑郁焦虑药及维生素等，在治疗时间上"大多数妇女约需 2 年，个别甚至需治疗至绝经期"，远期疗效不很乐观。中医认为此类症状的发生与经期前后机体气血变化及脏腑功能失调有关。

（一）经行乳房胀痛

每于行经前或经期、经后，出现乳房作胀，或乳头胀痒疼痛，甚至不能触衣者，称"经行乳房胀痛"。若乳房有结节或肿块，经后不能自消，需排除"乳腺增生症"或"乳房恶性病变"，须定期检查，及早防治。

1. 病因病机

《十四经发挥》云："冲任为妇人生养之本。"任脉的气血分布于膻中，而冲脉的气血散布于胸中，二脉与乳房的生长发育关系十分密切。肝气郁结、脾虚痰凝等均可使冲任二脉气血失调，终因气滞、血瘀、痰凝互结于乳房而导致乳房疾病的发生。因此，乳房病的主要病因病机是冲任失调，冲任失调是导致该疾病发生的最主要原因。乳房为阳明胃经循行之所，乳头为足厥阴肝经支络所属，足少阴肾经入乳内，所以此病与肝、胃、肾关系紧密。经前或经期，阴血下注于血海，肝血偏虚，冲气偏盛致肝疏泄不力，气血壅滞，络脉欠通，不通则痛；或肝肾本虚，乳络失养而痛。经血来潮后，壅滞气血得以疏散，胀痛自消。常见分型为肝气郁结和肝肾亏虚型。

（1）肝气郁结

易怒忧思，郁结伤肝，肝失条达，冲脉属于阳明而附于肝，经前、经行时阴血下注冲任，冲气偏盛循肝脉上逆，肝经气血壅滞，乳络不通，遂致经行乳房胀痛。

（2）肝肾亏虚

素体肝肾不足，或久病失血伤阴，经行则阴血越虚，肝肾越渐不足，乳络失于濡养，因而经行乳房胀痛。

2. 辨证论治

本病有虚实之分，辨证时应辨其发病时间、性质、程度，并结合伴随症状及舌脉进行分析。一般实证多痛于经前，乳房按之胀满，触之即痛，经后胀痛明显消退。虚证多痛于行经后，乳房按之柔软无块。治疗上以疏肝养肝，通络止痛为主；实证疏肝理气通络，虚证滋养肝肾，注意平日调理。

（1）肝气郁结

主要证候： 经前或经行乳房胀痛，或乳头痒痛，甚则痛不可触衣，经行不畅，血色暗红，小腹胀痛，胸闷胁胀，精神抑郁，时叹息。苔薄白，脉弦。

证候分析： 平素肝郁气滞，气血运行不畅，经前冲气偏盛，循肝脉上逆，肝经气血瘀滞，克伐脾胃，乳络不畅，故经行乳房胀痛或乳头痒痛。肝郁气滞，冲任阻滞，故经行不畅，血色暗红，气血运行不畅，故经行小腹胀痛。肝气不舒，气机不畅，则胸闷胁胀。肝失调达，则精神抑郁，时叹息。

治疗法则： 疏肝理气，和胃通络。

方药举例： 逍遥散加麦芽、青皮、鸡内金。

柴胡、白术、茯苓、当归、白芍、薄荷、煨姜、麦芽、青皮、鸡内金。

若乳房胀硬，触之有块者，加夏枯草、橘核、王不留行以通络散结。情绪忧郁，闷闷不乐者，加香附、合欢皮、郁金等。少腹痛加川楝子、延胡索、乌药。若见心烦易怒，口苦口干，尿黄便结，舌苔薄黄，脉弦数者，乃肝郁化热之象，治以疏肝清热，用丹栀逍遥散。

（2）肝肾亏虚

主要证候：经行或经后两乳作胀作痛，乳房按之柔软无块，月经量少，色淡，两目干涩，咽干口燥，五心烦热。舌淡或舌红少苔，脉细数。

证候分析：素体肝肾不足，阴虚亏虚，乳头属肝，肾经入乳内，经行时阴血下注冲任、血海，肝肾愈虚，乳络失于滋养，故经行或经后两乳胀痛。乳房按之柔软无块，阴血虚，冲任血少，故月经量少，色淡。肝开窍于目，肝血不足不能上荣于目和咽喉，则两目干涩，咽干口燥。两目干涩，咽干口燥，为肝血亏虚之候。

治疗法则：滋肾养肝，和胃通络。

方药举例：一贯煎加麦芽、鸡内金。

沙参、麦冬、当归、生地黄、川楝子、枸杞子、麦芽、鸡内金。

方中当归、枸杞子滋肾养肝，沙参、麦冬、生地滋阴养血，川楝子疏肝理气；加麦芽、鸡内金和胃通络。

该病病机主要为肝、脾、肾三脏与冲任系统功能失调，以肝脏的失调为关键。治疗应注重养血柔肝，此外，肝肾同源，注重肝阴肾阴同补。经后期血海空虚，此时应补气养血，补肾养阴；经间期是重阴转阳的转化时期，冲任气血变化明显，此时应行气通络和血助排卵；经前期为阳长期，是阴阳、气血旺盛之时，是治疗本病的关键时期，治疗上应标本兼治，或疏肝理气，或滋肾养肝，或健脾利湿；行经期是重阳转化期，血海满溢，气血冲任变化急骤，治宜活血化瘀，推动气血运行，以保证经行通畅，不留瘀滞。同时还应嘱其重视调节情志，保持心情舒畅，情绪稳定，有利于病情的恢复。

3. 验案举例

（1）经行乳房胀痛案 1

宋某，女，43 岁，已婚。2014 年 8 月 25 日初诊。

[主诉] 经前乳房胀痛 2 月。

[现病史] 患者平素月经规则，周期 28 天，经期 3 天，末次月经 8 月 5 日，经量少（较之前减少 1/3），色红，夹血块，无经行腹痛，伴腰酸及经前乳房胀痛。2 月前患者无明显诱因出现经前乳房胀痛，曾服中药调理，效不佳。白带正常，纳食可，夜寐安，二便调。既往体健，否认药物过敏史，生育史：G2P0，乳不坚硬。舌淡红苔薄腻，脉细。

[西医诊断] 经前期综合征。

[中医诊断] 经行乳房胀痛（肝肾亏虚，气滞湿阻）。

[治法] 益肾祛湿，疏肝止痛。

[方药] 仙灵脾 10g，菟丝子 10g，露蜂房 10g，茯苓皮 30g，泽泻 10g，合欢皮 20g，八月札 10g，路路通 10g，青皮 10g，玫瑰花 10g，车前子 10g。

7 剂，日 1 剂，水煎服。

二诊（9 月 15 日）：患者自述乳房胀痛减轻，寐浅。上方加夜交藤 20g。14 剂。

随访，患者用药后乳房胀痛消除。

按语：患者经前乳房胀痛 2 月，乳不坚硬，舌淡红苔薄腻，脉细，辨为肝肾亏虚，气滞湿阻。肝经循胁肋，过乳头，乳头乃足厥阴肝经支络所属。乳房为足阳明胃经循行之所，足少阴肾经入乳内。故有乳头属肝，乳房属胃亦属肾所主之说。肝肾亏虚，乳络失于濡养而痛。方中仙灵脾、菟丝子滋肾养肝；露蜂房归肝胃肾经具有消肿止痛之功；茯苓皮、泽泻、车前子利水渗湿；合欢皮、八月札、路路通、青皮、玫瑰花疏肝行气。诸药配伍，共奏滋肾养肝，益肾祛湿，通络止痛之功。故初诊后患者乳房胀痛减轻，二诊用前方巩固疗效。如此治疗1个月患者乳房胀痛消除。

（2）经行乳房胀痛案2

张某，女，38岁，已婚。2015年9月5日初诊。

[**主诉**] 经前乳房胀痛4年，加重3个月。

[**现病史**] 患者素体肥胖，经行乳房胀痛4年。月经后期，35～40日一行。月经量少，经色淡红。平时白带量多，质地清稀，小腹绵绵作痛。经行乳胀且痛，触之有块，伴胸胁胀闷，经净后渐缩而软，乳房胀痛消失，胸胁胀闷随之亦减。平素纳食差，食后脘满。舌体胖大，质淡红，苔厚腻，脉象弦滑。

[**西医诊断**] 经前期综合征。

[**中医诊断**] 经行乳房胀痛（痰湿阻遏型）。

[**治法**] 燥湿化痰，理气通络止痛。

[**方药**] 苍附导痰丸（改汤）合《金匮要略》当归芍药散加减。

苍术10g，炒香附（捣）10g，陈皮10g，清半夏10g，炒枳壳10g，鲜生姜10g，川芎10g，橘核（捣）10g，白茯苓30g，当归15g，炒白术15g，炒白芍20g，泽泻12g，青皮6g。

经前7日及经期水煎分服，每日1剂，连服14剂。

患者依上法连服2个月，经行期间乳房胀痛及诸症明显减轻。再用原方2个月，经行乳房胀痛及肿块消失，白带减少，诸症悉除。停服中药汤剂，嘱服六君子丸2个月，1年后随访未见复发。

按语： 患者素体肥胖，属痰湿体质。主症为经行乳房胀痛。因痰湿壅盛，脾失运化，水湿内停，凝聚为痰，阻遏乳络。经行时冲脉之气偏盛，夹痰上逆，壅阻乳络，络脉不畅，不通则痛，导致经行乳房胀痛，触之有块，经行后渐缩而软。方用苍附导痰丸（改汤）去甘草，加橘核、青皮燥湿化痰，理气止痛；合当归芍药散养血舒肝，健脾除带。二方合用，不仅使经行乳房胀痛及肿块得愈，而且使白带减少，小腹绵痛亦除。可谓标本兼顾，一举两得。

（3）经行乳房胀痛案3

王某，女，29岁，已婚。2012年3月10日初诊。

[**主诉**] 经前乳房胀痛3年，加重2个月。

[**现病史**] 患者平素情志不遂，易怒生气，经行双侧乳房胀痛3年，近2个月加重。经行后延，38～45日一行，经量中等，经色暗红，夹有血块，经期微有小腹不适，经前乳房胀痛，不能触衣，伴胸闷烦躁，两胁不适，经前5日尤甚，经潮时减轻，经净后消失。舌质红苔白，舌尖偏暗，脉象弦细。

[**西医诊断**] 经前期综合征。

[**中医诊断**] 经行乳房胀痛（血虚肝郁气结证）。

[**治法**] 养血疏肝，理气行滞。

[**方药**] 逍遥散加减。

当归15g，炒白芍15g，生白术10g，茯苓10g，生香附（捣）10g，郁金（捣）10g，八月札10g，娑罗子（捣）10g，路路通10g，橘络（后入）5g，玫瑰花（后入）6g，绿萼梅花（后入）6g，柴胡8g，凌霄花8g，佛手花8g，甘草4g。

嘱其每次经前7日及经潮时水煎分服，日1剂，连服14剂。

患者自述服药后，经前乳房胀痛减轻。依照上法，连服3个月，乳房胀痛及诸症俱除。停服中药，嘱服逍遥丸2个月巩固。1月后追访，再未复发。

按语：患者平素情志不遂，易怒。主症为经前乳房胀痛。乳房为足阳明经络循行之所，乳头为足厥阴肝经支络所属。妇女肝气郁结，血虚肝郁，肝胃之经循行不畅，经前冲任气血满盈，夹肝气上逆，故症见经前乳房胀满，疼痛不舒。经行则气血下泄，乳房胀痛即缓解，经净消失。治疗以逍遥散加减，用逍遥散养血疏肝，健脾舒郁；加入清芬悦肝醒脾之品理气行滞；玫瑰、凌霄、佛手、绿萼梅诸花集天地之精气而生，质地清轻，芬芳气香，升发阳气，能醒脾悦肝，解郁散瘀，用之得当，则收四两拨千斤之妙。

（4）经行乳房胀痛案4

张某，28岁，已婚。2013年10月24日初诊。

[**主诉**] 经前乳房胀痛半年余，月经量少1年余。

[**现病史**] 患者G0P0，体型偏瘦，末次月经2013年10月20日，量少，色深，有血块，腰痛。既往月经7/29天，量少，有血块，腰痛，经前烦躁。2012年9月于市中心医院妇产科确诊为高胰岛素血症，现服二甲双胍（0.5mg，tid）。纳寐可，大便不成形，一日2～3次。舌红苔薄白，脉弦数有力。性激素六项（2013年2月25日，市中心医院）：FSH 4.39U/L，LH 5.70U/L，PRL 0.66nmol/L，P 3.0nmol/L，E_2 292.43pmol/L，T 42.0nmol/L。B超（2013年5月15日，附属医院）：①子宫多发小肌瘤，最大1.0cm×1.0cm×1.0cm；②宫颈多发腺囊肿，最大直径0.8cm；③双侧卵巢多囊改变不除外；④子宫大小5.7cm×5.2cm×4.5cm，内膜厚0.8cm。OGTT+胰岛素

释放实验：GLU 5.09–8.20–11.02–8.06–5.45（nmol/L），INS 34.69–300–300（mU/L），CP 2.53–10.19–10.93（ng/mL）。

[西医诊断] 经前期综合征，子宫多发小肌瘤。

[中医诊断] 经行乳房胀痛，月经过少（肝郁肾虚）。

[治法] 疏肝解郁，补肾益精。

[方药] 考虑到患者经期将至，以补肾益精，养血活血为主。

方药：熟地黄 20g，当归 10g，赤芍 20g，川芎 10g，丹参 30g，鸡血藤 30g，桑叶 15g，冬瓜皮 30g，茵陈 30g，益母草 30g，紫河车 10g，紫石英 30g，桂枝 10g，干姜 6g。

二诊（10 月 31 日）：末次月经 2013 年 10 月 23 日，6 天净，量少，少许血块，腰痛，经前烦躁。舌红，苔薄白，脉弦。方药：柴胡 10g，桑叶 15g，乌梅 10g，木瓜 15g，菟丝子 30g，补骨脂 15g，巴戟天 10g，女贞子 15g，旱莲草 30g，丹参 30g，鸡血藤 30g，紫河车 10g，紫石英 30g。

三诊（11 月 7 日）：服药后心态平和。舌淡红苔薄白，脉沉细。上方加黄柏 10g，黄连 10g，月季花 10g。

四诊（11 月 14 日）：白带量少，余无不适。舌淡红苔薄白，脉沉细。上方加杜仲 10g，桑寄生 30g。

五诊（11 月 21 日）：经期将近。舌淡红苔薄白，脉细滑。10 月 31 日方加杜仲 10g，桑寄生 30g，炒薏苡仁 30g，浙贝母 10g。

六诊（11 月 30 日）：末次月经 2013 年 11 月 22 日，经期 5 天净，量可，色鲜红，少许血块，无痛经，纳寐可，二便调，余无不适。舌淡红苔薄白，脉细。方药：菟丝子 30g，覆盆子 15g，女贞子 15g，桑叶 15g，黄连 10g，茵陈 30g，丹参 30g，鸡血藤 30g，黄精 30g，何首乌 15g，地骨皮 30g，白芍 30g，紫河车 10g，紫石英 30g。

随访 3 个月经周期，月经规律，乳胀、痛经消失。

按语： 本例患者平素多性情急躁，经行小腹胀痛，乳房胀痛，肾水不足，肝火易动，冲任气血疏泄失常，导致经少的发生，治疗上以降肝火、滋肾阴为主。降肝火以柴胡、桑叶、乌梅、木瓜、黄连、当归、白芍为主，补肾以菟丝子、覆盆子、女贞子、旱莲草、生地黄、地骨皮、紫河车、紫石英为主，肝气平和，冲任和调则症状消失。

（二）经行头痛

经行头痛是指每遇经期或行经前后，以头痛为主要症状的病证。表现为月经期、经前、经后出现颞部连及顶部作胀、跳动、疼痛，并多伴见烦躁易怒、头昏、面热、鼻咽干燥、体倦怠欲寐等症状，也可伴有恶心呕吐、头晕目眩、心悸少寐、疲乏无力、月经量少、经期腹痛、经色紫暗有块等症状，经后或经后数日方可缓解，严重影响女性的生活质量。

1. 病因病机

本病属于内伤性头痛，其发作与月经密切相关。头为诸阳之会，五脏六腑之气上荣于头，足厥阴肝经会于巅，肝为藏血之脏，经行时气血下注冲任而为月经，阴血相对不足，故凡外感、内伤均可在此时引起脏腑气血失调而为患。常见的病因有情志内伤，肝郁化火，上扰清窍；或瘀血内阻，络脉不通；或素体血虚，经行时阴血益感不足，脑失所养。

（1）肝火

情志内伤，肝气郁结，气郁化火。冲脉附于肝，经行时阴血下聚，冲气偏旺，冲气夹肝火上逆，气火上扰清窍而经行头痛。

（2）血瘀

情怀不畅，肝失条达，气机不宣，血行不畅，瘀血内留，或正值经期，遇寒饮冷，血为寒凝，或因跌仆外伤，以致瘀血内阻。足厥阴肝经循巅络脑，经行时气血下注于胞宫阻滞脉络，冲气夹肝经之瘀血上逆，脉络不通，不通则痛，因而经行头痛。

（3）血虚

素体虚弱，或大病久病，长期慢性失血，或脾虚气血化源不足，或失血伤精致精血亏虚，经行时精血下注冲任，阴血益感不足，血不上荣于脑，脑失所养，遂致头痛。

2. 辨证论治

本病以伴随月经周期出现头痛为辨病依据。临床上有虚实之分，按疼痛时间、疼痛性质，辨其虚实；实者多痛于经前或经期，且多呈胀痛或刺痛；虚者多在经后或行经将净时作疼，多为头晕隐痛。治法以调理气血，通经活络为主，使气顺血和，清窍得养，则头痛自止。

（1）肝火证

主要证候：经行头痛，甚或巅顶掣痛，头晕目眩，月经量稍多，色鲜红。烦躁易怒，口苦咽干。舌质红，苔薄黄，脉弦细数。

证候分析：素体肝阳偏亢，足厥阴肝经与督脉上会于巅，而冲脉附于肝，经行冲气偏旺，故肝火易随冲气上逆，风阳上扰清窍，而致经行巅顶掣痛，肝火内扰冲任，故月经量稍多，色鲜红。肝火内炽，则头晕目眩，烦躁易怒，口苦咽干。舌红苔薄黄，脉弦细数，均为肝热炽盛之象。

治疗法则：清热平肝息风。

方药举例：羚角钩藤汤。

羚羊角、钩藤、桑叶、菊花、贝母、竹茹、生地黄、白芍、茯神、甘草。

方中以羚羊角、钩藤平肝清热，息风镇痉；桑叶、菊花清肝明目；竹茹、贝母清热化痰；生地黄、白芍养阴清热；茯神宁心安神；甘草和中缓急。全方共奏平肝育阴息风之功效。若肝火旺，头痛剧烈者，加龙胆草、石决明以清泄肝火。平时可服杞菊地黄丸滋养肝肾以治本。

（2）血瘀证

主要证候：每逢经前、经期头痛剧烈，痛如锥刺，经色紫暗有块。伴小腹疼痛拒按，胸闷不舒。舌暗或尖边有瘀点，脉细涩或弦涩。

证候分析：经行以气血通畅为顺，气顺血和，自无疼痛之疾。头为诸阳之会，因瘀血内停，络脉不通，阻塞清窍，则每逢经行瘀随血动，欲行不得，故头痛剧烈，痛有定处。血行下畅，瘀阻于胞宫，则经色紫暗有块，小腹疼痛、拒按；瘀血阻滞，气机不利，故胸闷不舒；舌暗或尖边有瘀点，脉细涩或弦涩，均为气血运行不畅之象。

治疗法则：化瘀通络。

方药举例：通窍活血汤（《医林改错》）。

赤芍、桃仁、红花、老葱、麝香、生姜、红枣、川芎。

方中赤芍、川芎、桃仁、红花直入血分，以行血中之滞，化瘀通络；取老葱、麝香香窜以通上下之气，气通则血活；姜、枣调和营卫。全方共奏调气活血，化瘀通络之功。

（3）血虚证

主要证候：经期或经后，头晕头部绵绵作痛，月经量少，色淡质稀。心悸少寐，神疲乏力。舌淡苔薄，脉虚细。

证候分析：素体血虚，遇经行则血愈虚，血不上荣，故头晕、头部绵绵作痛；血虚冲任不足，则月经量少，色淡质稀；血虚心神失养，则心悸少寐，神疲乏力。舌淡苔薄，脉虚细，乃为血虚之候。

治疗法则：养血益气。

方药：八珍汤加首乌、蔓荆子。

当归、川芎、白芍、熟地黄、人参、白术、茯苓、炙甘草、首乌、蔓荆子。

方中当归、川芎、白芍养血和血；熟地黄、枸杞、首乌养肝血，滋肾精；人参、白术、炙甘草益气健脾；茯苓健脾宁心安神，蔓荆子清利头目止痛。全方有养血益气之功，使气旺血足，自无经行头痛之疾。八珍汤气血双补，亦统治气血两虚的各种病证。

头痛日久，加鹿角片、炙龟甲以填精益髓。

3. 验案举例

（1）经行头痛案1

李某，女，38岁，已婚。2013年1月19日初诊。

[**主诉**] 经行左侧头痛10余年。

[**现病史**] 平素月经周期30天，量中，色暗红，偶有血块，无痛经，经行3天。末次月经2012年12月25日。近10余年出现经行左侧头痛，呈刺痛，较剧烈，持续1～2天，服用止痛药无明显缓解。纳可，夜寐安，二便调。生育史：G4P2。舌淡红，苔薄白，

脉细。

[**西医诊断**] 经前期综合征。

[**中医诊断**] 经行头痛（肝火上逆证）。

[**治则**] 清肝泻火，通络止痛。

[**方药**] 决明子 20g，珍珠母 20g，菊花 10g，僵蚕 10g，蔓荆子 10g，全蝎 5g，白芍 10g，地龙 10g，川芎 10g。

7 剂，日 1 剂，水煎服。

二诊（1 月 26 日）：末次月经 2013 年 1 月 21 日。无头痛，经水已净，有痰。方药：杞菊地黄汤（枸杞子、菊花、熟地黄、山茱萸、山药、茯苓、丹皮、泽泻）加白芍 12g，珍珠母 20g，桔梗 6g，瓜蒌皮 10g。7 剂，日 1 剂，水煎服。

按语：头为诸阳之会，五脏六腑之气血皆上荣于头，足厥阴肝经上巅络脑。而头部经络又与三阳经有关，阳明经行头额前面，太阳经与督脉经行头后，亦上巅顶，少阳经则行于头两侧。胞宫生理功能与五脏、冲任相关，又通过各脏腑经络使其联系更为密切，而主导因素在于肝为藏血之脏，冲脉为血海之本。肝为风木之脏，性喜条达而恶抑郁，主疏泄而调气机，七情内伤最易伤肝，且"女子以肝为先天，阴性凝结，易于怫郁"，妇女常因家庭琐事或工作紧张而致情志失常，肝气郁结，气郁化火，冲脉附于肝，经行时阴血下聚，冲气偏旺，冲气夹肝火上逆，气火上扰清窍，发为头痛。方中决明子、珍珠母、菊花清肝明目；川芎入肝胆经，祛风活血止痛，用于各种头痛，尤善治偏头痛；僵蚕、地龙、全蝎通络止痛；白芍敛阴柔肝止痛；蔓荆子疏散风热，清利头目，又作引经药。根据头痛部位不同，方中加用引经药，可起到事半功倍之效。故一诊后头痛即除。二诊患者经水已净，故予杞菊地黄汤滋肾养肝以治本。

（2）经行头痛案2

赵某，女，45岁，已婚。2014年1月15日初诊。

[**主诉**] 月经周期推迟2月，伴经行头痛。

[**现病史**] 患者平素月经规则，7～10天/30天，经量多，无痛经，近2月来月经周期推迟10～20天，量时多时少，7天净。末次月经1月10日来潮，至今未净，量已少，色鲜红，伴双侧颞部疼痛，纳食可，二便调，寐安。去年曾行子宫肌瘤剥出术（具体不详），生育史：G2P1，未放节育环。舌淡红苔薄白，脉细。

[**西医诊断**] 经前期综合征。

[**中医诊断**] 月经后期，经行头痛（肾虚血热肝旺证）。

[**治则**] 补益肝肾，清热凉血。

[**方药**] 犀角地黄汤加味。

水牛角（先入）30g，生地黄15g，牡丹皮9g，生白芍30g，珍珠母30g，旱莲草30g，女贞子10g，龟板胶（烊冲）10g，鳖甲胶（烊冲）10g。

7剂，日1剂，水煎服。

二诊（1月23日）：患者自述服药后，出血净，头痛止，倦怠，寐短，舌脉如上。予归脾汤加夜交藤20g，磁石15g，7剂。

按语： 患者年近七七，天癸将绝，脾肾亏虚，冲任失调，月经后期，色鲜红，量少，伴双侧颞部疼痛。气血不足，血海亏虚，故经少，色鲜；肾水不能涵养肝木，肝阳上亢，故见颞侧头痛。其病属因虚致实，热入血分，以补益肝肾，清热凉血为法。以犀角地黄汤为主方，原方重用犀角、生地黄清热养阴，凉血解毒，加丹皮、芍药活血散瘀。而此方重用生白芍至30g，凉血之余，养血柔肝，缓急止痛。添二至丸益肾调肝、养阴填精；珍珠母平肝降逆；龟板胶、鹿角胶为"血肉有情之品"，滋补肝肾精血。7 剂药后头痛止。因倦怠，寐短，为心脾两虚，故用归脾汤益气摄血，养心安神以善后。

（3）经行头痛案 3

孙某，女，28 岁，已婚。2015 年 2 月 27 日初诊。

[主诉] 经期头痛 1 年余。

[现病史] 患者每于经前腹痛，经行头痛，经后消失，末次月经 2015 年 2 月 17 日，平素月经规律，5 ～ 7 天 /30 ～ 34 天，量较少，偶有血块，无痛经，无乳房胀痛，大便干，纳可，寐可。舌红苔白，脉沉细。

[西医诊断] 经前期综合征。

[中医诊断] 经行头痛（血瘀证）。

[治法] 化瘀通络。

[方药] 当归 20g，川芎 30g，赤芍 15g，熟地黄 10g，桃仁 10g，红花 10g，藁本 15g，白芷 15g，菊花 15g，香附 20g，金银花 15g，连翘 10g，玄参 30g，生地黄 20g，麦冬 20g，乳没各 10g，元胡 15g，乌药 10g。

5 剂，日 1 剂，水煎服。

二诊（3 月 6 日）：自述服用本方大便干消失，自觉生完小孩后性欲减退，舌红苔薄黄，脉沉细。方药：仙灵脾 10g，仙茅 10g，鹿角霜 10g，首乌 20g，枸杞子 15g，当归 15g，川芎 30g，菊花 15g，藁本 15g，白芷 12g，蔓荆子 10g，菖蒲 10g，香附 15g，连翘 10g，蒲黄 10，乳没各 10g，玄参 15g，生地黄 15g，郁金 10g。5 剂，日 1 剂，水煎服。

三诊（4月3日）：患者末次月经2015年3月17日，行经7天，自述经行头痛消失，大便干消失，轻微痛经，经行浮肿，舌红，苔薄白，脉细弦。方药：当归15g，川芎15g，赤芍10g，熟地黄10g，桃仁10g，红花10g，生地黄15g，玄参10g，麦冬15g，藁本15g，菊花10g，白芷15g，桑寄生15g，川续断15g，阿胶（烊化）15g，女贞子15g，旱莲草15g，仙灵脾10g。5剂，日1剂，水煎服。

随访，患者服用本方3个月经周期，经行头痛消失，大便干消失，性欲好转。

按语："太冲脉盛，月事以时下"经行时气血下注冲任而为月经，阴血相对不足，故凡外感、内伤均可在此时引起脏腑气血失调，经络失养，导致经行头痛。患者因忧愁和焦虑，肝郁气滞，影响气血津液的运行，脑失所养，导致头痛；冲脉附于肝，经行时阴血下聚，冲气偏旺，肝气郁滞，气郁化火，冲气夹肝火上逆，气火上扰清窍，加重头痛。方中当归、川芎养血和血；赤芍散瘀止痛；熟地黄养肝血，滋肾阴；桃仁、红花活血散瘀止痛；藁本、白芷祛风散寒除湿止痛；菊花、金银花、连翘清热解毒，疏散风热；蔓荆子清利头目止痛；香附疏肝解郁，调经止痛；生地黄、麦冬清热凉血，养阴生津；乳香、没药散瘀活血定痛；元胡、乌药行气止痛。全方共奏调气活血，化瘀通络之功。二三诊加入补肾的仙灵脾、仙茅、鹿角霜、首乌、枸杞子、桑寄生、川续断等治疗患者性欲减退。

（4）经行头痛案4

崔某，女，40岁，已婚。2007年9月6日初诊。

[主诉]经行头痛、烦躁4月余，面部起斑1年余。

[现病史]末次月经2007年8月26日，量中等，色暗，有血

块，偶有痛经，纳可，寐差，行经时大便溏。舌边紫暗苔薄白，脉沉弦。

[**西医诊断**] 经前期综合征。

[**中医诊断**] 经行头痛（血瘀证）。

[**治法**] 化瘀通络。

[**方药**] 柴胡 15g，青皮 10g，川楝子 15g，蒲公英 10g，山药 10g，郁金 15g，人参 10g，茯苓 10g，炙甘草 10g，川芎 10g，藁本 10g，白芷 10g，菊花 15g，丹皮 10g，栀子 10g，半夏 10g，枳实 10，沙参 15g，山茱萸 30g，砂仁 10g。

7 剂，日 1 剂，水煎服。

另配舒肝丸、血府逐瘀颗粒、阿归养血颗粒，早、中、晚各服一种，按说明书的最小剂量服用。

随访，服用 2 个月经周期，诸症消除。

按语： 肝为风木之脏，性喜条达而恶抑郁，主疏泄而调气机，七情内伤最易伤肝，且"女子以肝为先天，阴性凝结，易于怫郁"。头为诸阳之会，赖肾水、肝血共同滋润，肝郁化火，肝阳偏亢，肝肾失调，水不涵木，脑络失去滋养，发为头痛。患者因家庭琐事长期情志不畅，肝失条达，气机不宣，血行不畅，气滞血瘀，阻滞脑络，脉络不通，不通则痛。应以化瘀通络为主要治法，方中柴胡疏肝解郁；青皮疏肝破气；加川楝子、郁金行气解郁止痛，共同舒肝气，畅气机；川芎配白芷、藁本祛风活血止痛；患者 40 岁，阳明脉渐衰，脾胃不足，加山药、人参、茯苓补气健脾；山茱萸补益肝肾；丹皮、栀子清热凉血、活血化瘀；菊花清利头目；再佐以消痞散结、调和脾胃的药物，使脾胃可以收纳，增强机体的对药物的吸收。

（三）经行感冒

每值经行前后或正值经期，出现感冒症状，经后逐渐缓解者，称"经行感冒"，又名"触经感冒"。最早见于明代岳甫嘉的《妙一斋医学正印种子编·女科》："妇人遇行经时，身骨疼痛，手足麻痹，或生寒热，头疼目眩，此乃触经感冒。"并用加减五积散治疗。

1.病因病机

本病的病机特点为正虚邪恋，多由于素体气虚或胎产、手术等耗伤正气，肺脾气虚，卫阳不密，卫外不固，经行阴血下注于胞宫，营卫化源不足，正值血室正开而致腠理疏松，外邪乘虚而入出现感冒症状。正所谓"邪之所凑，其气必虚"。"风者，百病之长也"，风为六淫之首，故本病以感受风邪为主，夹寒则为风寒证，夹热则为风热证；若外邪郁而不解，已离太阳之表，未入阳明之里，客于少阳之所，即半表半里之间，则为少阳证。

（1）风寒

素体虚弱，卫阳不足，经行气血益虚，卫气不固，风寒之邪乘虚侵袭肌表腠理，不得宣散，皮毛闭塞，风寒束表，而出现一系列风寒表证。

（2）风热

素体不健，或阳盛之体，或内有伏热或痰热，经行血下，腠理疏而不密，风热外袭，或风邪与内热相结，郁于肌表，发为风热感冒之证。

（3）邪入少阳

素体虚弱，经行之后，抗病能力更加降低，外邪犯表后很快内犯少阳，出现寒热往来之少阳证。

2. 辨证论治

本病病本为虚，发病有风寒、风热、邪入少阳之不同，故经行发病期间治疗应施以辛温、辛凉解表之剂，但须顾及经行血虚、卫气不固的特点，平时宜和血益气、固卫祛邪。血和卫固，邪不得侵袭腠理。

（1）风寒证

主要证候：每至经行期间，发热，恶寒，无汗，鼻塞流涕，咽喉痒痛，咳嗽痰稀，头痛身痛。舌淡红，苔薄白，脉浮紧。经血净后，诸症渐愈。

证候分析：素体气血不足，卫表不固，经行阴血下注冲任，正气益虚，易感外邪，经行感冒反复出现，经后渐愈。风寒之邪外束肌表，卫阳被郁，故见恶寒，发热，无汗，清阳不展，络脉失和，则头痛、身痛，风寒上受，肺气不宣而致鼻塞流涕，咽喉痒痛，咳嗽痰稀。苔薄白，脉浮紧俱为表寒征象。

治疗法则：解表散寒，和血调经。

方药举例：荆穗四物汤。

荆芥、白芍、熟地黄、当归、川芎。

方中荆芥辛温解表；白芍、熟地黄、当归、川芎养血和血调经。风寒感冒轻证者，可用葱豉汤（《肘后备急方》）：葱白、淡豆豉。

（2）风热证

主要证候：每于经行期间，发热身痛，微恶风，头痛汗出，鼻塞咳嗽，痰稠，口渴欲饮。舌红苔黄，脉浮数。

证候分析：素体虚弱，或有伏热或痰热史，每至经期阴血下注冲任，正气相对不足，伏热或痰热易动或外邪易乘虚而入，郁于肌表则患感冒，经尽渐愈。风热犯表，热郁肌腠，故发热、身痛、微恶风，风热上扰则头痛汗出，风热犯肺，肺失清肃，则咳嗽。舌红，脉浮数为风热犯肺卫之象。

治疗法则：疏风清热，和血调经。

方药举例：桑菊饮。

桑叶、菊花、连翘、薄荷、桔梗、杏仁、芦根、甘草。

方中桑叶、菊花、连翘、薄荷辛凉解表；桔梗、杏仁宣肺止咳；芦根清热解毒；甘草调和诸药。

咳嗽重者加杏仁、川贝母、百部；口渴思冷饮者，加天花粉、沙参。

（3）邪入少阳证

主要证候：每于经期即出现寒热往来，胸胁苦满，口苦咽干，心烦欲呕，头晕目眩，嘿嘿不欲饮食。舌红，苔薄白或薄黄，脉弦或弦数。

证候分析：素体虚弱，每至经期则患感冒，经尽渐愈。风邪客于半表半里之间，营卫不和故寒热往来；邪犯少阳，故胸胁苦满，口苦咽干。舌红，脉弦，均为邪入少阳之证。

治疗法则：和解表里。

方药举例：小柴胡汤（《伤寒论》）。

柴胡、黄芩、人参、半夏、甘草、生姜、大枣。

方中柴胡、黄芩清热解表，人参、半夏、甘草益气和胃；生姜、大枣调和营卫。

心烦欲呕者，加竹茹以降逆除烦。气虚感冒，由于经行期间气血虚，卫气不固，外感风寒，营卫不和，气虚托送无力，邪不易解，故恶寒较甚，发热，无汗，身楚倦怠，咳嗽，咳痰无力，舌苔淡白，脉浮无力。治宜扶正固表，调和营卫，方选玉屏风散加女贞子、白薇。

3. 验案举例

（1）经行感冒案 1

高某，女，27 岁，已婚。2013 年 3 月 16 日初诊。

[主诉] 经前感冒 5 个月，鼻塞流涕 2 天。

[现病史] 患者 5 个月前开始出现每逢月经将至必感冒的情况，直至月经干净，感冒症状缓解。末次月经 2013 年 2 月 18 日，5 天干净，量中，色红，夹少量血块，无痛经，伴经前乳胀，无腰酸。恶寒微发热，鼻塞流黄涕，口苦咽干，情绪烦躁，纳差，夜寐尚可，二便调。舌红苔微黄，脉浮弦。2 年前自然流产 1 次，目前暂无生育要求。

[西医诊断] 经前期综合征。

[中医诊断] 经行感冒（邪入少阳，肝脾不和证）。

[治法] 和解少阳，调和肝脾。

[方药] 小柴胡汤合逍遥散加减。

柴胡、黄芩、薄荷（后下）、香附各 10g，生姜 3 片，半夏、白芍、当归、茯苓、白术各 15g。

3 剂，日 1 剂，水煎服。

随访，患者服完 3 剂药后好转。此后经行感冒未再复发。

按语：患者自从 5 月前出现每逢经期将至必感冒，诊断为经行感冒。因每届经行，气血下注血海，胞门开启，胞脉（血）外泄。

在表之卫阳虚弱，营卫失调，故外邪易乘虚而入，邪气居于少阳，枢机不利，故需和解少阳，调达枢机，予小柴胡汤。又因肝血虚而导致血病及气，表现出肝气郁结证如经前乳胀、情绪烦躁，故加逍遥散以疏肝健脾养血，切中病机，药到病除。

（2）经行感冒案 2

周某，女，32 岁，已婚。2012 年 3 月 15 日初诊。

[**主诉**] 经行头身疼痛、鼻塞流涕、微恶风寒 5 个月。

[**现病史**] 患者平素患有过敏性鼻炎病史。月经初潮 14 岁，经色经量正常。23 岁结婚，生育史：G3P2，半年前因自然流产行清宫术后，每遇行经之期，就伴头身疼痛、喷嚏、鼻塞流涕、微恶风寒，自行服用感冒药后症状可缓解。但近 5 个月来，每逢行经之际，上述症状复发，经净之后上述症状渐消失，影响了患者的生活和工作。此次正值经期第 1 天，症见寒热往来，胸胁胀闷，头晕目眩，咽干，心烦欲呕，不欲饮食，鼻塞流清涕，舌淡红苔薄黄，脉浮数。体格检查：体温 37℃，心率 89 次 / 分，呼吸平稳，鼻腔黏膜及咽喉充血水肿。实验室检查：血常规：WBC $7.26×10^9$/L，RBC $3.65×10^{12}$/L，N 0.66；内分泌测定：雌激素偏高，孕激素稍低。妇科检查：盆腔及生殖器官正常。

[**西医诊断**] 经前期综合征。

[**中医诊断**] 经行感冒（邪入少阳证）。

[**治法**] 养血活血，和解表里。

[**方药**] 四物汤加味方加减。

当归 15g，熟地黄 15g，川芎 6g，白芍 10g，黄芪 15g，荆芥 10g，防风 10g，柴胡 15g，葛根 15g，黄芩 15g，半夏 10g，生姜

10g，芦根 10g。

7 剂，日 1 剂，水煎服。

嘱患者平时注意营养平衡，加强体育锻炼，提高抗病能力。治疗 1 个疗程后，停药 3 个月随访，经行诸症未再发作。

按语：本病的病机特点为正虚邪恋，患者由于自然流产行清宫术后耗伤正气，肺脾气虚，卫阳不密，卫外不固，经行阴血下注于胞宫，营卫化源不足，正值血室正开而致腠理疏松，外邪乘虚而入出现感冒症状。治疗扶正以养血益气、调理冲任为主，祛邪以祛风解表或和解少阳为主。

（四）经行发热

经行发热是指每值经期或行经前后出现以发热为主的病证，称为"经行发热"或者"经病发热"。本病的特点是伴随月经周期而发热，发热可发生在经前期或者经后，热势多不高，或为低热，或为自觉发热，且发热至少持续 2 个月经期，若经行偶尔一次发热则不属于此病。

1. 病因病机

本病属内伤发热范畴，主要为气血营卫的失调。妇人以血为本、以血为用，经期或经行前后，阴血下注冲任，易使机体阴阳失衡，若素体气血阴阳不足或经期稍有感触即发本病。发热在经前者多为实；发热在经后者多为气虚、阴虚；发热无时为实热；潮热有时为虚热；乍寒乍热为血瘀；低热怕冷为气虚。

（1）肝肾阴虚

素体阴血不足，或房劳多产，经行之际，血注胞宫，营阴愈虚，虚阳浮越或久病耗血伤阴，致肝肾阴虚，阴虚生内热，以致经行发热。

（2）气虚血弱

禀赋素弱，或劳倦过度，或久病失养，血气不足，经行气随血泄，其气益虚，营卫阴阳失调，遂致低热不扬。

（3）瘀热壅阻

经期产后，余血未净，或因经期产后外感内伤，瘀血留滞胞中，积瘀化热，经行之际，血海充盈，瘀热内郁，气血营卫失调，遂致经行发热。

2. 辨证论治

经行发热每随月经周期而发作，主要为气血营卫失调所致。临证须审因论治，根据发热的时间、性质以辨阴、阳、虚、实。大抵发热在经前者多为实；发热在经后者多为气虚、阴虚；发热有时为实热；潮热有时为虚热；乍寒乍热为血瘀；低热怕冷为气虚。还应注意结合月经量、色、质，全身兼症及舌脉综合分析。治疗以调气血、和营卫为主。

（1）肝肾阴虚证

主要证候：经期或经后，午后潮热，经量少色红。两颧红赤，五心烦热，烦躁少寐。舌红而干，脉细数。

证候分析：经行或经后，阴血即泄，阴虚不能敛阳，阳气外越，则见午后潮热；阴血不足，则月经量少色红；虚火上浮，故两颧红赤；热扰心神，则五心烦热，烦躁少寐。舌红而干，脉细数，乃肝肾精血不足，阴虚内热之象。

治疗法则：滋养肝肾，育阴清热。

方药举例：蒿芩地丹四物汤。

青蒿、黄芩、地骨皮、牡丹皮、生地黄、川芎、当归、白芍。

方中黄芩、青蒿、地骨皮、牡丹皮清热养阴凉血；生地黄、白芍滋阴凉血；当归养血调经。全方共奏滋阴清热，凉血调经之效。

（2）气血虚弱证

主要证候：经行或经后发热，热势不扬，动则自汗出，经量多，色淡质薄。神疲肢软，少气懒言。舌淡，苔白润，脉虚缓。

证候分析：气血虚弱，卫外之阳气失固，故发热形寒，自汗；气虚中阳不振，则神疲肢软，少气懒言。舌淡苔白润，脉虚缓，乃气虚血弱之候。

治疗法则：补益血气，甘温除热。

方药举例：补中益气汤。

（3）瘀热壅阻证

主要证候：经前或经期发热，腹痛，经色紫暗，夹有血块。舌暗或尖边有瘀点，脉沉弦数。

证候分析：瘀热交结阻碍血行，经行瘀阻不通，营卫失和，则经前、经期发热，腹痛；瘀热煎熬，则经色紫暗而有血块；舌暗或尖边有瘀点，脉沉弦数，乃瘀热之象。

治疗法则：化瘀清热。

方药举例：血府逐瘀汤加丹皮。

方中四物养血活血，桃仁、红花、赤芍、牛膝活血化瘀；柴胡、丹皮凉血清热；枳壳、桔梗直通上下气机，使气调血和，瘀去热除。

3. 验案举例

（1）经行发热案 1

萧某，女，47 岁，已婚。2000 年 6 月 28 日初诊。

[主诉] 经前半月低热 1 年，伴乳房胀痛。

[现病史] 月经 14 岁初潮，3 ～ 4 天 /30 天。末次月经 6 月 17 日。1 年来，经前半月低热，体温 37.5 ～ 37.8℃，乳房胀痛。经前 2 ～ 3 天则先冷后热，性躁，乳房结块。不需服药，月经来后热退胀解。脉弦细。

[西医诊断] 经前期综合征。

[中医诊断] 经行发热（肝郁气滞证）。

[治法] 调肝清热。

[方药] 柴胡、丹皮、地骨皮、当归、黄芩、半夏、川楝子、丹参、香附、路路通各 10g，白芍 15g，甘草 5g。

14 剂，日 1 剂，水煎服。

二诊（7 月 16 日）：稍感乳胀，脉弦细，去香附、丹参、甘草，加橘叶、青皮。7 剂，日 1 剂，水煎服。

三诊（7 月 24 日）：月经于 7 月 19 日来潮，经前发热及寒热未作。经后前方加枸杞子、沙苑子、女贞子、覆盆子等滋肾药 5 剂，经前仍服用首方 5 剂。

四诊（8 月 25 日）：于 8 月 18 日月经来潮，前半月低热未作，但 8 月 17 日一度先冷后热。月经后守上法服药 14 剂。

五诊（9 月 21 日）：9 月 16 日经来，寒热未作。经后又进药 12 剂。之后随访，其经行发热愈后未发。

按语：患者属于肝郁气滞型经行发热，经行瘀阻不通，营卫失和，则经行发热、乳房胀痛，治宜调肝清热。方中柴胡、丹皮、地骨皮凉血清热；当归、白芍补血活血、调经；黄芩、半夏清热燥湿；川楝子、丹参、香附活血化瘀、行气止痛。二诊加入橘叶、青皮疏肝破气、消积化滞。后期予以补肾调经药助恢复。

（2）经行发热案2

许某，女，36岁，已婚。2010年8月21日初诊。

[主诉]经前发热2年，加重并伴经行口腔溃疡3个月。

[现病史]患者近2年无明显诱因出现经前3～4日开始发热，体温在37.8～38.3℃，近3个月上述症状加重，伴经前口腔溃疡，月经来潮后发热逐渐消退，经后2天口腔溃疡消失。患者平素月经规律30～32天一潮，经期4～6天。月经量少，色暗红，经血有块，痛经进行性加重。末次月经2010年8月3日，期量同既往。饮食、睡眠可，大便1～2天一行。平素畏寒，四肢欠温，腰膝酸软。舌质淡暗苔薄白，脉右沉，左略弦细。

[西医诊断]经前期综合征。

[中医诊断]经行发热（肾虚血瘀证）。

[治法]补肾温阳，活血化瘀。

[方药]仙灵脾20g，杜仲20g，熟地黄20g，当归15g，山药15g，菟丝子25g，炙甘草10g，白芍20g，香附15g，黄芪20g，茯苓20g，枸杞子20g，续断15g，鸡血藤15g，鹿角霜20g，白术20g，益母草15g，泽兰20g，牛膝10g，桂枝10g。

7剂，日1剂，水煎服。于月经前半个月开始服用，连服半月。前十日配合右归胶囊增强补肾阳之功效，后五日配合血府逐瘀胶囊，增强活血化瘀之力。

　　二诊（9月8日）：患者自述服药后月经9月3日来潮，经行发热好转，经行口糜减轻，月经量增多，经色深红，有血块，无痛经，手足欠温缓解，大便正常。嘱其下次经前半个月续服上方7剂。

　　三诊（10月7日）：服药后月经10月3日来潮，持续5天，量中，色红，无血块，经行发热及口糜均消失。其后随访3个月未见复发。

　　按语：该患者属于肾虚血瘀型发热。肾阳虚，温煦失司，故患者平素怕冷，四肢欠温，阳虚寒凝，气血运行迟滞，日久成瘀，瘀血内阻，瘀滞胞宫，经期气血下注冲任，则瘀滞更甚，瘀积化热，气血不得下行，循经上扰，故见经行发热及溃疡。瘀血内阻，冲任阻滞，故见月经量少，色暗，有血块。经后瘀滞状态缓解，故经净热退，口糜消失。肾虚，大肠传导功能减退，故大便1～2天一行。经期瘀血内阻，肝气不得疏泄，故见经前乳房胀痛，脉弦。畏寒肢冷，腰膝酸软，脉沉无力是肾阳不足的表现。肾虚日久，气化及温煦功能失司，血滞成瘀，肾虚为本，血瘀为标，属于本虚标实之证。治以补肾填精，温阳活血。用温阳的方法治疗发热，属于热因热用。治疗上以补肾阳为主，用药上选用补肾填精，温肾壮阳之品。菟丝子、杜仲、续断、仙灵脾、鹿角霜，此五药皆入肾经，性温和，补肾填精而温阳，五药合用，共奏温补肾阳，补肾强腰之效。孤阴不生，独阳不长，欲补肾阳，必阴中求阳，而达到阴阳双补的作用。阴阳互根互用，肾阳虚日久必耗伤肾阴，肾阴不足，阴不敛阳，虚阳外越，加重病情。血属阴，精血同源，故治疗上用当归、熟地黄、白芍、枸杞子等补血填精之品。熟地黄：味甘，性微温，归肝、肾经。既补肝血之不足，又滋肾阴之亏损，起到养血柔肝之效。当归：性温，补血，活血，既养肝血，又活血调经。枸杞子：益精填髓助阳，养肝明目，为滋阴助阳补血之良药。白芍：敛阴，调肝气。肾为肝之母，肾精充足，肝血得养。四味药合用，既补肾精，又养肝血，肝肾同调，阳得阴助，而生化无穷。五味补肾阳药配伍四味滋肾阴药物，阴生阳长，肾精充足，肾阳充盛。瘀血内阻不去，新血不得归经，故补肾的同时兼顾活血化瘀。然本病之本在肾虚，故用药上不可用峻猛之剂，以免耗伤正气。临床常用药性温和的补血活血之药，使瘀去新生而不伤正。鸡血藤：行血补血，暖腰膝，苦而不燥，温而不烈，行血散瘀，性质和缓。泽兰：归肝、脾经，活血调经，为妇人要药。益母草：性微寒，行血养血，行血而不伤新血，养血而不滞瘀血，为血家之圣药。牛膝：既活血通经，又补肝肾，强筋骨，引血下行，起而能走，性善下行，引药归经。以上四味药合用，活血不伤正，补血而不留滞。脾为后天之本，气血生化之源，脾气健旺则肾阴得以滋养，所谓滋后天以养先天。方用桂枝通阳，配伍白芍可调和营卫，方用黄芪补益元气，意在气旺则血行，瘀去络通而病去。甘草调和诸药。全方以补肾活血为大法，补而不留邪，祛邪而正气不伤，组方严谨，药物配伍得当。患者患病时间已 2 年，阳虚较重，根据月经周期的阴阳变化，补肾阳在经前期为宜，故嘱患者月经前半月开始服用中药汤剂，配合中成药右归胶囊，以加强温肾助阳之力。经期为胞宫充盛满溢之候，故配合血府逐瘀胶囊，以增加活血之力，以利瘀血早日排除。患者便秘为肾气虚大肠传导失司所致，故不用润肠之剂，以犯虚虚实实之戒。临床辨证论证采用塞因塞用之法，补益阳气之后便秘自愈。嘱其平时多运动，少食生冷，保持心情舒畅，效果显著。

（3）经行发热案 3

张某，女，30 岁，已婚。2013 年 4 月 5 日初诊。

[主诉] 经期发热 4 个月。

[现病史] 患者近 4 个月无明显诱因出现月经来潮的第 1～3 天开始发热，热势不高，自测体温均在 38.2℃左右。伴经期口腔溃疡，神疲乏力，头晕，气短懒言，四肢倦怠，大便溏。发热时于当地医院查血象、彩超均正常，予口服抗生素效果不明显。患者平素月经规律，32～35 天一潮，量少，色淡质稀，经血有少许血块。末次月经 2013 年 3 月 1 日。量少，轻微痛经，经血有小血块，饮食纳差，睡眠尚可，大便平素正常 1 天一次，月经期大便溏。患者平素易食生冷，易患感冒，畏寒肢冷。舌淡，苔薄白，脉缓弱。

[西医诊断] 经前期综合征。

[中医诊断] 经行发热（气虚血瘀型）。

[治法] 补气健脾，甘温除热，佐以活血化瘀。

[方药] 补中益气汤加减。

黄芪 30g，党参 20g，炙甘草 10g，白术 15g，陈皮 15g，升麻 10g，柴胡 10g，鸡血藤 15g，茯苓 15g，山药 15g，鹿角霜 15g，巴戟天 15g，川芎 10g，红花 10g。

7 剂，日 1 剂，水煎服。于月经前半个月开始口服，经前 3 天配合血府逐瘀胶囊。

二诊（4 月 11 日）：服药后月经于 2013 年 4 月 5 日来潮，经行发热好转，经行口糜减轻，月经量较前增多，经色鲜红，无血块，无痛经，神疲乏力、气短懒言等症均消失，饮食、睡眠正常，大便正常，舌淡红苔薄白，脉略缓。为巩固疗效，嘱患者上药、上法续服 2 个月。嘱其日后少食寒凉伤脾胃之品，可多服用薏苡山药粥，日常多运动，可艾灸足三里，以达到补脾保健之功。

随诊未见复发。

按语： 患者平素嗜食生冷，日久损伤脾胃，脾气亏虚而致气虚发热。脾气虚，水谷精微不得正常输布，本应上升的谷气流于下焦，清气不升，脑窍失养，故平素头晕；清气不能上荣，故见神疲乏力；脾主四肢肌肉，脾气亏虚，不能荣养四肢，故见四肢倦怠。经期气血下注冲任，清气下流于肾，下焦阴火被扰，其火上系于心，故见口腔溃疡、发热等虚火上炎之症。脾气虚生化乏源，故见月经量少，色淡质稀。舌淡苔薄白，脉缓弱为脾虚之表现。气为血之帅，气虚推动无力，血液运行迟滞，瘀血内阻，不通则痛，故经来腹痛，经血有块。脾气亏虚，卫外不固，外邪易从皮肤侵袭人体，故而易患感冒。本案用李东垣的甘温除热之法最为适宜。气虚日久，影响到阳气的功能，阳虚失于温煦，寒凝血瘀。治疗上除补气健脾之外还应佐以温阳、活血化瘀之品。黄芪：性甘温，入脾肺经，而补中气、固表气且升阳举陷。党参：作用与人参相似而力弱，性甘平，入脾肺经，补脾肺气，补血，生津。炙甘草：补脾和中，补中气。三药合用，加强补气之力。佐以白术、茯苓、山药补气健脾，助脾运化，则气血生化有源，经血充足。佐以陈皮理气和胃，可使诸药补而不滞。柴胡、升麻、黄芪升阳举陷。川芎：其性温和，活血止痛，配伍红花加强活血之力，红花剂量偏少，防止过用损伤正气。为使患者先天肾阳充盛，后天之脾阳得养，故用鹿角霜、巴戟天温补肾阳，先天之元阳旺盛，则后天之脾阳亦充。诸药合用，甘温除大热，脾气充盛，清阳得升，瘀血得去，诸症自愈。经前期服用补气健脾的汤药，经期配合血府逐瘀胶囊，增加活血之力，于经期口服2天，助瘀血排除。诸药合用，补而不滞，祛邪而不伤正。嘱其日后少食寒凉伤脾胃之品，可多服用薏苡仁、山药、大枣等，平日多运动，可艾灸足三里、三阴交，以达到补脾保健之功。

（五）经行身痛

每遇经期或经行前后，出现身痛的症状，月经干净后逐渐减轻或消失，这种病证称为"经行身痛"。如果在月经期间偶感风寒而身体疼痛，但非每月都发作的，不属本病范畴，若呈周期性发作并见恶寒、发热、流涕等外感症状属经期外感病。若有痹证的患者，平素就有四肢关节肿痛或麻木，每逢经期略有加重，虽然也不属于本病范畴，但可以参考本病的治疗方法。

1. 病因病机

本病主因是素体正气不足，营卫失调，筋脉失养，或因宿有寒湿留滞，经行时则乘虚而发。

（1）血虚

素体血虚，或大病久病后，以致气血两虚，经行时阴血下注胞中，气随血泄，肢体百骸缺乏营血灌溉充养，筋脉失养，不荣而身痛。

（2）血瘀

素有寒湿稽留经络、关节，血为寒湿凝滞，经行时气血下注冲任，因寒凝血瘀，经脉阻滞，以致气血不通而身痛。

2. 辨证论治

本病治疗以调气血，和营卫，通经络为主。一般痛在经前多为实证、瘀证；痛在经后多为虚证。实证者重在理气和血，虚证者重在调血和营。若因寒湿者，则以温阳散寒除湿为主。若素体营血亏虚，经行时阴血下注血海，肢体百骸、经络筋肉失于营血的充养，不荣则痛，则以调气血，和营卫，通经络为主，同时配合心理疏导，解除思想顾虑稳定情绪，有助于病情好转。

（1）血虚证

主要证候：经行时肢体疼痛麻木，肢软乏力，月经量少、色淡质薄，面色无华。舌质淡红，苔白，脉细弱。

证候分析：血虚不能濡养筋脉，经行时气血益感不足，四肢百骸失于荣养，则肢体疼痛麻木；血虚冲任血海不足，故经行量少，色淡；血虚气弱，则肢软乏力，面色无华。舌淡苔白，脉细弱，为气血虚弱之象。

治疗法则：养血益气，柔筋止痛。

方药举例：当归补血汤加白芍、鸡血藤、丹参、玉竹。

黄芪、当归、白芍、鸡血藤、丹参、玉竹。

方中以黄芪、当归益气养血，黄芪五倍于当归，是补气生血之剂，大补脾肺元气，以资生血之源；白芍、鸡血藤、丹参、玉竹养血柔筋。共奏养血益气，缓急止痛之功。

（2）血瘀证

主要证候：经行时腰膝、肢体、关节疼痛，得热痛减，遇寒疼甚，月经推迟，经量少，色暗，或有血块。舌紫暗，或有瘀斑，苔薄白，脉沉紧。

证候分析：经行以气血通畅为顺，寒邪凝滞经络，则气血运行不畅，故腰膝、肢体、关节疼痛；血得热则行，故得热痛减，遇寒则凝滞而痛甚。寒邪阻滞胞络，气血运行不畅，则月经推迟，经行量少，色暗有块。舌紫暗，或有瘀斑，苔薄白，脉沉紧，乃寒凝血瘀之象。

治疗法则：活血通络，益气散寒止痛。

方药举例：趁痛散（《经效产宝·续编》）。

当归、黄芪、白术、炙甘草、桂心、独活、牛膝、生姜、薤白。

方中当归养血活血为君；黄芪、白术、炙甘草健脾益气，寓益气生血之义；生姜温中散寒；桂心、薤白、独活温阳散寒止痛；牛膝补肝肾，壮腰膝。全方重在益气养血，散寒止痛，使气顺血和，则痛自除。

若寒甚者，加川乌；经行不畅，小腹疼痛者，加益母草、延胡索。

3. 验案举例

（1）经行身痛案 1

郑某，女，37 岁，已婚。2012 年 2 月 3 日初诊。

[**主诉**] 经前期全身冷痛 2 年余。

[**现病史**] 患者自诉 2 年前适逢经期冒雨受寒，此后每次经前均感全身畏寒，经期遍身冷痛，痛甚时坐卧不安，遇寒加重。月经量少，经色暗，夹有块状。曾服用消炎痛等药物暂可缓解症状。现正值月经来潮，患者表情痛苦，面色苍白，四肢欠温。舌淡苔白，脉沉细。

[**西医诊断**] 经前期综合征。

[**中医诊断**] 经行身痛（血虚邪袭证）。

[**治法**] 养血和营，祛风除湿散寒。

[**方药**] 当归 12g，黄芪 20g，桂枝 10g，羌活 10g，独活 10g，桑寄生 10g，防风 10g，川芎 10g，白芍 20g，鸡血藤 15g，炙甘草 10g。

7 剂，日 1 剂，水煎服。

患者自述服药 4 剂后身痛消失，继予十全大补汤调治 3 个月，随访 1 年未再复发。

按语： 经行身痛，《证治准绳》云："经水者，行气血，通阴阳，以荣于身者也，气血盛，阴阳和，则形体通，或外亏卫气之充养，内乏荣血之灌溉，血气不足，经候欲行，身体先痛也。"气血虚弱乃本病之根本，若素体气血虚弱，则营卫失和，或者外邪乘虚侵入，留滞经脉而致经行身痛。该患者在行经之际，感受风寒湿邪，正虚不能抗邪，风寒湿邪稽留经脉，每当经行阴血下注，气血不养经脉，邪气乘虚而作，凝滞经脉，不通则经行身痛。因此，治疗以养血和营，祛风除湿，散寒通络为原则。

方中黄芪桂枝五物汤养血和营祛风，羌活、独活散寒通络止痛，川芎、鸡血藤活血止痛，炙甘草调和诸药。

（2）经行身痛案 2

李某，女，41 岁，已婚。2014 年 10 月 23 日初诊。

[**主诉**] 经前周身疼痛，眼睑浮肿 1 年余。

[**现病史**] 患者经前 5 ～ 6 天周身疼痛，眼睑浮肿 1 年余，伴肢软乏力。末次月经 2014 年 10 月 16 日，平素月经规律，25 ～ 30 日一行，行经 3 ～ 6 天，量中等，痛经（－），G1P1，纳可，寐可，二便调。舌淡，苔薄白，脉沉细。

[**西医诊断**] 经前期综合征。

[**中医诊断**] 经行身痛，经行浮肿（血虚证）。

[**治法**] 补肾益气养血，柔筋止痛。

[**方药**] 青皮 10g，郁金 10g，泽泻 15g，大腹皮 12g，元胡 15g，川楝子 10g，砂仁 10g，鳖甲 10g，补骨脂 10g，山茱萸 10g，巴戟天 10g，熟地黄 10g，紫石英 20g，当归 10g，黄精 10g，五味子 6g，菟丝子 10g，川芎 10g，柴胡 10g，白芍 10g，白术 10g，茯苓 10g，炙甘草 6g。

7 剂，日 1 剂，水煎服。另配中成药止痛化癥片、丹黄祛瘀片、逍遥丸，早、中、晚各服 1 种，按说明书最小剂量服用。

随访，患者服用本方 3 个周期，诸症自消。

按语： 根据年龄及症状可见患者是因肾虚气虚，正气不足，筋脉失养所致，治以补肾养血益气，方中青皮、郁金行气解郁；泽泻、大腹皮破气行水；元胡、川楝子活血行气止痛；砂仁化湿行气、醒脾调胃；白术、茯苓健脾利湿；巴戟天、黄精、菟丝子、熟地黄、紫石英补肾填精，当归、川芎、五味子补血活血、调理冲任。

（六）经行口糜

经行口糜是指每值经前或经期，口舌生疮、糜烂的病证。经后渐愈，具有周期性反复发作的特点。现代医学认为经行口糜属于复发性口腔溃疡，其发病机理与机体自身免疫功能失调有关。

1. 病因病机

历代医家对本病虽无论述，但根据其病变部位，主要表现在口、舌，而舌为心之苗，口为胃之门户，故其病机多由心、胃之火上炎所致。其热有阴虚火旺，热乘于心者；有胃热炽盛而致者，每遇经行阴血下注，其热益盛，随冲气上逆而发。

（1）阴虚火旺

素体阴虚，或欲念志火内动，或热病后耗津伤阴，值经行则营阴愈虚，虚火内炽，热乘于心，心火上炎，遂致口糜。正如《素问·至真要大论》云："诸痛痒疮，皆属于心。"

（2）胃热熏蒸

素食辛辣香燥或膏粱厚味，肠胃蕴热，阳明胃经与冲脉相通，经行冲气偏盛，夹胃热上冲，熏蒸而致口糜。

2.辨证论治

本病多属热证，虚实辨证当谨慎，若患者脉实而大，口干喜饮，尿黄便难，属实证；若患者脉数无力，口干不欲饮，属虚证。治疗以清热泻火、滋阴降火、引火归元为主，佐以活血化瘀。实证者清热泻火，虚证者养阴清热。用药宜用甘寒之品，热除而无伤阴之弊。

（1）阴虚火旺证

主要证候：经期口舌糜烂，口燥咽干，月经量少，色红。五心烦热，尿少色黄。舌红苔少，脉细数。

证候分析：阴虚火旺，火热乘心，经期阴血下注，则虚火益盛，故经期口舌糜烂，阴血不足，则月经量少，色红；阴津虚少，不能上乘，则口燥咽干，阴虚不能敛阳，则五心烦热，内热灼津伤液，则尿少色黄；舌红苔少，脉细数，均为阴虚内热之征。

治疗法则：滋阴降火。

方药举例：知柏地黄汤。

熟地黄、山茱萸、山药、泽泻、茯苓、丹皮、知母、黄柏。

方中以熟地黄、山茱萸、山药补肝肾之阴；知母、黄柏、丹皮清肾中之伏火；佐茯苓、泽泻，导热由小便外解。全方共奏滋养肝肾，清泻虚火之功。

（2）胃热熏蒸证

主要证候： 经行口舌生疮，口臭，月经量多、色深红，口干喜饮，尿黄便结。舌苔黄厚，脉滑数。

证候分析： 口为胃之门户，胃热炽盛，经行冲气夹胃热逆上，熏蒸于上，则口舌生疮、口臭；热盛迫血妄行，故月经量多，色深红；热盛灼伤津液，则口干喜饮，尿黄便结。舌苔黄厚，脉滑数，均为胃热炽盛之象。

治疗法则： 清胃泄热。

方药举例： 凉膈散。

大黄、朴硝、甘草、山栀、薄荷、黄芩、连翘、竹叶。

方中朴硝、大黄清热泻下；连翘、竹叶、栀子、黄芩清热解毒；甘草缓急和中；薄荷清疏。全方咸寒苦甘，清热泻下，则胃热自清，口糜自愈。

若脾虚湿热内盛者，则口糜或口唇疮疹，脘腹胀满，大便馊臭。治宜芳香化浊，清热利湿。方用甘露消毒丹（《温热经纬》）。

3. 验案举例

（1）经行口糜案1

杨某，女，31岁，已婚。2014年4月12日初诊。

[**主诉**] 经行口腔溃疡3年余。

[**现病史**] 患者平素喜食香蕉、冷饮等寒凉之品，月经先期，经

期持续 7～10天，中度痛经，量少。近3年来，每于经前3～5天出现口腔溃疡，轻度疼痛，经净后2～3天溃疡不治而愈。曾服B族维生素、维生素C、抗生素及多种中药制剂。现是经前5天，口唇内侧及齿龈黏膜见浅表性溃疡点5个，如黄豆大小，周边轻度红肿，中间覆盖灰白膜。伴见神疲乏力，便溏，排便不尽感。舌淡胖边有齿印，苔微黄厚腻，脉沉细数无力。

[**西医诊断**] 经前期综合征。

[**西医诊断**] 复发性口腔溃疡。

[**中医诊断**] 经行口糜（脾胃素虚证）。

[**治法**] 补益脾胃，升发清阳，泻降阴火。

[**方药**] 补中益气汤合知柏地黄汤加减。

党参15g，黄芪15g，当归15g，生地黄15g，白术9g，柴胡9g，知母9g，黄柏9g，丹皮9g，泽泻9g，升麻6g，羌活6g，砂仁（后下）6g，炙甘草6g。

7剂，日1剂，水煎服。

服药7剂后，溃疡全消，精神较振，大便已成形每日1次，苔转薄白，胃纳明显好转。后守法连续治疗3个月经周期，口糜痊愈，兼症得除。随访半年未复发。

按语： 本例患者属脾胃气虚，复因饮食不节，劳倦过度，耗伤脾胃之元气，中气不足，运化失健，湿浊蕴结，清阳下陷，与肾间相火相合形成阴火，值月经期冲脉气盛，气火上逆，灼伤口舌而发经行口糜。病机当以元气亏虚为本，阴火上炎为标。治疗关键在于补脾胃之元气，升发阳气，泻降阴火。本方补中益气汤合知柏地黄汤加减具有补气升阳、泻降阴火、标本兼治之功。方中党参、黄芪、白术、炙甘草补脾胃益元气；柴胡、升麻、羌活升举下陷之元气，使脾胃健运，清阳升发，元气随之充旺，元气旺则阴火消，此为治本而除其产生阴火之源。知母、黄柏、泽泻、丹皮泻降阴火，以治标。因与月经周期有关，故以当归配生地黄养血和血，使血气平和方能获得显效。全方属于甘温升补与苦寒泻降并用，标本兼顾而重在治本之剂。

（2）经行口糜案2

赵某，女，42岁，已婚。2012年5月12日初诊。

[**主诉**] 经行口腔溃疡6个月。

[**现病史**] 患者经行口糜6个月，伴经前燥热、耳鸣，末次月经2012年4月16日。今日口腔可见糜烂溃疡点3个。12岁初潮，平素月经24～28天一行，量少，有血块，痛经（＋）。纳可，寐差，大便稍干。舌淡红苔薄白，脉沉细。

[**西医诊断**] 经前期综合征。

[**中医诊断**] 经行口糜（阴虚火旺证）。

[**治法**] 滋阴降火，佐以活血化瘀。

[**方药**] 苍术10g，白术10g，薏苡仁20g，败酱草10g，红藤20g，地骨皮30g，生地黄20g，黄芩20g，黄柏20g，白芍15g，穿山甲10g，炙甘草10g，柴胡15g，冰片10g，枸杞子20g，菊花20g，知母20g，党参10g，茯苓10g，黄连15g，木香10g。

7剂，日1剂，水煎服。

服用本方14剂后痊愈。

按语：患者属于阴虚火旺之证，患者肝肾阴虚，经行时阴血下注，阴血亏虚，遂烦躁、耳鸣；虚火内炽，热乘于心，心火上炎，致经行口糜。治疗以滋阴降火，佐以活血化瘀为主。方中苍术、白术、党参健脾益气；薏苡仁、败酱草、红藤健脾渗湿，清热排脓；白芍养血敛阴；地骨皮清肺降火；配知母清热滋阴润燥；生地黄清热养阴生津；三黄降三焦之虚火；枸杞子滋补肝肾，益睛明目；菊花平肝潜阳，清肝明目；少佐木香行气。全方共奏滋养肝肾、清泻虚火之功。

（七）经行泄泻

每值行经前后或经期，大便溏薄，甚或清稀如水，日解数次的病证，称为"经行泄泻"，亦称"经行而泻"。经净后，大便即恢复正常，也有至经净后数日方止者。有的肠炎患者，偶尔也可能在经期发生腹泻，但非每月必发，与月经周期无关，因而不属于本病；也有些慢性肠炎患者，平时就有腹泻，一到经期便加重，这种情况虽也不属于经行泄泻，但在治疗上可以参考本病进行辨证论治。

1. 病因病机

本病的发生主要责之于脾肾虚弱。脾主运化，肾主温煦，为胃之关，主司二便。若二脏功能失于协调，脾气虚弱或肾阳不足，则运化失司，水谷精微不化，水湿内停。经行之际，气血下注冲任，脾肾益虚而致经行泄泻。

（1）脾虚

素体脾虚，经行时气血下注血海，脾气益虚，脾虚失运，化湿无权，湿浊下渗于大肠而为泄泻；或肝木乘脾，而致腹痛即泄。

（2）肾虚

素体肾虚，命门火衰，经行时经水下泄，肾气益虚，不能上温脾阳，脾失温煦，运化失司，致成经行泄泻。

2. 辨证论治

经行泄泻，有脾虚、肾虚之分，辨证时应着重观察大便的性状及泄泻时间，参见兼证辨之。若大便溏薄，脘腹胀满，多为脾虚之候；若大便清稀如水，每在天亮前而泻，畏寒肢冷者，多为肾气虚寒。本病的治疗以健脾、温肾为主，调经为辅。脾健湿除，肾气得固，则泄泻自止。

（1）脾虚证

主要证候： 月经前后，或正值经期，大便溏泄，经行量多、色淡质薄，脘腹胀满，神疲肢软，或面浮肢肿。舌淡红苔白，脉濡缓。

证候分析： 脾虚失运，经行气血下注血海，脾气益虚，不能运化水湿，湿渗大肠，则大便，溏薄；脾阳不振，则神疲肢软；脾阳虚气血化源不足，则经色淡红、质稀薄；量多者，乃为气虚不能摄血所致；脾虚运化失司，脘腹胀满；水湿泛溢肌肤，则面浮肢肿。舌淡红，苔白，脉濡缓，均系脾虚之候。

治疗法则： 健脾渗湿，理气调经。

方药举例： 参苓白术散。

人参、白术、扁豆、茯苓、甘草、山药、莲肉、桔梗、薏苡仁、砂仁。

方中以人参、白术、茯苓、甘草、山药健脾益气；扁豆、莲肉、薏苡仁健脾化湿；砂仁和胃理气；桔梗载药上行。全方使脾气健运，水精四布，自无泄泻之疾。

若脾虚肝木乘之，则经行腹痛即泻，泻后痛止，兼胸胁痞闷，嗳气不舒。治宜补土泻木，用痛泻要方（《丹溪心法》）。

（2）肾虚证

主要证候：经行或经后大便泄泻，或五更泄泻，经色淡、质清稀，腰膝酸软，头晕耳鸣，畏寒肢冷。舌淡苔白，脉沉迟。

证候分析：肾阳虚衰，命火不足，不能上温脾阳，经行则肾虚益甚，水湿下注，是以经行泄泻；五更之时，阴寒较盛，故天亮前作泻。肾阳虚衰，不能温养脏腑，影响血之生化，故经色淡而质清稀；阳虚，经脉失于温煦，则畏寒肢冷；腰为肾之府，肾主骨、生髓，脑为髓海，肾虚则头晕耳鸣，腰膝酸软。舌淡苔白，脉沉迟，均为肾阳虚衰之候。

治疗法则：温阳补肾，健脾止泻。

方药举例：健固汤（《傅青主女科》）。

党参、白术、茯苓、薏苡仁、巴戟天、补骨脂、吴茱萸、肉豆蔻、五味子。

方中以党参、白术、茯苓、薏苡仁健脾渗湿；巴戟天、补骨脂温肾扶阳；吴茱萸温中和胃；肉豆蔻、五味子固涩止泻，使肾气得固，脾气健运，湿浊乃化，泄泻自愈。

3. 验案举例

（1）经行泄泻案 1

桑某，女，29 岁，已婚。2012 年 11 月 7 日初诊。

［主诉］经期腹泻近 1 年。

［现病史］患者近 1 年来反复出现经期腹泻，时轻时重，伴小腹冷感。舌淡红，苔薄白，脉细。

[**西医诊断**] 经前期综合征。

[**中医诊断**] 经行泄泻（脾胃虚寒证）。

[**治法**] 健脾温中，止泻调经。

[**方药**] 附子理中汤合益母草 12g，香附 6g。

7 剂，日 1 剂，水煎服。

二诊（11 月 17 日）：末次月经 11 月 9 日，患者自觉服药后好转。嘱继续服用上方 5 剂。

三诊（2013 年 1 月 8 日）：末次月经 1 月 5 日，无腹泻，经量已少，无小腹冷感。予附子理中汤合益母草 12g，香附 10g，艾叶 6g。7 剂，日 1 剂，水煎服。

按语：附子理中汤，以仲景《伤寒论》理中丸加附子，宋代陈言的《三因极一辨证方论》云其可治"五脏中寒，口噤，四肢强直，失音不语。下焦虚寒，火不生土，脘腹冷痛，呕逆泄泻。"患者经期腹泻，伴有小腹冷感，喜温喜按，为脾胃虚弱，寒湿中阻，中阳不足，食谷不化，故泄泻，可见泻下清稀，不甚酸臭，故予附子理中汤主之。方中附子、干姜大辛大热，温中散寒，共为君药；人参补脾益气为臣；白术健脾燥湿为佐；甘草缓急止痛为使；患者为经行泄泻，故加益母草活血调经；香附为气中之血药，并行气血，不忘经期。用 12 剂后腹泻缓解，腹冷亦消，而经量减少，故三诊倍香附加艾叶，重在行气温宫，通行血脉，帮助排尽经血，调补冲任。

（2）经行泄泻案 2

史某，女，27 岁，未婚。2011 年 7 月 2 日初诊。

[**主诉**] 经行腹泻伴月经周期提前 5 年。

[**现病史**] 患者经行泄泻 5 年，每日 4～5 次，伴少腹胀痛，腰

酸痛，月事提前。14岁初潮，月经4～5天/20～21天，量多，色红有血块。末次月经2011年6月30日，量、色、质如常，白带正常。经前1周乳房胀痛，平素心烦易怒，纳食可，睡眠正常。未婚未育。舌质暗红，苔薄白脉弦细。腹软，无压痛。彩超示：子宫及双附件未见异常。

[西医诊断] 经前期综合征。

[中医诊断] 经行泄泻（肝郁脾虚证）。

[治法] 疏肝健脾，固冲止泻。

[方药] 生地黄20g，白芍25g，当归15g，川芎10g，白术15g，川楝子15g，牛膝15g，桑寄生15g，续断15g，枸杞15g，怀山药15g，茯苓12g，柴胡10g，炙甘草10g。

7剂，日1剂，水煎服。

二诊（8月2日）：患者服上药6剂后，腹泻、腹胀、经前乳房胀痛症状均明显减轻，仍有腰酸，舌质舌苔同前，脉沉细。上方去生地黄、川芎、牛膝，加熟地黄15g，菟丝子25g，鹿角霜25g。以此汤药于下次月经前5天左右开始连服10剂，连续2个周期巩固治疗，患者病情基本痊愈。

按语： 治疗本病应注意以下几点：一是兼顾月经情况。例如，脾虚或肾虚证患者，表现为月经量少者，可在原法原方基础上加味理气活血药，诸如香附、丹参、泽兰、刘寄奴之类；月经量多者，加温经止血药，如艾叶、炮姜炭、鹿角胶、陈棕炭之类；肝郁而见经量过多者，与肝郁化热、迫血妄行有关，要在原方基础上加丹皮、生地黄、山栀炭、地榆炭等凉血止血药。二是服药时间应在月经来潮前的5～7天开始，经潮后可停服，月经干净以后即需侧重调补脾肾两脏。如脾虚证重在健脾益气，可继续服用参苓白术散1周；

肾虚证重在温补脾肾，可续服四神丸1周；肝郁证则予疏肝健脾和营，可服用加味逍遥丸1周。如此按月经周期的阶段进行调治3个月经周期，将会收到良效。

（八）经行浮肿

经行浮肿是指每逢经行前后，或正值经期，头面四肢浮肿者。《叶氏女科证治》称"经来遍身浮肿"，《竹林女科》称"经来浮肿"。西医认为经行浮肿可能是由于经前期雌激素水平偏高，导致体内血管紧张素－醛固酮系统紊乱，致使水钠潴留，出现浮肿症状。

1. 病因病机

《内经》指出："诸湿肿满，皆属于脾。""肾者，胃之关也，关门不利，故聚水而从其类也。"说明了参与水液代谢的脏腑以脾、肾两脏为主。脾为水之制，肾为水之本，一主运化，一司开阖，脾主运化，脾虚则运化功能失职，水湿为患，泛溢肌肤则为肿，而肾主水，为水脏，体内水液有赖肾阳的蒸腾气化，才能正常运行敷布排泄。肾虚则气化失职，不能化气行水，水液溢于肌肤而为肿。经前、经行时气血下注于胞宫，若素体脾肾虚损，值经行则脾肾更虚，气化运行失司，水湿生焉，因而出现经行浮肿。也有因肝郁气滞，血行不畅，滞而作胀者。

（1）脾肾阳虚

平素思虑劳倦过度，损及脾肾，经水将行，精血流注于胞宫，脾肾益虚，阳气不运，气化不利，水湿停滞，溢于肌肤，遂发浮肿。

（2）气滞血瘀

情志内伤，肝失条达，疏泄无权，气滞血瘀，经前、经时冲任气血壅滞，气滞益甚，血行不畅，气机升降失常，水湿运化不利，泛溢肌肤则滞为水肿。

2. 辨证论治

本病重在辨虚实，需要注意的是，如经净浮肿仍不能消退者，则需要考虑是否为心、肝、肾功能不良或甲状腺功能减退及营养不良等因素引起的浮肿，需进一步确诊。若经行面浮肢肿，按之没指，多为脾肾阳虚之征；若经行肢体肿胀，按之随手而起，多为肝郁气滞之征。临床以虚证者多见。

（1）脾肾阳虚证

主要证候： 经行面浮脚肿，按之没指，晨起头面肿甚，月经推迟、经行量多、色淡质薄，腹胀纳减，腰膝酸软，大便溏薄。舌淡苔白腻，脉沉缓或濡细。

证候分析： 脾肾阳虚，水湿内停，经前及经期气血下注冲任，脾肾益虚，泛溢于肌肤，则见四肢浮肿；脾肾虚损，经血失固，则经行量多，色淡红质薄；脾虚失运，则纳减腹胀，大便稀溏；腰为肾府，肾虚则腰膝酸软。舌淡苔白腻，脉沉缓或濡细，乃为阳虚不足之候。

治疗法则： 温肾化气，健脾利水。

方药举例： 肾气丸合苓桂术甘汤。

肾气丸（《金匮要略》）

桂枝、附子、熟地黄、山茱萸、山药、茯苓、丹皮、泽泻。

苓桂术甘汤（《伤寒论》）

茯苓、白术、桂枝、甘草。

肾气丸温肾化气行水，苓桂术甘汤健脾利水，两方合用，共奏温肾健脾，化气利水之功。临证时适当加活血调经之品如当归、丹参、益母草以达气、血、水同治，使经调肿消。

（2）气滞血瘀证

主要证候：经行肢体肿胀，按之随手而起，色暗有块，胸闷胁胀，善叹息。舌紫暗苔薄白，脉弦涩。

证候分析：平素气滞不行，经前、经期气血下注，冲任气血壅盛，气滞益甚，水湿运化不利，泛溢肌肤则头面肢体肿胀；气滞血瘀则经血运行不畅，色暗有块；肝郁气滞，故胸闷胁胀，善叹息。舌紫暗，苔薄白，脉弦涩，均为气滞血瘀之征。

治疗法则：理气行滞，养血调经。

方药举例：八物汤加泽泻、益母草。

当归、川芎、芍药、熟地黄、延胡索、川楝子、炒木香、槟榔，加泽泻、益母草。

方中四物汤以养血活血；延胡索行血中之滞；川楝子、木香、槟榔疏肝理气，使气行血畅。全方共收理气活血、行水消肿之效。

3. 验案

（1）经行浮肿案 1

邓某，女，34 岁，已婚。2012 年 7 月 10 日初诊。

[**主诉**] 经前颜面及四肢浮肿近半年。

[**现病史**] 患者自述近半年每次月经前 2 天，颜面及四肢浮肿，重时伴有双手痒，胸胁满闷，情志易怒，食欲不振。月经暗红有血

块，迟滞不畅，经期少腹坠胀不舒，素日白带量多。舌质暗红而润，脉沉有力。

[**四医诊断**] 经前期综合征。

[**中医诊断**] 经行浮肿（气滞血瘀）。

[**治法**] 理气行水，调经化滞。

方药：香附 12g，乌药 12g，当归 18g，川芎 10g，大腹皮 9g，苏梗 10g，陈皮 12g，木香 10g，泽泻 9g，猪苓 10g。

5 剂，日 1 剂，水煎服。

二诊（8 月 15 日）：患者自述服药 5 剂后，经潮时颜面肿胀好转。嘱其下次月经前继续服原方 3 剂，并嘱其节制郁怒，以防复发。后患者每于经前服 3 剂，半年后停药，诸症痊愈。

按语：经前颜面及四肢浮肿，为妇人临床常见病症，多由忧思郁怒，气血失调，经行不畅，经络瘀阻，水湿逆上泛滥所致。治疗给予行气化滞之品，气行则郁散，水利则经调，经调则诸症悉愈。

（2）经行浮肿案 2

张某，女，32 岁，已婚。2013 年 5 月 13 日初诊。

[**主诉**] 经行下肢肿胀 3 余年，加重 1 个月。

[**现病史**] 主因经行下肢肿胀 3 余年，加重 1 个月就诊。患者初潮 14 岁，平素月经 30～60 天，量中，色淡红，夹血块，痛经（－），末次月经 2013 年 5 月 4 日。患者每逢经期及月经前下肢肿胀，按之凹陷不起，时有眼、面浮肿，经净后肿胀自然消退，平素性情抑郁，时有纳差。舌淡暗，苔白，脉细弱。尿常规及血常规均无异常，肝肾功能及促甲状腺素的数值均在正常范围内。

[**四医诊断**] 经前期综合征。

[中医诊断] 经行浮肿（脾虚气滞证）。

[治法] 健脾祛湿，疏肝调气。

[方药] 桑白皮、党参、大腹皮、炙黄芪、茯苓各15g，白术、泽泻、桂枝、猪苓、小通草、防己、柴胡、香附各10g，木香6g，莱菔子15g。

综上方辨证加减调理，20天后就诊时，月经即将来潮，已无下肢肿胀。共调理3个月经周期后，已无下肢肿胀，随访3个月经周期未复发。

按语：患者属脾虚气滞型经行浮肿，方用五皮饮合五苓散加减，五皮饮是治疗皮水之通用方，有健脾调气、利水消肿之功效；五苓散有温阳化气之功。二方合用，健脾疏肝，利湿化水。方中桑白皮清降肺气，通调水道以利水消肿；大腹皮下气行水；防己利水消肿；茯苓、泽泻导水下行，通利小便；小通草利尿通淋；桂枝辛温，通阳化气，助膀胱气化，使水有出路；党参、白术、炙黄芪健脾益气化湿；木香、柴胡、香附疏肝行气解郁。方中苓、桂相合温阳化气，利水平冲；苓、术组合健脾祛湿。全方旨在健脾祛湿、疏肝理气，从而做到补而不腻，利而不伐，温而不燥，凉而不苦，才能达到水肿消退，经行正常之目的。

（3）经行浮肿案3

杨某，女，44岁，已婚。2009年2月4日初诊。

[主诉] 经期颜面浮肿2个月。

[现病史] 患者初潮15岁，平素月经30～35天，量中，色暗，夹血块，偶有痛经，末次月经2009年2月2日。今日正行经，患者近2个月每逢经期及月经前眼面浮肿，四肢沉重疼痛，经净后肿胀

自然消退，平素大便不黏腻不成形，时有纳差。舌淡，苔黄腻，脉弦细。予查尿常规及血常规均无异常，查肝肾功能及促甲状腺素各值均在正常范围内。

[**西医诊断**] 经前期综合征。

[**中医诊断**] 经行浮肿（脾肾阳虚证）。

[**治法**] 温肾健脾利水。

[**方药**] 白术 10g，桂枝 10g，茯苓 15g，泽泻 15g，车前子 10g，当归 5g，白芍 12g，熟地黄 12g，川牛膝 15g，猪苓 15g，大腹皮 10g，山茱萸 15g，山药 15g，黄芪 30g，党参 10g，益母草 15g，蒲公英 15g，白茅根 30g。

5 剂，日 1 剂，水煎服。

二诊（3 月 6 日）：末次月经 2009 年 3 月 4 日，今日正行经，本次经行，眼睑、下肢稍有浮肿，肿势已去，白带量少，纳可，寐可，二便调，舌淡苔白脉沉细。方药：黄芪 40g，山茱萸 15g，山药 15g，党参 10g，益母草 15g，丹参 10g，地龙 10g，熟大黄 6g，蒲公英 15g，白茅根 30g，桂枝 15g，茯苓 15g，泽泻 15g，熟地黄 12g，当归 10g，车前子 10g，猪苓 15g，川牛膝 30g，大腹皮 10g。5 剂，日 1 剂，水煎服。

按本方服用 2 个周期，浮肿消失，月经规律。

按语：患者属于脾肾阳虚导致的水饮内停证，应温肾化气，健脾行水。方用真武汤加味，附子大热，若煎煮不当恐乌头碱中毒，故用桂枝取代，以温经通脉，助阳化气；茯苓淡渗利水，合猪苓、泽泻利水渗湿；车前子利尿通淋，渗湿止泻；白术、白芍、山药益气健脾，燥湿行水；大腹皮行气宽中，利水消肿；山茱萸补益肝肾、利水通淋、补血养阴；黄芪、党参补气健脾；少佐清热利尿药蒲公英、白茅根。全方温阳健脾补肾，散水、利水、燥湿，刚柔通涩相济。

（4）经行浮肿案4

梁某，女，43岁，已婚。2002年3月6日初诊。

[**主诉**] 经行眼睑、下肢浮肿半年余。

[**现病史**] 患者月经过多，经行浮肿半年余。末次月经2002年2月15日，平素月经规律，5～7/30～35天，量多，色红，经期眼睑和腿部浮肿，月经干净后肿消。纳可，寐可，二便调。舌红苔薄白，脉沉细。

[**西医诊断**] 经前期综合征。

[**中医诊断**] 月经过多，经行浮肿（脾肾阳虚证）。

[**治法**] 温肾化气，健脾固涩利水。

[**方药**] 黄芪30g，党参15g，白术10g，茯苓15g，泽泻10g，车前子10g，白茅根30g，山茱萸15g，益母草15g，蒲公英10g，当归10g，川芎5g，大腹皮12g，血余炭20g，茜草10g，炙甘草10g，丹参10g，瓜蒌10g，薤白10g。

5剂，日1剂，水煎服。

二诊（3月10日）：诸症好转，予方药续调。方药：黄芪30g，党参15g，白术10g，茯苓15g，泽泻15g，车前子10g，白茅根30g，山茱萸25g，益母草10g，蒲公英15g，当归10g，大腹皮12g，血余炭20g，茜草10g，炙甘草6g，瓜蒌15g，桑寄生15g，川续断15g，薤白15g。8剂，日1剂，水煎服。

三诊（3月17日）：经行浮肿好转，大便稍溏。末次月经2002年3月14日。方药：黄芪40g，党参15g，白术10g，茯苓15g，泽

泻 15g，车前子 10g，杜仲 15g，桑寄生 15g，川断续 15g，白茅根
30g，益母草 15g，丹参 10g，大腹皮 10g，血余炭 30g，茜草 10g，
薤白 10g，山茱萸 25g，补骨脂 10g。7剂，日 1剂，水煎服。

按语：患者平素思虑劳倦过度，伤及脾肾，经水将行，经血流
注于胞，脾肾俱虚，阳气不运，气化不利，水湿停滞，溢于肌肤，
发为经行浮肿；脾虚肾气失固，发为月经过多。方中黄芪、党参、
白术、茯苓补气健脾，利水消肿；泽泻、车前子利水渗湿；白茅根、
蒲公英解毒凉血止血；山茱萸补益肝肾，收涩固脱；血余炭、茜草
收敛止血、化瘀、利尿；瓜蒌、薤白通阳散结，行气宽胸；桑寄生、
川断续、杜仲补肝肾、强筋骨。全方补泻有度，共奏补肾健脾，化
气行水，收敛固涩之功。

（九）经行风疹块

经行风疹块指每值临经或行经期间，全身皮肤突起疹块，疹形
大小不一，瘙痒异常，甚则融合成片，经净渐退，常反复发作，迁
延不愈，或称"经行瘾疹"。西医治疗本病主要用抗组胺药、皮质类
固醇激素治疗，但副作用明显，且易复发、不易根治。

1. 病因病机

本病多因风邪为患，缘于素体本虚，适值经行，气血益虚，风
邪乘虚而入，郁于皮肤肌腠之间而诱发本病。本病有内风、外风之
别，内风者，由血虚生风所致；外风者由风邪乘经期、产后、体虚
之时，袭于肌腠所致。

（1）血虚

因素体血虚，或多产、久病失养，营阴暗损，经行时阴血外泄，阴血益感不足，血虚生风，风胜则痒。

（2）风热

素体阳盛，或过食辛辣之品，血分蕴热，经行时气血变化急骤，阴血相对不足，风热之邪乘虚而入，搏于肌肤腠理，热胜生风，遂发风疹。

2. 辨证论治

经行风疹有虚证与实证之分，主要病机是风邪为患，主要根据证候特点，结合月经情况进行辨证，如血虚生风化燥者，皮肤干燥，瘙痒难忍；入夜更甚，月经多推迟，量少色淡。风热者，皮肤红热，瘙痒难忍，月经多提前，量多色红。治疗以"治风先治血，血行风自灭""痒自风来，止痒必先疏风"为原则，以养血祛风为大法，虚证宜养血祛风，实证宜疏风清热。切忌慎用辛温香燥之品，以免劫伤阴血。

（1）血虚证

主要证候：经行风疹频发，瘙痒难忍，入夜尤甚，月经多推迟、量少色淡，面色不华，肌肤枯燥。舌淡红，苔薄，脉虚数。

证候分析：营阴不足，血虚生风，经行时阴血愈虚，风胜则痒，故风疹频发。因血属阴，故入夜痒甚；阴血不足，冲任血少，血海无以按时由满而溢泻，故月经多推迟、量少色淡；血虚不能上荣于面，则面色不华；血虚肌肤失荣，则肌肤枯燥。舌淡红苔薄，脉虚数，均为血虚生风之象。

治疗法则：养血祛风。

方药举例：当归饮子（《外科正宗》）。

当归、川芎、白芍、生地黄、防风、荆芥、黄芪、甘草、白蒺藜、何首乌。

方用四物汤加首乌、荆芥、防风养血祛风；白蒺藜疏肝泄风；黄芪、甘草益气固表，扶正祛邪。全方共奏养血祛风止痒之功效。

若风疹团块瘙痒甚，难眠者，酌加蝉蜕、生龙齿。

（2）风热证

主要证候：经行身发红色风团、疹块，瘙痒不堪，感风遇热，其痒尤甚，月经多提前、月经量多色红，口干喜饮，尿黄便结。舌红苔黄，脉浮数。

证候分析：风热相搏，邪郁肌腠，则身起红色风团，瘙痒异常。热甚伤津，则口干喜饮，尿黄便结。舌红苔黄，脉浮数，均为风热内盛之象。

治法：疏风清热。

方药举例：消风散（《外科正宗》）。

荆芥、防风、当归、生地黄、苦参、炒苍术、蝉蜕、木通、胡麻仁、生知母、煅石膏、生甘草、牛蒡子。

方中当归、生地黄、牛蒡子养血清热疏风；荆芥、防风、蝉蜕疏风止痒；苦参、苍术燥湿清热解毒；胡麻仁养血润燥；知母、石膏清热泻火；木通、甘草清火利尿，导热由小便下行。全方共奏疏散风热，消疹止痒之功。

3. 验案举例

（1）经行风疹块案 1

牛某，女，25 岁，已婚。2000 年 7 月 20 日初诊。

[**主诉**] 经行周身瘙痒1年。

[**现病史**] 患者1年来，每临经期风疹频发，如风团样，瘙痒难忍，夜间及吹风后痒尤甚，经净2天内消失，下次月经期又发作，每次发作用扑尔敏、息斯敏可缓解，但不消失。此次经行1天，风疹块又出现，面色少华，肌肤干燥，舌淡苔薄，脉浮细。

[**西医诊断**] 经前期综合征。

[**中医诊断**] 经行风疹块（血虚风燥证）。

[**治法**] 养血调血，祛风止痒。

[**方药**] 四物汤加味。

当归30g，川芎10g，生地黄20g，白芍15g，土茯苓20g，白鲜皮30g，地肤子10g，蛇床子10g，蝉蜕20g，防风15g，荆芥10g，牛蒡子15g，炙甘草10g。

3剂，水煎服，2日1剂，每月经期用药3剂。

连用2个月症状消失，再用3剂巩固疗效。随访8个月未复发。

按语：患者属血虚风燥证，当以养血祛风为主。方中四物汤补血调血养血以促生血之源，血行则气行，血行则风自灭。土茯苓、白鲜皮、蛇床子、地肤子、防风、蝉蜕祛风止痒，疏散风邪，调节营卫，促使腠理开阖功能正常；甘草调和诸药。全方共奏养血调血、祛风止痒之功。再加上经期用药，能及时调理气血，气血旺盛，外邪难以乘虚而入，风平血旺而风疹消失。

（2）经行风疹块案2

刘某，女，26岁，已婚。2006年3月18日初诊。

[**主诉**] 经行频发风团1年余。

[**现病史**] 患者诉素体虚弱，常感头晕、乏力、体倦，经行频

发风团已年余，曾服用赛庚啶、息斯敏、强的松等西药治疗，风疹可控制，但头晕、乏力、体倦症状每每加重，且下次经期疹发如故。今值经期第 1 天，疹发瘙痒难忍伴少腹隐痛，月经量少、经色淡红，大便溏薄。症见：畏冷，全身散发苍白色，大小不一风团，以腹部为著。舌质淡苔薄白，脉细紧。

[西医诊断] 经前期综合征。

[中医诊断] 经行风疹（气血虚弱，风寒相袭）。

[治法] 益气养血，疏风驱寒止痒。

[方药] 当归饮子加减。

当归 15g，川芎 12g，白芍 12g，生地黄 15g，黄芪 15g，防风 10g，荆芥 10g，白蒺藜 12g，甘草 6g，党参 20g，炙桂枝 10g，干姜 10g，大枣 20g。

3 剂，日 1 剂，水煎服。

止痒洗剂局部熏洗，外洗剂：荆芥 10g，白鲜皮 30g，苦参 30g，百部 30g，薄荷 20g，蝉蜕 15g，丹参 30g，艾叶 20g，米醋（后下）100mL。用法：每日 1 剂。前 8 味加水约 3000mL，煎煮 25min，倒出药液，再纳米醋。先乘热熏气，后用毛巾浸药液外洗患处，每次熏洗 15 ～ 20min，每剂可于当天熏洗 2 次。7 天为 1 个疗程。

二诊（3 月 21 日）：风团渐消，瘙痒止，余无不适。以上口服方去防风、炙桂枝、生地黄，加熟地黄 15g，白术 12g，北芪加至 30g，联合洗剂，再连用 4 天以固疗效。嘱慎风冷，避免日光暴晒；禁食辛辣鱼腥之品，保持大便通畅。

如法加减治疗 3 个月，随访半年未发。

（3）经行风疹块案3

宋某，女，35岁，已婚。2003年10月8日初诊。

[**主诉**] 经行周身风疹块3个月。

[**现病史**] 患者自述经行风疹块3个月，于今年夏天经行3天起疹点，米粒大，高于皮肤，痒，无发红，无脱屑，无破水，经后1周消退。末次月经2003年9月20日，13岁初潮，平素月经规律，28～30天，行经5天，量少，色红，偶有血块，无痛经。大便干，舌淡苔红，脉沉细。

[**西医诊断**] 经前期综合征。

[**中医诊断**] 经行风疹（血虚风燥证）。

[**治法**] 养血祛风。

[**方药**] 当归15g，白芍10g，川芎15g，生地黄10g，防风10g，荆芥10g，黄芪20g，甘草10g，白蒺藜10g，何首乌10g。

7剂，日1剂，水煎服。另加服麦味地黄丸、龙胆泻肝丸、当归丸，早、中、晚各服一种，按说明书的最小剂量服。

随访，患者服用本方2个周期，瘾疹消除。

按语：患者属于血虚生风证，经行时阴血愈虚，风胜则痒，阴血不足，冲任血少，血海无以按时由满而溢泻，故月经量少。本方用四物汤加荆芥、防风、首乌养血祛风；白蒺藜疏肝泄风；黄芪甘草益气固表、扶正祛邪，全方共奏养血祛风止痒之功。另配伍中成药加大药力作用。

（十）经行吐衄

经行吐衄是指每逢经期或月经前后有规律地、周期性地发生吐血、衄血，常伴有经量减少或不行，又称"倒经""逆经"。"经行吐衄"病名最早出自《医宗金鉴·妇科心法要诀》，《傅青主女科》曰"经逆"。李时珍在《本草纲目》中说："有行经只衄血、吐血或眼耳出血者，是谓逆行。"单南山《胎产证治录》称"倒经"，《叶天士女科诊治秘方》称"逆经"。

1. 病因病机

本病之因，由血热而冲气上逆，迫血妄行所致，出于口者为吐，出于鼻者为衄，临床以鼻衄为多，常见的证型则有肝经郁火、肺肾阴虚两种。

（1）肝经郁火

肝司血海，素性抑郁，或怒伤肝，肝郁化火，冲脉隶于阳明而附于肝，经行时冲气旺盛，冲气夹肝火上逆，血热气逆，灼伤血络，迫血上溢，故上逆而为吐血、衄血。

（2）肺肾阴虚

素体阴虚，经行时阴血下溢，阴血亏虚，虚火上炎，灼肺伤络，络损血溢，以致吐衄。

2. 辨证论治

本病治疗应本着"热者清之，逆者平之"的原则，以清热降逆平冲，引血下行为主，或滋阴降火，或清泄肝胃之火，不可过用苦寒克伐之剂，因苦寒有伤脾之弊，宜用甘寒之品，取清热凉血之效，血凉则经安。

（1）肝经郁火证

主要证候：经前或经期吐血、衄血，量较多，色鲜红，月经可提前、量少甚或不行，心烦易怒，或两胁胀痛，口苦咽干，头晕耳鸣，尿黄便结。舌红苔黄，脉弦数。

证候分析： 素性肝郁，木火炽盛，冲气偏盛，值经前或行经之时，冲气夹肝火上逆，热伤阳络，血随气升，故吐血、衄血；火盛则血量较多而色红；热扰冲任，则经期屡提前；因吐血、衄血较多，故经行量少，甚或不行；两胁为肝经所布，肝气郁结，则两胁胀痛，肝郁化火，则心烦易怒，口苦咽干；肝火上扰清窍则头晕耳鸣，热灼阴津，则尿黄便结。舌红苔黄，脉弦数，为肝热内盛之象。

治疗法则： 清肝调经。

方药举例： 清肝引经汤。

当归、白芍、生地黄、丹皮、栀子、黄芩、川楝子、茜草、牛膝、白茅根、甘草。

方中当归、白芍养血柔肝；生地黄、丹皮凉血清热；栀子、黄芩清热降火；川楝子疏肝理气；茜草、白茅根佐生地黄以增清热凉血之功；牛膝引血下行；甘草调和诸药。

若兼小腹疼痛，经行不畅有血块者，为瘀阻胞中，于上方加桃仁、红花以活血祛瘀止痛。

（2）肺肾阴虚证

主要证候： 经前或经期吐血、衄血，量少，色暗红，月经每先期、量少。平素可有头晕耳鸣，手足心热，两颧潮红，潮热咳嗽，咽干口渴。舌红或绛，苔花剥或无苔，脉细数。

证候分析： 素体肺肾阴虚，虚火上炎，经行后阴虚更甚，虚火内炽，损伤肺络，故血上溢而为吐血、衄血；阴血虚则血量少、色鲜红；虚火内盛，热伤胞络，故月经先期、量少；阴虚内热，故头晕耳鸣，手足心热，潮热，两颧潮红；灼肺伤津，则咽干，口渴，咳嗽。舌红绛，苔花剥或无苔，脉细数，为阴虚内热之象。

治疗法则：滋阴养肺。

方药举例：顺经汤。

当归、熟地黄、沙参、白芍、茯苓、黑荆芥、丹皮、牛膝。

方中当归、白芍养血调经；沙参润肺；熟地黄滋肾养肝；丹皮清热凉血；茯苓健脾宁心；黑荆芥引血归经；牛膝引血下行。

3. 验案举例

经行吐衄案

白某，女，25岁，未婚。2009年11月3日初诊。

[**主诉**] 经行吐血3个月。

[**现病史**] 患者平素月经规律，月经周期为30天，经行4～5天，量中，色暗，血块较多，伴腹痛、腰酸、经前胸胁、乳房胀痛。平素急躁易怒，喜冷饮。近3个月每于经行第1日即出现吐血之症。第1个月吐血量较多，约500mL，仅一口即止；第2个月量较少，约100mL，于经净后到本院门诊口服汤药治疗无效；第3个月吐血量仍较多，约500mL，亦仅一口即止。发病3个月以来，经期阴道流血量、质同以往。曾于外院查胸片提示未见明显异常。末次月经为10月13日。舌质红苔薄黄，脉弦。

[**西医诊断**] 经前期综合征。

[**中医诊断**] 经行吐衄（肝郁肾虚证）。

[**治法**] 疏肝补肾，凉血止血。

[**方药**] 当归15g，柴胡15g，白芍20g，炒荆芥15g，牛膝10g，黄芩15g，熟地黄20g，地榆炭15g，玄参15g，桑叶15g，藕

节 20g，白术 15g，茯苓 15g，炙甘草 10g，麦冬 15g。

10 剂，日 1 剂，水煎服。

二诊（11 月 25 日）：经口服上方后 11 月 11 日月经来潮，未见吐血。月经量中，色红，血块较平素减少。腹痛、腰酸症状未见明显好转，经前伴乳房胀痛，舌淡苔白，脉弦。治以补肾益阴、疏肝健脾、养血调经。方药：白芍 20g，当归 15g，柴胡 15g，黄芩 15g，熟地黄 20g，茯苓 15g，白术 15g，龙骨 30g，牡蛎 30g，菟丝子 25g，山茱萸 25g，枸杞子 25g，山药 15g，炙甘草 10g，炒荆芥 15g，牛膝 10g。10 剂，日 1 剂，水煎服。

口服上药后，12 月 11 日月经来潮，未见吐血，月经量中、色红、血块较少，急躁易怒、腹痛、腰酸、经前乳房胀痛之症均有所好转。

随访，半年未复发。

按语：方中用白芍敛肝阴柔本性，配熟地黄滋肾水以济火，成培本清源之功，两药合用为平肝要药，成酸甘化阴之妙；当归补养耗伤之血，又能活血以行经；茯苓安宁初耗之神；炒荆芥能入血络，满足清火安血之需，引血归经。方中未用丹皮以防其苦、微寒之性有伤脾之弊；另将沙参改用玄参，其味咸，归肺、胃、肾经，既可清热凉血，又能滋肺、胃、肾之阴；又加入柴胡疏肝解郁，使肝气条达；炙甘草调和诸药，此亦为逍遥散化裁，以养血调肝疏泄条达，冲脉之血下注，则经血循常道。方中白芍、当归二味相合，养肝体以助肝用，兼制柴胡疏泄太过。此外，加入黄芩、桑叶、麦冬以清肺热，养肺阴止血；地榆炭泄热凉血止血；藕节味涩收敛，既能收敛止血，又能化瘀，有止血而不留瘀的特点；牛膝活血行气，引血下行，能引诸药下行，使血循经络，下行于血海，则月经自通，吐衄自止。患者二诊时自诉口服上方后月经正常来潮，未见吐血。查舌淡、苔白、脉弦，然其余症状尚未见明显好转，故此阶段应治以益肾调经，培补本元，杜绝热、逆、瘀的产生，方能病瘥。故于原方去麦冬、玄参、桑叶、地榆炭、藕节并加入龙骨、牡蛎：两者均入肝经，质重，具有平肝潜阳之功，治疗因肝阴血不足而致的肝阳上亢之症；山药：性甘、平，平补肺、脾、肾气阴；菟丝子：补肾益精，养肝，滋补肝肾阴阳；枸杞子能滋肝肾之阴，为平补肾精肝血之品；山茱萸：本品酸微温、质润，其性温而不燥，补而不峻，补益肝肾，既能益精，又可助阳，为平补阴阳之要药。故全方共奏补肾益阴、疏肝健脾、养血调经之功效。同时注意：①服药时间最好在经前1周左右，吐衄还未发作时服用，以控制症状的发生；②经净后仍要治疗，以益肾调经、培补本元为主；③治疗期间忌食辛辣食物，心情安静，戒恼怒，平肝火，保持大便通畅。

（十一）经行情志异常

妇女每逢经期或月经前后便出现烦躁易怒，甚至狂躁不安，语言错乱，或者情绪低落，悲伤欲哭，喃喃自语，或者喜怒无常，彻夜不眠等症状，经净后即可恢复正常，称之为"经行情志异常"。属于经前期紧张综合征范围中较重者，西医则称其为"周期性精神病"，多见于中青年妇女，本病虽然类似于精神病的发作，但神经组织的病理形态学方面没有肯定的改变，也不能发现相应器官的器质性病变，只是神经系统功能活动的失调。故而发作有周期性，与内科之癫狂或神经官能症，在表现上有明显区别，其确切病因虽尚未定论，但多认为由于雌激素过多、孕激素不足，雌激素/孕激素比值升高、精神紧张等因素导致皮质下中枢神经系统功能紊乱所致。

目前多采用西医辨病、中医辨证结合的方法来诊治本病，往往临床颇为见效。

1. 病因病机

本病多由于情志内伤，肝气郁结，痰火内扰，遇经行气血骤变，扰动心神而致。行经前或经期阴血下注冲任，全身阴血相对不足，故易出现脏腑阴阳偏盛偏衰，从而产生一系列证候，女子以肝为先，以血为本，经前阴血下注血海，全身阴血相对不足，肝失血养，肝气易郁为患，痰火内扰，遇经行气血骤变，扰动心神而致，故本病发生以肝为主；脾为后天之本，运化水谷精微，是滋养阴血的来源，且肝病又易犯脾；肝肾同源，肝血不足又可影响肾精的充盈，导致肝肾两虚；肾水不足，不能上济心火，又会导致心火偏亢，扰动心神，所以本病的发生与脾、肾、心脏腑功能又有密切关系。

（1）肝气郁结

情怀不畅，肝气不舒，冲气旺盛，肝火夹冲气上逆，扰乱心神，郁而化火，肝胆火炽，冲脉隶于阳明附于肝，经前遂致情志异常。

（2）痰火上扰

素体痰盛，或肝郁犯脾，脾失健运而痰湿内生，肝郁化火，火性炎上，炼液成痰，痰火壅积于胸，经期冲气旺盛，冲气夹痰火上扰清窍，神明逆乱，以致情志异常。

2. 辨证论治

（1）肝气郁结证

主要证候：经前抑郁不乐，情绪不宁，烦躁易怒，甚至怒而发狂，经后逐渐减轻或复如常人，月经量多、色红，经期提前，胸闷胁胀，不思饮食，彻夜不眠。苔薄腻，脉弦细。

证候分析：病由情志所伤，肝失条达，经前冲气旺盛，肝气夹冲气上逆，扰乱心神，致情志异常，而见精神抑郁，情绪不宁，烦躁易怒，甚至怒而发狂；经后冲气渐平，逆火随血去而减，故经净复如常人。肝郁化热，热迫血行，则月经量多，色红；足厥阴肝经布胁肋，肝郁气滞，则胸闷胁胀；肝气犯脾，故不思饮食。苔薄腻，脉弦，为肝郁之象。

治疗法则：舒肝解郁，养血调经。

方药举例：逍遥散。

柴胡、当归、芍药、薄荷、茯苓、生姜、大枣。

若肝郁化火，见心烦易怒，狂躁不安等症，上方加丹皮、山栀子，或用龙胆泻肝汤（《医宗金鉴》）。

（2）痰火上扰证

主要证候：经行狂躁不安，头痛失眠，平时带下量多、色黄质稠，面红目赤，心胸烦闷。舌红，苔黄厚或腻，脉弦滑而数。

证候分析：痰火内盛，经前冲气旺盛，痰火夹冲气上逆，扰乱神明，蒙蔽心窍，则狂躁不安，头痛失眠，经后气火渐平和，则症状逐渐消失，复如常人，痰湿下注，则带下量多、色黄质稠；肝热痰火上扰头面，故面红目赤；痰火结于胸中，则心胸烦闷。舌红，苔黄厚或腻，脉弦滑数，均属痰火内盛，阳气独亢之象。

治疗法则：清热化痰，宁心安神。

方药举例：生铁落饮加郁金、川黄连。

天冬、麦冬、贝母、胆星、橘红、远志、连翘、茯神、茯苓、玄参、钩藤、丹参、辰砂、石菖蒲、生铁落。

方中生铁落重镇降逆，胆星、贝母、橘红清热涤痰；菖蒲、远志、辰砂宣窍安神；二冬、玄参、连翘、钩藤、川黄连养阴清热；郁金疏肝理气。全方使热去痰除，则神清志定而病自除。

大便秘结者，加生大黄、礞石；痰多者，加天竺黄。

3. 验案举例

经行情志异常案

寇某，女，16 岁，某中学高一学生。2010 年 11 月 16 日初诊。

[**主诉**] 经期情绪反常半年。

[**现病史**] 患者 13 岁月经初潮，周期 27～30 天，经期 5～6 天，经量适中，无痛经等不适。平素性格内向，学习成绩中等偏上，半年前突然于月经来潮后出现情绪反常，表情淡漠、胆怯，不说话，无故悲伤啼哭，感觉有人背后议论自己，说自己如何的不对，不愿离开母亲，睡眠可，食纳差，大小便不知解，必须母亲提醒，经净后诸症自消，复如常人。家人考虑孩子上学压力大，对孩子情绪有影响，办理了休学手续。3 个月前曾在某大医院住院治疗，诊断为抑郁症，双向情感障碍，给予抗抑郁药物治疗，效果不显，月经来潮后病情仍然发作。末次月经 2010 年 11 月 14 日，发病日期是 11 月 13 日下午，就诊时经行第二天，月经量少、色暗红，见其胆怯，拉住母亲不放，不愿看人，经劝慰勉强坐下。患者身高 1.55m，体重 40kg，发育尚可，面色微黄，表情淡漠，食少，大便三日未解，口唇干燥，舌质淡红苔白厚，脉象细滑。

[**西医诊断**] 周期性精神病。

[**中医诊断**] 经行情志异常（肝郁血滞，冲任不畅）。

[**治法**] 疏肝解郁，宁心通窍，活血调经。

[**方药**] 柴胡 15g，生白芍 15g，当归 12g，川芎 15g，合欢花 30g，郁金 10g，柏子仁 15g，百合 15g，小麦 40g，清半夏 15g，制大黄 6g，益母草 20g，川牛膝 15g，生山楂 20g，枳壳 10g，炙甘草 6g。

7 剂，日 1 剂，水煎服。

服药后月经量增多，大便通畅，情志恢复正常。乃嘱咐其母，平时给其煮小麦粥服，经前 1 周服上方 7～10 剂，如此坚持治疗 3 月，再无复发，抗抑郁药亦逐渐减量。

按语：治疗本病着重从疏肝理气、养血宁心、化瘀调经出发，方用柴胡疏肝散、四物汤合甘麦大枣汤加减。方中柴胡、郁金、白芍、枳壳共入肝经，疏肝解郁理气，使肝阴复，胆中正；百合、柏子仁、合欢花、小麦解肝郁、养心血、安心神；佐以清半夏化痰湿利脑窍；制大黄活血导滞，通利实邪；因病发正值经期，故方中用当归、川芎、益母草、牛膝活血化瘀畅冲任而调经，使子官排经得以通顺；生山楂配合枳壳理气活血、化瘀消食，使脾气恢复；甘草甘平入脾，补中缓急，又滋润缓和柔肝；配小麦甘润养心，配白芍甘寒生津。全方相配有疏肝健脾，养心安神、甘润滋补、化瘀调经的作用。若临症见肝肾阴虚明显，可于方中加入生地黄，与百合相配伍即百合地黄汤，能清热润肺，并益心肾之阴。治疗常于经前一周开始服用，经期加服血府逐瘀颗粒，每日 3 次 / 天。疗效显著。

在经行前后诸证的治疗中我们应把整体论治，身心并调贯穿于始终。妇人之为病，并非一朝一夕间患之，或饮食失节偏嗜，或起居无度，或气思结郁困于心，正如《素问·上古天真论》曰："食饮有节，起居有常，不妄作劳……不时御神，务快其心，逆于生乐，起居无节，故半百而衰也。"所以在治疗过程中除了辨证论治之外还应指导妇人之饮食起居，顺其气，解其心结苦郁。以达"恬淡虚无，真气从之，精神内守"之效，这对于预防与治疗妇科疾病非常关键。

当今女性面临着来自生活、学习、工作等方方面面的压力，再加上女性"善怀而多郁"等性格特点，易使肝失于疏泄，进而影响气机，"气为血之帅"，气机逆乱，则血行逆乱，以致脏腑气血逆乱，功能失常，引发女子经孕胎产的一系列紊乱。所以疏肝之要，重在调其气机，善于用疏肝理气之品，重视患者的心理、心情，耐心与患者沟通，疏导其压抑、沉闷、苦恼的情绪，同时鼓励患者与病魔作斗争，不放弃治疗，同时也要平和对待一切，给患者以信心，解除其不必要的担心与苦恼。其次，嘱咐患者改变不良的生活及饮食习惯，加强体育锻炼，培养兴趣爱好，转移注意力。在临床实践中效果显著，广受患者好评。

六、带下病

带下病是指带下量明显增多或减少，色、质、气味发生异常，或伴有全身或局部症状者：带下明显增多者称为带下过多，带下明显减少者称为带下过少。在某些生理性情况下也可出现带下量增多或减少，如妇女在月经期前后、排卵期、妊娠期带下量增多而无其他不适者，为生理性带下；绝经前后白带减少而无明显不适者，也为生理现象，均不作病论。

（一）带下过多

1. 病因病机

本病的主要病机是湿邪伤及任、带二脉，使任脉不固，带脉失约。湿邪是导致本病的主要原因，但有内外之别。脾、肾、肝三脏是产生内湿之因：脾虚失运，水湿内生；肾阳虚衰，气化失常，水湿内停；肝郁侮脾，肝火夹脾湿下注。外湿多因久居湿地，或涉水淋雨，或不洁性交等，以致感受湿邪。

（1）脾虚

素体脾虚，或饮食所伤，或劳倦过度，或忧思气结，损伤脾气，脾虚运化失司，水谷之精微不能上输以化血，反聚成湿，流注下焦，伤及任、带而为带下过多。

（2）肾阳虚

禀赋不足，或房劳多产，或年老体虚，或久病伤肾，肾阳虚，命门火衰，任带失约；或因肾气不固，封藏失职，精液滑脱而致带下过多。

（3）阴虚夹湿

素体阴虚，或年老真阴渐亏，或久病失养，暗耗阴津，相火偏旺，阴虚失守，复感湿邪，伤及任带而致带下过多。

（4）湿热下注

经行产后，胞脉空虚，摄生不洁，湿热内犯；或淋雨涉水，或久居湿地，感受湿邪，蕴而化热，伤及任带而致。或脾虚生湿，湿蕴化热酿成。或因肝郁化热，肝气乘脾，脾虚失运，肝火夹脾湿流注下焦，损伤任带二脉而致带下过多。

（5）热毒蕴结

摄生不慎，或阴部手术消毒不严，或经期、产后胞脉空虚，忽视卫生，热毒乘虚直犯阴器、子宫；或因热甚化火成毒，或湿热遏久成毒，热毒损伤任带二脉而为带下过多。

2. 辨证论治

带下过多的辨证要点主要是根据带下的量、色、质、气味的异常。一般而论，带下色淡、质稀者为虚寒；色黄、质稠、有秽臭者为实热。临证时，结合全身症状、舌脉、病史等进行分析。本病治疗以除湿为主：一般治脾宜运、宜升、宜燥；治肾宜补、宜固、宜涩；湿热和热毒宜清、宜利。实证治疗还需配合外治法。在治疗阴痒，外阴白色病变时，高教授主张重视补脾气。脾主四肢，主肌肉，为气血生化之源，脾虚则肌肤失养，湿浊内停，故应注重大补脾气。阴平阳秘，机体才会发挥正常功能。阴平阳秘，冲任调和，病变的病理基础也就自然消除。而月经调和也是阴平阳秘的表现，故在治疗的同时注意调理月经，同时注意治标，也就是止痒。在用药上多以健脾化湿，调理冲任为主，同时佐以止痒药物。

（1）脾虚证

主要证候：带下量多，色白或淡黄，质稀薄，或如涕如唾，绵绵不断，无臭。面色苍白或萎黄，四肢倦怠，脘胁不舒，纳少便溏，或四肢浮肿。舌淡胖，苔白或腻，脉细缓。

证候分析：脾气虚弱，运化失司，湿邪下注，损伤任带，使任脉不固，带脉失约而为带下过多；脾虚中阳不振，则面色㿠白或萎黄，四肢倦怠；脾虚失运，则纳少便溏，四肢浮肿；舌淡胖，苔白或腻，脉细缓，均为脾虚湿困之征。

治疗法则：健脾益气，升阳除湿。

方药：完带汤（《傅青主女科》）。

人参、白术、白芍、怀山药、苍术、陈皮、柴胡、黑荆芥、车前子、甘草。

方中人参、白术、怀山药、甘草益气健脾，白术重在健脾阳，怀山药重在健脾阴，各药协同为君；苍术、陈皮燥湿健脾，行气和胃；白芍柔肝，轻用柴胡稍佐疏肝解郁，并升阳除湿；黑荆芥入血分，祛风胜湿；车前子利水渗湿。本方为脾、胃、肝三经同治之方，寓补于散之内，寄消于升之中，重在一个"湿"字，其补、散、升、消，都是为湿邪开路，补虚而不滞邪，以达健脾益气，升阳除湿止带之效。

若气虚重者加黄芪；兼肾虚腰酸者加杜仲、续断、菟丝子；寒凝腹痛者，加香附、艾叶；纳呆加砂仁、厚朴；带多日久，滑脱不止者加固涩止带药，如金樱子、芡实、乌贼骨、白果之类。

（2）肾阳虚证

主要证候：带下量多，绵绵不断，质清稀如水；腰酸如折，畏寒肢冷，小腹冷感，面色晦暗，小便清长，或夜尿多，大便溏薄；舌质淡，苔白润，脉沉迟。

证候分析：肾阳不足，命门火衰，封藏失职，精液滑脱而下，故带下量多，绵绵不断，质清稀如水；腰为肾之府，故肾虚则腰酸如折；肾阳不足，不能温煦胞宫，故小腹冷痛；阳气不能外达，则畏寒肢冷，面色晦暗，肾阳虚不能上温脾阳，则大便溏薄；不能下暖膀胱，故小便清长；舌质淡苔薄白，脉沉迟，亦为肾阳虚之征。

治疗法则：温肾培元，固涩止带。

方药举例：内补丸。

鹿茸、肉苁蓉、菟丝子、蒺藜、肉桂、制附子、黄芪、桑螵蛸、紫菀茸。

方中鹿茸、肉苁蓉补肾阳，益精血；菟丝子补肝肾，固任脉；蒺藜温肾，止腰痛；肉桂、制附子补火壮阳，温养命门；黄芪补气助阳；桑螵蛸收涩固精；紫菀茸温肺益肾。全方共奏温肾培元，固涩止带之功。

（3）阴虚夹湿证

主要证候：带下量多，色黄或赤白相兼，质稠，有气味，阴部灼热感，或阴部瘙痒。腰酸腿软，头晕耳鸣，五心烦热，咽干口燥，或烘热汗出，失眠多梦。舌质红，苔少或黄腻，脉细数。

证候分析：肾阴不足，相火偏旺，损伤血络，或复感湿邪，损伤任带致任脉不固，带脉失约，故带下量多，色黄或赤白相兼，质稠，有气味；腰为肾之府，肾阴虚则腰酸腿软；阴虚生内热，则五心烦热，咽干口燥，阴部灼热感或瘙痒；虚阳上扰，则头晕，烘热汗出，失眠多梦；舌红，苔少或黄腻，脉细数均为阴虚夹湿之证。

治疗法则：滋肾益阴，清热利湿。

方药举例：知柏地黄汤。

熟地黄、山茱萸、山药、泽泻、丹皮、茯苓、知母、黄柏。

方中熟地黄滋阴补肾，益精生血；山茱萸温补肝肾，收涩精气；山药健脾滋肾，涩精止泻；泽泻清泻肾火；丹皮清肝泻火；茯苓健脾利湿；知母、黄柏清热泻火滋阴。

失眠多梦者加柏子仁、酸枣仁；咽干口燥甚者加沙参、麦冬；五心烦热甚者，加地骨皮、银柴胡；头晕目眩者加女贞子、旱莲草、白菊花、钩藤；舌苔厚腻者，加薏苡仁、扁豆、车前草。

（4）湿热下注证

主要证候：带下量多，色黄或呈脓性，质黏稠，有臭气，或带下色白质黏，呈豆渣样，外阴瘙痒。小腹作痛，口苦口腻，胸闷纳呆，小便短赤。舌红，苔黄腻，脉滑数。

证候分析：湿热蕴结于下，损伤任带二脉，故带下量多，色黄或如脓，质黏稠，或浊如豆渣样，有秽臭，阴痒；湿热蕴结，阻遏气机，则小腹作痛；湿热内盛，阻于中焦，则口苦口腻，胸闷纳呆；小便短赤，舌红苔黄腻，脉滑数均为湿热之征。

治疗法则：清利湿热，佐以解毒杀虫。

方药举例：止带方。

猪苓、茯苓、车前子、泽泻、茵陈、赤芍、丹皮、黄柏、栀子、牛膝。

方中猪苓、茯苓、车前子、泽泻利水渗湿止带；赤芍、丹皮清热，凉血活血；黄柏、栀子、茵陈泻热解毒，燥湿止带；牛膝利水通淋，引诸药下行，使热清湿除带自止。

腹痛加川楝子、延胡；若带下有臭味者加上茯苓、苦参。若肝经湿热下注，症见带下量多色黄或黄绿，质黏稠，或呈泡沫状，有臭气，阴痒，烦躁易怒，口苦咽干，头晕头痛；舌边红苔黄腻，脉弦滑。治宜清肝利湿止带，方用龙胆泻肝汤。

（5）热毒蕴结证

主要证候：带下量多，黄绿如脓，或赤白相兼，或五色杂下，质黏腻，臭秽难闻。小腹疼痛，腰骶酸痛，烦热头晕，口苦咽干，小便短赤，大便干结。舌红，苔黄或黄腻，脉滑数。

证候分析：热毒损伤任带，故带下赤白，或五色带；热毒蕴蒸，则带下质黏如脓样，臭秽难闻；热毒伤津，则烦热头晕，口苦咽干，尿黄便秘；舌红，苔黄或黄腻，脉滑数均为热毒之征。

治疗法则：清热解毒。

方药举例：五味消毒饮（《医宗金鉴》）加土茯苓、败酱草、鱼腥草、薏苡仁。

蒲公英、金银花、野菊花、紫花地丁、青天葵、土茯苓、败酱草、鱼腥草、薏苡仁。

方中蒲公英、金银花、野菊花、紫花地丁、青天葵均为清热解毒之品；加败酱草、土茯苓、鱼腥草、薏苡仁以清热解毒，利水除湿。

若腰骶酸痛，带下恶臭难闻者，加半枝莲、穿心莲、白花蛇舌草以清热解毒除秽。

3. 外治法

多采用阴道纳药的疗法，其次采用外洗、外熏及外敷疗法。用药多采用辛温燥湿，杀虫止痒之药，以温补下元，祛湿止痒。另有外敷和针灸疗法。

（1）自拟外阴炎阴道纳药方：黄连、黄芩、黄柏、苦参各等份，大黄、蛇床子、蒲公英、连翘、血竭、马鞭草等研磨成粉状，干燥杀菌后制成散剂，每日对阴道进行消毒后，取适量均匀涂抹于阴道及宫颈外口。也可灌装于胶囊放入阴道深处。

（2）外阴炎合并性传播疾病阴道纳药方：黄连、黄芩、黄柏、苦参各等份，大黄、蛇床子、百部、紫草、鹤虱、蒲公英、连翘、血竭、马鞭草等研磨成粉状，干燥杀菌后制成散剂，每日对阴道进行消毒后取适量均匀涂抹于阴道及宫颈外口。也可灌装于胶囊放入阴道深处。

（3）中药熏洗法：苦参、蛇床子、地肤子、白鲜皮、白头翁、薄荷、黄柏、紫草、黄连、百部等煎水坐浴熏洗外阴，在热与药的协同作用下可加速局部血液循环，促进药物吸收，使药物的有效成分渗透到组织内消散炎症。

高教授认为脉诊为中医诊病之精髓，应信而有度。在望、闻、问的基础上对患者辨证分型，再通过脉诊校验，若有差池则应以脉诊为主，若一致则论证辨治，常收奇效。高老师常说，脉诊之法，久验实精，不可妄度，不可重依，心有形而验之以脉，脉以成而推之以症，脉证相一，则法随心用，方随法出。脉诊之法讲求三验一总一归，即验所学，验所想，验所见，总临床，归经典。带下量多本属病态，所以带下只有病脉。脉缓滑者，多属脾虚湿盛；脉沉弱者，多属肾气虚损；脉滑数或弦数者，多见湿热；脉沉紧或濡缓，多见寒湿。

4. 验案举例

（1）带下过多案 1

邱某，女，30 岁，已婚。2013 年 4 月 12 日初诊。

[主诉] 行经期延长 3 个月，带下量多如水 5 天。

[现病史] 患者平素月经规则，周期 26 ～ 34 天，经期 10 天，末次月经 3 月 19 日。量中等，来潮 3 天后净 1 ～ 2 天，阴道出现少量褐色出血，点滴 7 天净，无血块，偶有痛经，无乳胀，下腹部及腰痛较剧，带下如水 5 天、微黄、异味。纳可，寐可，小便正常，大便干结，一日一解。既往体健，生育史：G2P2，2 次剖宫产。妇科检查：外阴无殊，阴道通畅，分泌物量中，宫颈光滑，宫体后位，正常大小，质地中等，无压痛，双附件无压痛。舌淡红苔白腻，脉细。

[西医诊断] 盆腔炎。

[中医诊断] 带下过多（湿热下注证），经期过长。

[治法] 清热燥湿，升阳止带。

[方药] 苍术 10g、荷叶 10g、升麻 9g、羌活 10g、白芷 10g、海螵蛸 20g、椿根皮 15g、贯众 15g、薏苡仁 30g、藁本 10g。

7剂，日1剂，水煎服。

外洗剂：苦参10g，蛇床子10g，地肤子10g，白鲜皮10g，白头翁10g，薄荷10g，黄柏15g，黄芩10g，紫草10g，黄连10g，百部10g。6剂，煎水，坐浴熏洗外阴，在热与药的协同作用下可加速局部血液循环，促进药物吸收，使药物的有效成分渗透到组织内以消散炎症。

二诊（5月6日）：带下已除。方药：完带汤加椿根皮15g，贯众15g，海螵蛸20g。7剂，日1剂，水煎服。

按语：患者因经期延长就诊，见带下量多，清水样，有异味，伴下腹及腰部疼痛，妇检未见异常。复诊带下色黄，舌苔白腻，为脾肾亏虚，不能固摄，或外感湿邪，带脉失守，任脉不固，故见带下清稀如水，湿与下焦热邪相结，湿热下注，见带下色黄，有异味。治宜健脾利湿，收敛止带。予苍术燥湿利水，《本草纲目》称其："治湿痰留饮……及脾湿下流，浊沥带下，滑泻肠风。"荷叶散瘀止血，消风祛湿；羌活、升麻、藁本升阳除湿清带；白芷解表散寒，燥湿止带；海螵蛸、椿根皮性能收敛固涩，故能止带、止泻、止血固经；贯众清热解毒，可治"下血崩中，带下，产后血气胀痛"；薏苡仁健脾利湿，正本清源，既能燥湿健脾、清利带下，亦能收敛止血、调经期。外用黄连、黄芩、黄柏清热燥湿，合白头翁清热解毒；紫草清热凉血，活血解毒，透疹消斑；苦参、白鲜皮、蛇床子、百部祛风杀虫止痒；配地肤子清热利湿，祛风止痒。水煎坐浴，内外合用，其效更著。药后带下已除，以完带汤调理肝脾，巩固治疗。

（2）带下过多案2

周某，女，34岁，已婚。2013年1月30日初诊。

[主诉] 带下量多如水 4 个月。

[现病史] 患者因内异症就诊，经治后痛经减轻，无出汗，无小腹下坠，腰酸痛，带下如水。舌稍红苔薄白，脉细。

[中医诊断] 带下过多（湿热下注证）。

[治法] 提升清阳，燥湿止带。

[方药] 羌活 10g，独活 10g，藁本 10g，白芷 10g，生黄芪 15g，升麻 6g，葛根 10g，元胡 10g，威灵仙 12g，细辛 5g。

7 剂，日 1 剂，水煎服。龙血竭胶囊 1 盒 1 次 3 粒，1 日 3 次。

二诊（2 月 5 日）：带下如水已除，腰酸坠痛消，纳欠。

按语:《傅青主女科·带下》云"夫带下俱是湿证"。带下之证，实者多湿热下注，虚者为气虚下陷。而本患者带下如水，多属清阳下陷，当提升清阳，燥湿止带。羌活、独活、藁本祛风胜湿；白芷升阳胜湿；黄芪益气升阳，能治疗有气陷而生的带下；升麻功能升阳举陷，清热解毒；葛根为风药，性主上行，能升举下陷之清阳；患者因内异症就诊，故予以元胡活血散瘀，行气止痛；威灵仙通络止痛兼祛风除湿；细辛散寒止痛。患者服用 7 剂后，带下如水即除。

（3）带下过多案 3

王某，女，41 岁，已婚，2012 年 8 月 1 日初诊。

[主诉] 白带量多有异味 5 个月。

[现病史] 患者有子宫内膜增厚病史、盆腔炎病史，自诉白带量多有异味、色黄、质稠，无瘙痒，小腹作痛。平素经期提前 1 周左右，4/23 ～ 28 天，量少，色红，无痛经。末次月经 2012 年 7 月 13 日，经行 4 天。孕 2 产 1，一子 14 岁。妇科检查：外阴已婚经产型，阴道畅，分泌物量多、色黄、质稠，宫颈光滑，无举痛，子宫前位、正常大小、

无压痛，双附件未及明显异常。白带常规：清洁度Ⅲ度，BV（3+）。B超：子宫大小42mm×47mm×41mm，梭形内膜13mm，提示子宫内膜增厚。舌红苔黄腻，脉滑数。

[**西医诊断**] 盆腔炎，子宫内膜增厚。

[**中医诊断**] 带下过多（湿热下注证）。

[**治法**] 清热利湿，凉血活血。

[**方药**] 土茯苓30g，炒薏苡仁30g，丹参30g，赤芍20g，丹皮15g，皂刺30g，浙贝母10g，败酱草30g，木香10g，川楝子10g，元胡10g，橘核20g，甘草6g。7剂，日1剂，水煎服。

二诊（8月13日）：末次月经2012年8月7日，经行5天，量可，无腹痛，无血块，近期白带改善，受凉后小腹不适。舌红苔薄黄腻，脉滑数。上方加黄柏10g。14剂，日1剂，水煎服。

三诊（8月27日）：白带异味较前好转。舌红苔薄黄，脉数有力。方药：土茯苓30g，炒薏苡仁30g，黄柏10g，苍术10g，丹参30g，赤芍20g，丹皮15g，皂刺30g，僵蚕10g，蛇床子10g，川楝子10g，元胡10g，橘核20g。

（4）带下过多案4

梁某，女，28岁，已婚。2012年7月16日初诊。

[**主诉**] 白带量多2年。

[**现病史**] 患者盆腔炎，经少2年，末次月经2012年7月10日，2天净，量少、色深红、少量血块，无腹痛，腰酸可忍受。既往月经周期规律2～3/30天，量少，经前胸胀。平素白带量多，偶有腹部刺痛，性交后腹痛，腰痛。妇科检查：外阴已婚经产型，阴道畅，分泌物量多，色黄，宫颈轻度糜烂，举痛，子宫前位，正常大

小，轻压痛，双附件压痛明显。白带常规：清洁度Ⅲ度，BV（2+）。B超提示：子宫大小45mm×50mm×38mm，内膜厚0.9cm，直肠窝液深10mm。G0P0。舌淡暗苔薄黄，边有齿痕，脉细无力。

[西医诊断] 盆腔炎。

[中医诊断] 带下过多（湿热瘀结证）。

[治法] 清热祛湿，活血消癥。

[方药] 丹参30g，红藤30g，炒薏苡仁30g，浙贝母10g，僵蚕10g，皂刺30g，三棱15g，莪术15g，蒲公英50g，败酱草30g，鳖甲20g，鹿角霜15g，橘核20g。

7剂，日1剂，水煎服。

二诊（7月25日）：服药后白带减少，腹部仍有刺痛。舌淡暗苔薄白，有齿痕，脉弦细。上方加枳壳10g，路路通10g。7剂，日1剂，水煎服。

三诊（8月13日）：未诉不适。舌淡苔薄白，有齿痕，脉滑。方药：土茯苓30g，炒薏苡仁30g，丹参30g，皂刺30g，三棱15g，莪术15g，当归10g，赤芍20g，红藤30g，蒲公英50g，鳖甲20g，川楝子10g，元胡10g。7剂，日1剂，水煎服。

四诊（8月19日）：末次月经2012年8月18日至今，量可、有血块，无痛经。舌淡红苔薄白，边有齿痕，尺脉滑。上方加益母草30g，月季花10g，肉桂6g，干姜6g。7剂，日1剂，水煎服。

按语：炎性疾患的发生主要是经期、产后、手术创伤、崩漏等胞脉空虚之时，或不洁性生活史，摄生不慎，湿热、湿毒之邪乘虚而入，损伤任带二脉，致任、带失约，或湿瘀互结为病。治疗上主要从湿热论治，主要包括湿热下注和湿热瘀结两个证型。验案三，方中土茯苓、炒薏苡仁合用解毒祛湿，苍术、黄柏是治疗湿热下注的基本方，丹参、赤芍清热、凉血活血；皂刺、浙贝母消痰破积、软坚散结，败酱草、白花蛇舌草清热解毒。全方共奏清热解毒，祛湿化痰之功。验案四方中丹参为君药，其味苦，性微寒，归心、肝经，能活血化瘀，凉血养血，止痛。《本经》曰："丹参主心腹邪气，肠鸣幽幽如水，寒热积聚，破癥除瘕，止烦满，益气。"三棱、莪术为破气消癥要药；炒薏苡仁、蒲公英、败酱草、红藤清热解毒，利湿排脓、凉血化瘀；浙贝母，鳖甲软坚散结，消癥瘕积聚。皂刺、僵蚕消散瘀阻，痰结。上二例体现了妇科炎症发生发展的两个阶段：急性发作期以湿热下注为主，缓解期以湿热瘀结为主。治疗一个阶段后应重新辨证，及时调整治疗方案，如急性期湿热一旦清除，病情转入慢性阶段，此时酌情加入扶正，消癥之品。

（5）带下过多案5

国某，33岁，已婚。2011年6月14日初诊。

[**主诉**] 白带量稍多2年余。

[**现病史**] 患者婚后3年未避孕未孕，G0P0，丈夫查精液常规未见异常，患者平日有轻微下腹痛，白带量稍多、色白、无异味，末次月经2011年6月5日。今日妇检：外阴皮肤正常，白色分泌物量多，宫颈光滑，双侧附件片状增厚，轻压痛。纳可，寐可，二便调，舌红苔薄黄，脉沉细。患者要求行试管婴儿前中药调理，建议：①B超：子宫、附件；②输卵管通液术。

[**西医诊断**] 不孕症，盆腔炎。

[**中医诊断**] 带下过多（肾虚）。

[**治法**] 滋阴扶阳，理气养血。

[**方药**] 补骨脂10g，山茱萸15g，寸云10g，巴戟天10g，紫石

英 15g，当归 10g，川芎 10g，紫河车 10g，仙灵脾 20g，黄精 15g，五味子 10g，党参 15g，白术 15g，茯苓 15 g，炙甘草 10g，柴胡 10g，香附 10g，木香 10g，砂仁 10g，罗勒 15g。

8 剂，日 1 剂，水煎服。

外用导药：补骨脂 10g，山茱萸 15g，寸云 10g，巴戟天 10g，菟丝子 20g，紫河车 10g，紫石英 30g，熟地黄 15g，当归 15g，川芎 15g，白芍 15g，赤芍 15g，桃仁 15g，红花 10g，仙灵脾 30g，黄精 20g，五味子 10g，水蛭 10g，杜仲 20g，厚朴 10g，枳实 10g，党参 10g，茯苓 10g，白术 10g，炙甘草 10g。干导药。

二诊（6 月 21 日）：服药期间纳可、寐可、二便调，下腹痛减轻。方药：补骨脂 10g，山药 10g，寸云 15g，巴戟天 12g，菟丝子 30g，紫河车 10g，紫石英 30g，熟地黄 20g，当归 15g，川芎 12g，赤白芍各 15g，桃仁 15g，红花 10g，仙灵脾 10g，黄精 15g，五味子 10g，水蛭 10g，杜仲 15g，厚朴 15g，枳实 15g，党参 10g，云苓 15g，白术 10g，炙甘草 10g。7 剂，日 1 剂，水煎服。

三诊（6 月 28 日）：患者要求只培补子宫土壤，不灌肠，不通管。方药：补骨脂 10g，山茱萸 15g，寸云 10g，巴戟天 10g，菟丝子 20g，紫石英 20g，当归 15g，川芎 15g，熟地黄 20g，仙灵脾 15g，黄精 15g，五味子 10g，柴胡 10g，香附 15g，水蛭 10g，杜仲 15g，党参 10g，白术 10g，茯苓 10g，炙甘草 10g。7 剂，日 1 剂，水煎服。

外用导药：同首诊方。

四诊（7 月 12 日）：患者自述下腹痛明显好转，守方 7 剂，日 1 剂，水煎服。

五诊（7 月 19 日）：守方 7 剂，日 1 剂，水煎服。

随访，患者盆腔炎痊愈，试管婴儿胚胎移植成功，1年后顺利产下1名女婴。

按语：患者患有盆腔炎，要求行试管婴儿前中药调理，所以对此患者一方面性活血化瘀，治疗盆腔炎；一方面补肾调经，培补子宫内膜。外用导药采用具有电场效应、磁场效应、热效应、震荡效应的理疗机进行盆腔体表投影区及穴位理疗，可松解盆腔粘连，止痛，促进炎性代谢产物的吸收消散。口服处方以菟丝子、巴戟天、补骨脂、熟地黄、肉苁蓉为主补肾，当归、川芎、紫石英、五味子调理冲任为主，全方平补肾气、滋阴扶阳、调理冲任、理气养血。

（二）带下过少

1. 病因病机

本病的主要病机是阴液不足，不能润泽阴户，肝肾亏损、血枯瘀阻是导致带下过少的主要原因。

（1）肝肾亏损

先天禀赋不足，肝肾阴虚，或房劳多产，大病久病，耗伤精血，或年老体弱，肾精亏损，或七情内伤，肝肾阴血暗耗。肝肾亏损，血少精亏，阴液不充，任带失养，不能滋润阴窍，发为带下过少。

（2）血枯瘀阻

素体脾胃虚弱，化源不足；或堕胎多产，大病久病，暗耗营血；或产后大出血，血不归经；或经产感寒，余血内留，新血不生，均可致精亏血枯，瘀血内停，瘀阻血脉，精血不足且不循常道，阴津不得敷布子宫、阴窍，发为带下过少。

2. 辨证论治

带下过少一病，虽有肝肾阴虚、血枯瘀阻之不同，其根本是阴血不足，治疗重在滋补肝肾之阴精，佐以养血、化瘀等。用药不可肆意攻伐，过用辛燥苦寒之品，以免耗津伤阴，犯虚虚之戒。

（1）肝肾亏损证

主要证候：带下过少，甚至全无，阴部干涩灼痛，或伴阴痒，阴部萎缩，性交疼痛；头晕耳鸣，腰膝酸软，烘热汗出，烦热胸闷，夜寐不安，小便黄，大便干结；舌红少苔，脉细数或沉弦细。

证候分析：肝肾亏损，血少津乏，阴液不充，任带失养，不能润泽阴窍，发为带下过少；阴虚内热，灼津耗液，则带下更少，阴部萎缩，干涩灼痛，阴痒；精血两亏，清窍失养，则头晕耳鸣；肾虚外府失养，则腰膝酸软；肝肾阴虚，虚热内生，则烘热汗出，烦热胸闷，夜寐不安，小便黄，大便干结；舌红少苔，脉细数或沉弦细等均为肝肾亏损之证。

治疗法则：滋补肝肾，养精益血。

方药举例：左归丸加知母、肉苁蓉、紫河车、麦冬。

熟地黄、山茱萸、山药、枸杞子、菟丝子、鹿角胶、龟甲胶、牛膝、紫河车、麦冬、肉苁蓉、紫河车、知母。

方中熟地黄、山茱萸、山药、枸杞子益肝肾，补精血；菟丝子补肾气；鹿角胶、龟甲胶滋补精血，补益冲任；川牛膝引药下行。加紫河车大补精血；麦冬养阴润燥；知母养阴清热。全方共奏滋补肝肾，养精益津之功。

如阴虚阳亢，头痛甚者，加天麻、钩藤、石决明；心火偏盛者，加黄连、炒枣仁、青龙齿；皮肤瘙痒者，加蝉蜕、防风、白蒺藜；大便干结者，加生地黄、玄参、何首乌。

（2）血枯瘀阻证

主要证候：带下过少，甚至全无，阴中干涩，阴痒；或面色无华，头晕眼花，心悸失眠，神疲乏力，或经行腹痛，经色紫暗，有血块，肌肤甲错，或下腹有包块；舌质暗，边有瘀斑，脉细涩。

证候分析：精血不足且不循常道，瘀阻血脉，阴津不得敷布，则带下过少，甚至全无，阴户干涩，阴痒；血虚不能上荣于头面，则头晕眼花，面色无华；血虚心失所养，则心悸失眠；血虚气弱，则神疲乏力；瘀血内阻，气机不畅，则经行腹痛、经色紫暗，伴有血块；瘀血内阻，肌肤失养，则肌肤甲错；舌质淡暗，边有密点瘀斑，脉细涩均为血枯瘀阻之象。

治疗法则：补血益精，活血化瘀。

方药举例：小营煎加丹参、桃仁、牛膝。

当归、白芍、熟地黄、山药、枸杞子、炙甘草、丹参、桃仁、牛膝。

方中当归、白芍养血润燥；熟地黄、枸杞子滋阴养血填精；山药健脾滋肾；加丹参、桃仁活血祛瘀；牛膝引药下行。全方补血益精，活血行瘀。

3. 验案举例

带下过少案

才某，女，36 岁，已婚。2009 年 4 月 9 日初诊。

[**主诉**] 持续下腹胀痛 20 余天。

[**现病史**] 患者主因输卵管再通术后 40 天入院，该患者在行输卵管再通术时由于医疗事故在腹腔留纱布一块，于 2009 年 3 月 18

日在普外科行清除术手术治疗，清除术后至入院时持续下腹胀痛，无发热，少量白带，无阴道出血，超声提示：子宫底部周围广泛粘连，右附件区液性病变。妇科检查：炎性粘连面积约20cm×15cm，右后穹窿饱满、触痛。炎症蔓延至子宫骶骨韧带处，使纤维组织增生变硬，使子宫固定，宫颈旁组织也增厚变硬，向外呈扇形扩散，形成"冰冻骨盆"。

[西医诊断] 盆腔炎。

[中医诊断] 带下过少（湿热瘀滞）。

[治法] 活血化瘀，软骨散结，清热解毒。

[方药] 丹参10g，赤芍10g，柏子仁6g，三棱10g，莪术10g，乳没各10g，金银花10g，连翘15g，蒲公英15g，穿山甲10g，细辛10g，海藻12g，皂角刺10g，土茯苓15g，夏枯草6g。

7剂，日1剂，水煎保留灌肠。

口服方：苍术10g，黄柏10g，川牛膝20g，薏苡仁20g，败酱草20g，鸡血藤10g，五灵脂10g，蒲黄10g，乳没各10g，土茯苓15g，穿山甲10g，皂角刺10g，鳖甲10g，青皮10g，陈皮10g，莱菔子10g，连翘10g，蒲公英20g，紫花地丁10g，苦参10g，山药10g。

制成药面，每次5g，每日3次（因患者盆腔广泛粘连只可少量进流食，遂只能口服药面）。

导药方：熟大黄10g，丹皮10g，赤芍10g，桃仁10g，丹参10g，三棱10g，莪术10g，制天南星5g，败酱草20g，金银花10g，连翘10g，威灵仙10g，穿山甲10g，昆布10g，海藻10g，土鳖虫10g，白花蛇舌草10g，皂角刺10g，土茯苓10g，白芥子5g。磨粉制成药面，导入仪器，外敷导药，每日1次。

　　二诊（4月13日）：患者自觉腹痛明显减轻，今日妇检：炎性粘连面积 12cm×12cm。彩超提示：子宫大小 64.5mm×42.6mm×55.9mm，双附件卵巢探查不清，右附件区 40mm×30.7mm×40.7mm，边界不清的壁较厚的无回声，内可见密集的点状弱回声，后方回声切入强。子宫底部周围可见少量无回声，盆腹腔内肠管蠕动不明显。超声诊断：①有附件区含液性病变，炎性、脓性可能；②子宫底部周围少量积液，炎性、脓性可能；③子宫未见异常。

　　灌肠方药：丹参 15g，赤芍 15g，桃仁 10g，三棱 10g，莪术 10g，乳香 10g，没药 10g，金银花 10g，连翘 15g，蒲公英 15g，穿山甲 10g，细辛 10g，海藻 12g，皂角刺 10g，土茯苓 10g，败酱草 10g，夏枯草 6g。7 剂，日 1 剂，水煎保留灌肠。

　　口服方：莱菔子 20g，鸡内金 20g，厚朴 10g，草豆蔻 10g，陈皮 15g，枳壳 10g，青皮 10g，砂仁 10g，乳香 10g，没药 10g，蒲黄 5g。一次 5g，日 3 次，加入之前药面同服。

　　三诊（4月19日）：今日妇检：粘连面积约为婴儿头大小，后穹隆饱满，触痛消失。纳食可，夜寐可，二便调。舌淡红，苔白，脉沉弱。

　　灌肠方药：丹参 15g，赤芍 15g，桃仁 10g，三棱 10g，莪术 10g，乳没各 10g，金银花 10g，连翘 15，蒲公英 15g，穿山甲 10g，细辛 10g，海藻 12g，土茯苓 10g，败酱草 10g，皂角刺 10g，夏枯草 10g，肉桂 10g。7 剂，日 1 剂，水煎保留灌肠。

　　口服方：黄芪 20g，党参 10g，苍术 20g，白术 20g，茯苓 10g，莱菔子 10g，鸡内金 20g，陈皮 15g，青皮 10g，枳壳 10g，枳实 10g，砂仁 10g，乳没各 10g，黄柏 10g，川牛膝 10g，薏苡仁 20g，败酱草 10g，鸡血藤 10g，穿山甲 10g，鳖甲 10g，五灵脂 10g，蒲黄

10g。药面一次 5g，每日 3 次。

四诊（4 月 27 日）：末次月经 2009 年 4 月 19 日，同往日月经，量中等、色红，无痛经。纳食可，夜寐可，二便调。舌淡红苔白，脉沉缓。B 超提示：子宫大小 66mm×40.7mm×59.5mm，左卵巢大小 29.6mm×21.6mm×27mm，边界不清，右卵巢 24.2mm×27.8mm×27.2mm 边界不清。超声诊断：①双附件与周围不清，炎性粘连；②子宫未见异常。

灌肠方药：丹参 15g，赤芍 15g，桃仁 10g，三棱 10g，莪术 10g，败酱草 10g，夏枯草 6g，金银花 10g，连翘 10g，肉桂 10g，细辛 10g，穿山甲 10g，海藻 10g，土茯苓 15g，鸡血藤 20g。7 剂，日 1 剂，水煎保留灌肠。

口服方：柴胡 10g，龙胆草 10g，厚朴 15g，陈皮 15g，鸡内金 30g，蒲黄 10g，郁金 10g，莱菔子 20g，焦三仙各 15g，黄芪 30g，党参 10g，白术 10g。药面，1 次 5g，1 日 3 次。

五诊（5 月 4 日）：末次月经 2009 年 4 月 19 日，纳食可，夜寐可，二便调。舌淡红苔白，脉沉缓。粘连面积较之前继续变小，偶有腹痛。

导药方药：熟大黄 10g，土鳖虫 10g，丹皮 10g，赤芍 10g，丹参 10g，桃仁 10g，红花 10g，败酱草 10g，夏枯草 10g，鸡内金 10g，昆布 10g，海藻 10g，三棱 10g，莪术 10g，青皮 10g，枳实 10g，蒲公英 10g，穿山甲 10g，王不留行 10g，泽兰 10g。药面一料，外敷局部，导药用。

灌肠方：柴胡 10g，荔枝核 10g，丹参 15g，赤芍 15g，桃仁 15g，莪术 10g，三棱 10g，穿山甲 10g，细辛 10g，败酱草 15g，夏枯草 10g，鸡血藤 30g，黄柏 10g，苦参 10g，7 剂，日 1 剂，水煎保留灌肠。

口服方：薏苡仁20g，败酱草20g，鸡血藤20g，莱菔子10g，鸡内金20g，厚朴10g，草豆蔻10g，砂仁10g，乳没各10g，元胡10g，穿山甲10g，鳖甲10g，苦参10g，土茯苓15g，白芷10g，皂角刺15g，三棱10g，莪术10g，山药10g，荔枝核10g，肉桂10g，炙附子5g。药面一次5g，每日3次。

六诊（5月11日）：患者末次月经2009年4月19日，自觉腹胀，纳食欠佳，夜寐可，大便时腹部坠痛。舌淡红苔薄白，脉沉细。

灌肠方药：丹参15g，赤芍15g，桃仁10g，三棱10g，莪术10g，败酱草10g，夏枯草6g，金银花10g，连翘10g，肉桂10g，细辛10g，穿山甲10g，海藻10g，土茯苓15g，鸡血藤30g。7剂，日1剂，水煎保留灌肠。

口服方：苍术10g，白术10g，黄柏10g，川牛膝10g，败酱草10g，薏苡仁20g，莱菔子10g，鸡内金20g，厚朴10g，草豆蔻10g，砂仁10g，乳没各10g，元胡10g，穿山甲10g，鳖甲10g，苦参10g，土茯苓10g，莪术10g，炙附子10g，肉桂10g，荔枝核10g，茯苓10g，黄芪20g。药面1料，一次5g，每日3次。

七诊（5月14日）：患者今日出院，带药。

灌肠方药：丹参15g，赤芍15g，桃仁10g，三棱10g，莪术10g，败酱草10g，夏枯草6g，金银花10g，连翘10g，肉桂10g，细辛10g，穿山甲10g，海藻10g，土茯苓15g，鸡血藤30g。30剂，日1剂，水煎保留灌肠。

口服方：苍术20g，白术20g，黄柏20g，川牛膝20g，败酱草20g，薏苡仁20g，莱菔子20g，鸡内金30g，厚朴10g，草豆蔻20g，砂仁20g，乳没各20g，元胡20g，穿山甲20g，鳖甲20g，苦参

10g，土茯苓 10g，莪术 10g，炙附子 10g，肉桂 20g，荔枝核 20g，茯苓 10g，黄芪 30g。药面 2 料，每次 5g，每日 3 次。

导药方：熟大黄 10g，土鳖虫 10g，丹皮 10g，赤芍 10g，丹参 10g，桃仁 10g，红花 10g，败酱草 10g，夏枯草 10g，鹿角霜 10g，鸡内金 20g，昆布 10g，海藻 10g，三棱 10g，莪术 10g，青皮 10g，枳实 10g，蒲公英 15g，穿山甲 10g，王不留行 15g，莱菔子 10g。药面一料外敷局部，导药用。

八诊（6 月 22 日）：末次月经 2009 年 5 月 15 日，量中等、色红、质中，自觉腹胀、腹痛好转，偶遇寒凉，腹胀加剧，纳食可，夜寐可，大便时牵连小腹轻微坠痛。舌红苔白，脉沉细。

口服方药：苍术 20g，黄柏 20g，川牛膝 20g，败酱草 20g，薏苡仁 20g，莱菔子 20g，鸡内金 30g，厚朴 10g，草豆蔻 20g，砂仁 20g，乳没各 20g，元胡 20g，穿山甲 20g，鳖甲 20g，苦参 10g，土茯苓 10g，莪术 10g，皂角刺 10g，炙附子 10g，肉桂 20g，荔枝核 20g，党参 10g，黄芪 20g。药面 1 料，每次 5g，每日 3 次。

九诊（7 月 20 日）：末次月经 6 月 10 日，量中等、色红、质中，包块仍存在、触痛减轻，大便时坠痛已消失。舌红苔白，脉沉细。

口服方药：苍术 20g，黄柏 20g，川牛膝 20g，薏苡仁 20g，败酱草 20g，莱菔子 20g，鸡内金 20g，厚朴 10g，乳没各 20g，草豆蔻 10g，砂仁 20g，元胡 20g，穿山甲 20g，鳖甲 20g，浙贝母 20g，苦参 20g，土茯苓 10g，炙附子 10g，肉桂 10g，党参 20g，黄芪 30g，荔枝核 10g，当归 5g。药面 1 料，每次 5g，每日 3 次。

十诊（8 月 17 日）：患者自述行输卵管通液术提示：双侧输卵管通畅。B 超提示：炎性包块消失，可见通液液体。末次月经 2009 年 8 月 6 日，行经 5 天，量多、色红、有血块，偶有痛经。舌质暗苔白，脉沉细。乳房胀痛，胃脘灼热感，纳食较差，大便稍溏。患者希望要二胎，要求中药调理。

灌肠方药：丹参 10g，赤芍 10g，桃仁 10g，三棱 10g，莪术 10g，夏枯草 6g，金银花 10g，连翘 10g，肉桂 10g，细辛 10g，穿山甲 10g，海藻 10g，土茯苓 15g，败酱草 5g，鸡血藤 20g，补骨脂 5g。20 剂，日 1 剂，水煎保留灌肠。

导药方：熟大黄 10g，土鳖虫 10g，水蛭 10g，全蝎 10g，丹皮 10g，赤芍 10g，丹参 10g，桃仁 10g，三棱 10g，莪术 10g，穿山甲 10g，鳖甲 10g，昆布 10g，海藻 10g，青皮 10g，枳实 10g，王不留行 10g，莱菔子 10g，蒲公英 15g，鸡内金 15g，红花 10g，败酱草 10g，鹿角霜 5g。药面 1 料，外敷局部，导药用。

口服方：苍术 20g，黄柏 20g，川牛膝 20g，薏苡仁 30g，败酱草 30g，乳没各 10g，莱菔子 20g，鸡内金 20g，砂仁 20g，木香 20g，穿山甲 20g，鳖甲 20g，浙贝母 20g，当归 20g，苦参 20g，土茯苓 25g，莪术 15g，党参 20g，荔枝壳 20g，黄芪 20g，肉桂 10g，陈皮 10g，补骨脂 10g，山茱萸 10g，寸云 10g，巴戟天 10g，菟丝子 20g，仙灵脾 15g，黄精 15g，五味子 10g，柴胡 10g。1 料，每次 5g，每日 3 次。

十一诊（10 月 19 日）：患者自觉腹胀明显，排气则解，末次月经 10 月 9 日，行经 5 天，量中等、色深红、有血块。今日妇检：子宫前位，与腹壁粘连，双附件未触及异常。纳可，夜寐差，大便难。舌质暗苔白，脉沉细。

灌肠方药：丹参 15g，赤芍 15g，桃仁 10g，三棱 10g，莪术 10g，桂枝 20g，丹皮 10g，败酱草 10g，夏枯草 10g，水蛭 10g，干姜 10g，皂角刺 10g，土茯苓 15g，川楝子 10g，穿山甲 6g。20 剂，

日 1 剂，水煎保留灌肠。

口服方：党参 10g，白术 10g，苍术 10g，黄芪 20g，茯苓 10g，炙甘草 6g，木香 10g，砂仁 10g，陈皮 15g，半夏 10g，佛手 10g，元胡 15g，莱菔子 20g，川楝子 15g，厚朴 15g，枳实 15g，薏苡仁 20g，黄柏 15g，鸡血藤 20g，肉桂 20g，荔枝核 20g，焦三仙各 15g，枣仁 20g，补骨脂 10g，山茱萸 10g，寸云 10g，巴戟天 10g，菟丝子 20g，仙灵脾 15g，黄精 15g，五味子 10g，柴胡 10g。药面 3 料，每次 5g，每日 3 次。

十二诊（11 月 29 日）：他人代述，月经正常，包块触痛，纳可，夜寐差，大便干，无发烧，无呕吐。

口服方：党参 20g，白术 10g，黄芪 20g，当归 5g，茯苓 10g，炙甘草 5g，木香 10g，砂仁 10g，莱菔子 10g，芒硝 10g，元胡 15g，陈皮 10g，半夏 10g，蜈蚣 1 条，水蛭 20g，熟大黄 10g，土鳖虫 15g，川牛膝 5g，枳实 10g，肉桂 10g，厚朴 5g，补骨脂 10g，山茱萸 10g，寸云 10g，巴戟天 10g，菟丝子 20g，仙灵脾 15g，黄精 15g，五味子 10g，柴胡 10g。6 剂，共研末，每次 5g，每日 3 次。

十三诊（2010 年 1 月 17 日）：患者自觉胀气，纳可，夜寐差，二便调，月经规律，精神差。嘱其继续灌肠，做震荡运动。

口服方：党参 20g，白术 10g，茯苓 10g，炙甘草 5g，黄芪 30g，当归 5g，丹参 10g，赤芍 10g，桃仁 10g，三棱 10g，莪术 10g，水蛭 10g，土鳖虫 10g，熟大黄 10g，枳实 10g，沉香 6g，厚朴 10g，莱菔子 10g，代赭石 15g，肉桂 10g，枣仁 15g，合欢皮 20g，元胡 15g，陈皮 15g，半夏 10gg，木香 10g，砂仁 10g，荔枝核 10g，补骨脂 10g，山茱萸 10g，寸云 10g，巴戟天 10g，菟丝子 20g，仙灵脾 15g，黄精 15g，五味子 10g，柴胡 10g，川芎 10g。8 剂，共研细末，每次 5g，每日 3 次。

十四诊（4 月 17 日）：患者找人代述，腹胀好转，肠蠕动缓慢，可进普食。

口服方：鸡内金 50g，砂仁 30g，草豆蔻 20g，丹参 10g，赤芍 10g，桃仁 10g，红花 10g，水蛭 10g，穿山甲 10g，全蝎 10g，蜈蚣 1 条，土茯苓 15g，皂角刺 15g，莱菔子 20g，厚朴 10g，木香 20g，党参 20g，白术 10g，茯苓 10g，炙甘草 5g，玄参 20g。3 剂，共研末，每次 5g，每日 3 次。

十五诊（5 月 19 日）：患者找人代述，腹胀明显。

口服方药：鸡内金 50g，砂仁 30g，草豆蔻 30g，木香 20g，穿山甲 20g，莱菔子 20g，党参 10g，白术 10g，茯苓 10g，炙甘草 6g，陈皮 10g，半夏 10g，丹参 10g，赤芍 10g，桃仁 10g，皂角刺 10g，水蛭 10g，全蝎 10g，熟大黄 10g，丹皮 10g，连翘 10g，寸云 10g，干姜 10g，巴戟天 10g。7 剂，共研细末，每次 5g，每日 3 次。

十六诊（8 月 1 日）：患者自觉排气不顺畅，纳食较佳，夜寐可，二便调，精神转好，月经规律。

口服方药：鸡内金 50g，砂仁 30g，草豆蔻 20g，大黄 10g，芒硝 10g，厚朴 10g，枳实 10g，丹参 20g，赤芍 20g，桃仁 10g，穿山甲 10g，莱菔子 15g，三棱 10g，莪术 10g，皂角刺 10g，水蛭 10g，全蝎 10g，干姜 10g，寸云 10g，巴戟天 10g，党参 10g，白术 10g，茯苓 10g，炙甘草 5g。2 剂，共研细末，每次 5g，每日 3 次。

十七诊（8 月 19 日）：患者自觉腹胀较前减轻，肠蠕动加快，尤其伤口处为甚，月经规律，白带不多，纳可，夜寐可，二便调。舌质淡苔白，脉沉弦。现避孕。

方药：大黄 10g，全蝎 10g，蜈蚣 1 条，五倍子 10g，僵蚕 10g，

芒硝 10g，厚朴 10g，枳实 10g，丹参 20g，赤芍 20g，桃仁 10g，红花 10g，三棱 10g，莪术 10g，皂角刺 10g，全蝎 10g，鸡内金 20g，砂仁 20g，莱菔子 20g，干姜 10g，白术 10g，党参 20g，巴戟天 10g，寸云 10g，炙甘草 10g。2 剂，共研细末，每次 5g，每日 3 次。

导药方：大黄 10g，丹参 10g，桃仁 10g，冬瓜仁 10g，五倍子 20g，蜈蚣 2 条，穿山甲 10g，细辛 10g，土茯苓 15g，金银花 20g，连翘 20g，丹参 20g，赤芍 20g，三棱 20g，莪术 20g，路路通 20g。1 剂共研细末，外敷局部，导药用。

随访，患者自测试纸已怀孕。末次月经 2000 年 12 月 10 日，今日查 B 超提示：宫腔内可见 43.8mm×34.6mm×50.3mm 妊娠囊回声，囊内可见胎心、胎芽，顶臀长 20.0mm，超声诊断：子宫增大明显，宫内早孕，单活胎。

按语：患者主因医护人员的失误，腹腔残留纱布，最终导致冰冻骨盆。盆腔结缔组织炎一旦发生，局部组织充血水肿，有大量的白细胞及浆细胞浸润，使组织失去柔软感，且增厚发硬；慢性盆腔结缔组织炎以纤维结缔组织增生为主，逐渐使之成为较坚硬的瘢痕组织，重者则出现"冰冻骨盆"状态。此类型按干性炎症为主治疗。治法多以中药保留灌肠和中药理疗为主，配合中药汤剂口服。中医立法以活血化瘀、软坚散结、祛瘀消癥为主，佐以清热解毒。发挥中药软坚散结的优势以抗粘连。中药活血化瘀（丹参、赤芍、当归等）、软坚散结（浙贝母、王不留行等）、祛瘀消癥（水蛭、莪术）为主，佐以清热解毒（如金银花、连翘等）。治法多以中药保留灌肠和中药理疗为主，配合中药汤剂口服。同时，"久病多虚"，过于寒凉易伤脾胃之气，过于温燥易耗伤阴液，病久以致肾虚。因此可酌情添加健脾养胃、固护阴液、滋补肾气之品。患者后期希望中药调理受孕，在基础方之上加入补肾调冲方，滋补肝肾、调理冲任，助其受孕。

七、痛经

妇女正值经期或经行前后出现周期性小腹疼痛或痛引腰骶，甚至剧痛晕厥者，称为痛经，又称"经行腹痛"。西医妇产科学将痛经划分为原发性痛经和继发性痛经。原发性痛经又称功能性痛经，指生殖器官无器质性病变者。盆腔器质性疾病如子宫内膜异位症、子宫腺肌症、盆腔炎或宫颈狭窄等所引起的属继发性痛经。原发性痛经以青少年女性多见，继发性痛经则常见于育龄期妇女。

1. 病因病机

痛经病位在子宫、冲任，以"不通则痛"或"不荣则痛"为主要病机。其之所以伴随月经周期而发，又与经期及经期前后特殊生理状态有关：未行经期间，由于冲任气血平和，致病因素尚不足以引起冲任、子宫气血瘀滞或不足，故平时不发生疼痛。经期前后，血海由满盈而泄溢，气血盛实而骤虚，子宫、冲任气血变化较平时急剧，易受致病因素干扰，加之体质因素的影响，导致子宫、冲任气血运行不畅或失于煦濡，不通或不荣而痛。经净后子宫、冲任血气渐复则疼痛自止。但若病因未除，素体状况未获改善，则下次月经来潮，疼痛又复发，其常见病因病机有气滞血瘀、寒凝血瘀、湿热瘀阻与气血虚弱，肾气亏损。

（1）气滞血瘀

素性抑郁或忿怒伤肝，气郁不舒，血行失畅，瘀阻子宫、冲任。

经前、经期气血下注冲任，或复为情志所伤，壅滞更甚，"不通则痛"，发为痛经。

（2）寒凝血瘀

经期、产后，感受寒邪，或过食寒凉生冷，寒客冲任，与血相搏，以致子宫、冲任气血失畅。经前、经期气血下注冲任，子宫气血更加壅滞，"不通则痛"。若经前、经期冒雨、涉水、游泳，或久居阴湿之地，则发为寒湿凝滞证痛经。

（3）湿热瘀阻

素体湿热内蕴，或经期、产后摄生不慎感受湿热之邪，与血相搏，流注冲任，蕴结宫中，气血失畅；经前、经期气血下注，子宫、冲任气血瘀滞更甚，"不通则痛"，致使经行腹痛。

（4）气血虚弱

脾胃素虚，化源匮乏，或大病久病，或大失血后气血不足，冲任气血虚少，行经后血海气血更虚，不能濡养冲任、子宫；兼之气虚无力流通血气，因而发为痛经。

（5）气血虚弱

禀赋素弱，或多产房劳伤损，精血不足，经后血海空虚，冲任、子宫失于濡养，"不荣则痛"发为痛经。

2. 辨证论治

痛经以实证居多，而虚证较少，亦有证情复杂，实中有虚，虚中有实，虚实兼夹者，需知常达变。因本病病位在子宫、冲任，变化在气血，故治疗以调理子宫、冲任气血为主。治法分两步：经期重在调血止痛以治标，及时控制、缓减疼痛；平时辨证求因而治本；标本急缓，主次有序地阶段调治，对子宫发育不良、畸形或位置过度倾屈、宫颈狭窄等所致经行腹痛，又当根据不同情况，选择最佳治疗方案。

（1）气滞血瘀证

主要证候：经前或经期小腹胀痛拒按，经血量少，行而不畅，血色紫暗有块，块下痛暂减。伴乳房胀痛，胸闷不舒。舌质紫暗或有瘀点，脉弦。

证候分析：肝失条达，冲任气血郁滞，经血不利，不通则痛，故经前或经期小腹胀痛拒按，经量少、经行不畅、色暗有块；块下气血暂通而疼痛暂减；肝郁气滞，经脉不利，故乳胀胸闷；舌紫暗、脉弦均属气滞血瘀之征。

治疗法则：理气行滞，化瘀止痛。

方药举例：膈下逐瘀汤或痛经方。

当归、川芎、赤芍、桃仁、红花、枳壳、延胡索、五灵脂、乌药、香附、丹皮、甘草。

方中香附、乌药、枳壳理气行滞；当归、川芎、桃仁、红花、赤芍活血化瘀；延胡索、五灵脂化瘀定痛；丹皮凉血活血；甘草缓急止痛、调和诸药。气顺血调则疼痛自止。

（2）寒凝血瘀证

主要证候：经前或经期小腹冷痛拒按，得热痛减；月经或见推后，量少，经色暗而有瘀块。面色青白、肢冷畏寒。舌暗苔白，脉沉紧。

证候分析：寒凝子宫、冲任，血行不畅，故经前或经期小腹冷痛，寒得热化，瘀滞暂通，故得热痛减；寒凝血瘀，冲任失畅可见月经推后，经色暗而有块；寒邪内盛阻遏阳气，故面色青白、肢冷畏寒；舌、脉均为寒凝血瘀之候。

治疗法则：温经散寒，化瘀止痛。

方药举例：少腹逐瘀汤。

小茴香、干姜、延胡索、没药、当归、川芎、官桂、赤芍、蒲黄、五灵脂。

方中官桂、干姜、小茴香温经散寒；当归、川芎、赤芍养营活血；蒲黄、五灵脂、没药、延胡索化瘀止痛。寒散血行，冲任、子宫血气调和流畅，自无疼痛之虞。

（3）湿热瘀阻证

主要证候：经前或经期小腹疼痛或胀痛不适，有灼热感，或痛连腰骶，或平时小腹疼痛，经前加剧，经血量多或经期长，色暗红、质稠或夹较多黏液。素常带下量多，色黄质稠有臭味；或伴有低热起伏，小便黄赤。舌质红苔黄腻，脉滑数或弦数。

证候分析：湿热之邪，盘踞冲任子宫，气血失畅，经前血海气血充盈，湿热与血互结壅滞不通，故腹痛拒按，痛连腰骶，有灼热感；湿热扰血，故经量多或经期长，经色暗红质稠或夹较多黏液；累及任带，则带下异常；湿热缠绵，故伴低热起伏；小便黄赤、舌红、苔黄腻、脉滑数或弦数均为湿热蕴结之候。

治疗法则：清热除湿，化瘀止痛。

方药举例：清热调血汤加车前子、薏苡仁、败酱草或银甲丸。

牡丹皮、黄连、生地黄、当归、白芍、川芎、红花、桃仁、延胡索、莪术、香附、车前子、薏苡仁、败酱草。

方中黄连清热燥湿；丹皮、生地黄、白芍清热凉血；当归、川芎、桃仁、红花活血化瘀；延胡索、莪术、香附行气活血止痛。加车前子、薏苡仁、败酱草意在增强原方清热除湿之功。

（4）气血虚弱证

主要证候：经期或经后小腹隐隐作痛，喜按或小腹及阴部空坠不适，月经量少、色淡、质清稀。面色无华，头晕心悸，神疲乏力。舌质淡，脉细无力。

证候分析：气血不足，冲任亦虚，经行之后，血海更虚，子宫、冲任失于濡养，故经期或经后小腹隐隐作痛、喜按；气虚下陷则空坠不适；气血两虚，血海未满而溢，故经量少、色淡、质清稀；面色无华、神疲乏力、头晕心悸、舌淡、脉细无力皆为气血不足之象。

治疗法则：益气养血，调经止痛。

方药举例：圣愈汤或黄芪建中汤或养血和血汤。

人参、黄芪、熟地黄、当归、川芎、白芍。

方中人参、黄芪补脾益气；熟地黄、白芍、当归、川芎养血和血。气充血沛，子宫、冲任复其濡养，自无疼痛之患。可酌加鸡血藤、桂枝、艾叶、炙甘草养血缓痛。

伴腰酸不适，加菟丝子、杜仲补肾壮腰。

（5）肾气亏损证

主要证候：经期或经后 2 天内小腹绵绵作痛，伴腰骶酸痛，经色暗淡、量少、质稀薄。头晕耳鸣，面色晦暗，健忘失眠。舌质淡红苔薄，脉沉细。

证候分析：肾气虚损，冲任俱虚，精血本已不足，经行之后，血海更虚，子宫、冲任失养，故小腹绵绵作痛；外府不荣则腰骶酸痛不适；精亏血少，阳气不足，故面色晦暗，经色暗淡、量少、质稀薄；肾虚脑失所养，则见头晕耳鸣、健忘失眠；舌、脉亦为肾气不足之征。

治疗法则：补肾益精，养血止痛。

方药举例：益肾调经汤或调肝汤。

巴戟天、杜仲、续断、乌药、艾叶、当归、熟地黄、白芍、益母草。

原方治"经来色淡量少，经后少腹疼痛、两胁作胀、腰部酸软"诸症。

方中巴戟天、杜仲、续断补肾壮腰、强筋止痛；乌药温肾散寒；艾叶温经暖宫；当归、熟地黄、白芍滋阴养血；益母草活血调经。肾气实，筋骨坚，阴血充沛，子宫、冲任得以濡煦则疼痛自止。

腰骶酸痛，加菟丝子、桑寄生；经血量少、色暗，加鹿角胶、山茱萸、淫羊藿；头晕耳鸣、健忘失眠酌加枸杞子、制何首乌、酸枣仁、柏子仁；夜尿多，小便清长者，加益智仁、桑螵蛸、补骨脂。

3. 验案举例

（1）痛经案 1

王某，女，41 岁，已婚。2011 年 9 月 7 日初诊。

[主诉] 行经腹痛 6 年余。

[现病史] 患者行经腹痛 6 年余，月经周期 7/15 ～ 20 天，血量多、色鲜红、有血块，下腹痛，有灼热感，经行疼痛加剧。伴心烦易怒，口干不渴，大便不畅，带下量多、色黄。舌红苔薄黄，边尖有瘀点，脉滑。妇科检查：子宫水平位，稍大，压痛明显，后穹窿触及一蚕豆大结节、压痛明显，左附件触及一约 2cm×8cm 肿物，右附件触及一约 3cm×3.5cm 肿物，压痛。B 超：子宫后位，大小 7.0cm×6.0cm×5.8cm，子宫肌壁反射欠均匀，右附件可见一肿物 3.4cm×3.0cm×3.0cm，左附件可见一肿物 2.8cm×2.2cm×2.0cm，

子宫后穹窿处可见 2.3cm×2.2cm×2.0cm 低回声区。

[**西医诊断**] 子宫内膜异位症（巧克力囊肿），子宫肌瘤。

[**中医诊断**] 痛经（湿热瘀阻型），癥瘕（血瘀型）。

[**治法**] 化瘀软坚，清利湿热。

[**方药**] 红藤、薏苡仁、皂角刺、丹参各 30g，半枝莲、橘核各 15g，三棱、莪术各 20g，穿山甲、牛膝、当归、贝母各 10g。14 剂，日 1 剂，水煎服。

二诊（9 月 22 日）：服药半月后月经将潮，改用活血化瘀、温通止痛之法。方药：桂枝、乌药、细辛、王不留行、路路通各 10g，三棱、莪术各 20g，炒蒲黄 15g，丹参、益母草、生牡蛎各 30g。经后继服原方。

服药 2 个月后，经期腹痛明显减轻，血块及血量均减少，B 超提示：子宫肌瘤（子宫后穹窿可见一个 3.0cm×2.2cm×2.3cm 回声尚均匀团块），双附件未见异常。又按原法原方服药 2 个半月，月经周期恢复正常，无经期腹痛，B 超提示：子宫大小 6.2cm×4.4cm×5.0cm，双附件未见异常。半年后追访，患者腹痛未再发作。

（2）痛经案 2

柴某，女，42 岁，已婚。2013 年 2 月 27 日初诊。

[**主诉**] 经期腰腹疼痛 10 余年，加重 1 年。

[**现病史**] 患者平素月经规律，5/26 ～ 30 天。末次月经 2 月 14 日，量中、色偏暗、无血块、无痛经。10 余年前反复出现经期腰腹疼痛，持续 4 ～ 5 天，坠痛、酸痛，伴肛门坠胀感，寐纳可，二便调。既往史：2012 年 12 月 6 日因"左侧输卵管系膜囊肿"行腹腔镜手术。生育史：1-0-1-1，顺产 1 次，人流 1 次。妇检双合诊无殊，

三合诊左右子宫骶骨韧带均触痛。舌淡红苔薄白，脉细。

[**西医诊断**] 继发性痛经。

[**中医诊断**] 癥瘕，痛经（湿热瘀结）。

[**治法**] 活血化瘀，清理湿热。

[**方药**] 桃核承气汤（桃仁10g，炙大黄9g，玄明粉5g，炙甘草6g，桂枝6g）加蒲公英15g，红藤20g，败酱草15g，野荞麦20g，续断10g，升麻10g。

7剂，日1剂，水煎服。

二诊（3月27日）：末次月经3月20日，腰腹疼痛明显好转。舌脉如上。中药守上方，14剂，日1剂，水煎服。中药灌肠14天。

三诊（4月17日）：无腰腹疼痛，经期将近。舌脉如上。中药守上方，7剂，日1剂，水煎服。灌肠7天。

按语：该患者反复经期腰腹疼痛10余年，痛处固定不移，且经血色暗，为有瘀血内阻，妇检左右髂骨底韧带均触痛，为瘀久化热，阻滞气机，下焦多湿，湿热瘀结，故发本病。桃核承气汤化裁，此方即调胃承气汤加桃仁、桂枝，出自汉代张仲景《伤寒论》，原治伤寒外证不解，热结膀胱之下焦蓄血证，乃破血攻下之剂，但凡瘀热互结之证，用之颇效，用于治疗妇科盆腔炎、宫外孕、子宫肌瘤、胎盘残留、附件炎等病症，均得到了现代临床验证。方中以桃仁活血化瘀，以除余血；桂枝温通血行，以"开结气"；调胃承气之硝、黄、草泄热破结，其中大黄又可祛瘀生新；又酌加蒲公英、红藤、败酱草大剂清湿热之品；野荞麦既可清热，又可益肾；续断补肝肾、强筋骨，可治腰痛；升麻升阳举陷，清热解毒，可治小腹坠痛、肛门坠胀。7剂配合中药灌肠后，症状立减，腰腹痛明显好转，用药4周后，诸症全消，湿、热、瘀均除。

八、胎漏，胎动不安

妊娠期间，阴道不时有少量出血，时出时止，或淋漓不断，而无腰酸、腹痛、小腹下坠者，称为"胎漏"，亦称"胞漏"或"漏胎"。妊娠期间出现腰酸、腹痛、小腹下坠，或伴有少量阴道出血者，称为"胎动不安"。

胎漏、胎动不安是堕胎、小产的先兆，西医称之为"先兆流产"。流产是一个动态变化的过程，若先兆流产安胎成功，可继续正常妊娠。若病情发展可成为"难免流产""完全流产""不全流产"或"过期流产""感染性流产""习惯性流产"。

1. 病因病机

导致胎漏、胎动不安的主要病机是冲任损伤、胎元不固。妊娠是胚胎寄生于母体子宫内生长发育和成熟的过程。母体和胎儿必须互相适应，否则发生流产。中医把母、胎之间的微妙关系以"胎元"来涵盖。胎元包括胎气、胎儿、胎盘三个方面。《简明中医辞典》解释胎气为"胎儿在母体内所受精气"。胎气、胎儿、胎盘任何一方有问题，均可发生胎漏、胎动不安。临床影响冲任损伤、胎元不固的常见病因病机有肾虚、血热、气血虚弱和血瘀。

（1）肾虚

父母先天禀赋不足，或房劳多产，大病、久病穷必及肾，或孕后房事不节伤肾耗精，肾虚冲任损伤，胎元不固，发为胎漏、胎动不安。

（2）血热

素体阳盛血热或阴虚内热；或孕后过食辛热；或感受热邪热伤

冲任，扰动胎元，致胎元不固。《景岳全书·妇人规》曰："凡胎热者，血易动，血动者，胎不安。"

（3）气虚血弱

母体气血素虚，或久病大病耗伤气血，或孕后思虑过度，劳倦伤脾，气血生化不足，气血虚弱，冲任匮乏，不能固摄滋养胎元，致胎元不固。

（4）血瘀

宿有癥瘕瘀血占据子宫，或孕后不慎跌仆闪挫，或孕期手术创伤，均可致气血不和，瘀阻子宫、冲任，使胎元失养而不固，发为胎漏、胎动不安。

2. 辨证论治

胎漏、胎动不安的辨证要点是阴道下血、腰酸、腹痛、下坠四大症状的性质、轻重程度及全身脉证，以辨其虚、热、瘀及转归。四大症较轻而妊娠滑脉明显，经检查尿妊娠试验阳性或 B 超胚胎存活者，治疗以补肾安胎为大法，根据不同的证型辅以清热凉血、益气养血或化瘀固冲。当病情发展，四大症加重而滑脉不明显，早孕反应消失，尿妊娠试验转阴，出现胎堕难留或胚胎停止发育时，又当下胎益母。

（1）肾虚证

主要证候：妊娠期阴道少量出血，色淡暗，腰酸、腹痛、下坠，或曾屡孕屡堕，头晕耳鸣，夜尿多，眼眶暗黑或有面部暗斑。舌淡苔白，脉沉细滑尺脉弱。

证候分析：肾主系胞，为冲任之本，肾虚冲任失固，蓄以养胎之血下泄，故阴道少量出血；肾失温煦，血失阳化，故色淡暗；肾虚胎元不固有欲堕之势，故腰酸、腹痛、下坠；肾虚胎失所系，故屡孕屡堕；头晕耳鸣、眼眶暗黑、舌淡暗、脉沉细滑、尺脉弱均为肾虚之征。

治疗法则：补肾健脾，益气安胎。

方药举例：寿胎丸（《医学衷中参西录》）加党参、白术或滋肾育胎丸。

菟丝子、桑寄生、续断、阿胶、党参、白术。

方中菟丝子补肾益精，固摄冲任，肾旺自能荫胎，故重用菟丝子为君；桑寄生、续断补益肝肾，养血安胎为臣；阿胶补血为佐使，四药合用，共奏补肾养血，固摄安胎之效。加党参、白术健脾益气，是以后天养先天，生化气血以化精，先后天同补，加强安胎之功。

若腰痛明显，小便频数或夜尿多，加杜仲、覆盆子、益智仁加强补肾安胎、固摄缩泉之功；若小腹下坠明显，加黄芪、升麻益气升提安胎或高丽参另炖服；若阴道出血不止，加山茱萸、地榆固冲止血；若大便秘结，选加肉苁蓉、熟地黄、桑椹子滋肾增液润肠。临证时结合肾之阴阳的偏虚，选加温肾（如杜仲、补骨脂、鹿角霜）或滋阴（如山茱萸、二至丸、怀山药）安胎之品。

（2）血热证

主要证候：妊娠期阴道少量下血，色鲜红或深红、质稠，或腰酸，口苦咽干，心烦不安，便结尿黄。舌质红苔黄，脉滑数。

证候分析：热邪直犯冲任，内扰胎元，胎元不固，热迫血行，故妊娠期阴道下血；血为热灼，故色鲜红或深红。热邪内扰，胎气不安，胎系于肾，故见腰酸。心烦不安、口苦咽干、舌红、苔黄、脉滑数，均为血热之征。

治疗法则：清热凉血，养血安胎。

方药举例： 保阴煎或清热安胎饮或当归散。

①保阴煎（《景岳全书》）。

②清热安胎饮（《刘奉五妇科经验》）。

③当归散（《金匮要略·妊娠病脉证并治》）。

方中当归、白芍补血养肝为君；黄芩、白术坚阴清热，健脾除湿为臣；川芎能疏气血之滞为佐使。全方养血健脾，清化湿热以安胎。

（3）气血虚弱证

主要证候： 妊娠期少量阴道出血，色淡红，质清稀，或小腹空坠而痛，腰酸，心悸气短，神疲肢倦。舌质淡苔薄白，脉细弱略滑。

证候分析： 气血虚弱，冲任匮乏，不能载胎养胎，胎元不固，气不摄血，故见阴道出血；气血虚弱，本源不足，故色淡质稀，小腹空坠而痛，正是气虚系胞无力，血虚胞失濡养所致；气血虚弱亦不能化精滋肾，故腰酸；神疲肢倦、舌淡、苔白、脉细弱均为气血虚弱之征。

治法： 补气养血，固肾安胎。

方药举例： 胎元饮（《景岳全书·妇人规》）加黄芪、阿胶。

人参、白术、炙甘草、当归、白芍、熟地黄、杜仲、陈皮、黄芪、阿胶。

方中人参、黄芪、白术、炙甘草甘温益气、健脾调中，使气旺以载胎，以助生化之源；当归、熟地黄、白芍、阿胶补血养血安胎；杜仲补肾安胎；陈皮行气健胃。胎元饮实为八珍汤去茯苓、川芎，加杜仲、陈皮，取其双补气血兼补肾之功。

若气虚明显，小腹下坠，加黄芪、升麻益气升提，固摄胎元，或加服高丽参 6～10g 另炖服，每周 1～3 次，连服 1～2 周以大补元气。若腰酸明显，或有堕胎史，亦可与寿胎丸合用，加强补肾安胎之功。

（4）血瘀证

主要证候：宿有癥积，孕后常有腰酸、腹痛下坠，阴道不时下血、色暗红，或妊娠期跌仆闪挫，继之腹痛或少量阴道出血。舌暗红或有瘀斑，脉弦滑或沉弦。

证候分析：胎居子宫，癥积瘀血碍其长养，胎元不固，故见腰酸、腹痛下坠，阴道不时下血。或跌仆闪挫，气血失和，冲任、子宫瘀滞，故腹痛或少量阴道出血，血色暗红；舌暗有瘀斑、脉沉弦均为血瘀之征。

治疗法则：活血消癥，补肾安胎。

方药举例：桂枝茯苓丸合寿胎丸加减。

桂枝、茯苓、芍药、丹皮、桃仁、菟丝子、桑寄生、续断、阿胶。

方中桂枝温经通阳，以促血脉运行而散瘀为君；白芍养肝和营，缓急止痛，或用赤芍活血化瘀消癥为臣；桃仁、丹皮活血化瘀为佐；茯苓健脾益气，宁心安神，与桂枝同用，通阳开结，伐邪安胎为使。诸药合用，共奏活血化瘀、消癥散结之效。合寿胎丸补肾安胎，攻补兼施，邪去胎安。

3. 验案举例

（1）胎漏，胎动不安案 1

韩某，女，34 岁。2011 年 3 月 17 日初诊。

[主诉] 阴道流血伴小腹正中痛 1 天余。

[现病史] 末次月经 2011 年 1 月 16 日。婚后 10 年无小孩，自

流 4 次，末次流产 7 年前。妊娠期出现少量阴道出血、色淡红、质清稀。或腰酸、小腹疼痛，神疲劳倦。舌淡苔薄白，脉细弱略滑。

[**西医诊断**] 先兆流产。

[**中医诊断**] 胎动不安（肾虚）。

[**治法**] 健脾益气，固肾安胎。

[**方药**] 菟丝子 15g，川续断 15g，桑寄生 15g，阿胶（烊化）20g，山茱萸 15g，山药 15g，杜仲炭 15g，女贞子 10g，墨旱莲 10g，玄参 20g，生地黄 10g，麦冬 10g，补骨脂 10g，连翘 15g，党参 15g，白术 15g，炙甘草 10g，黄芪 10g，白芍 10g，血余炭 15g，仙鹤草 15g，白及 15g，藕节 15g，荷叶炭 15g，黄芩 10g，陈皮 10g。

7 剂，日 1 剂，水煎服。2011 年 3 月 22 日查房时发现有恶阻症状。

二诊（3 月 24 日）：诊查发现出血量减少。舌红苔薄黄，脉细滑。方药：菟丝子 15g，川续断 15g，桑寄生 15g，阿胶（烊化）20g，山茱萸 15g，山药 15g，杜仲炭 15g，女贞子 10g，墨旱莲 10g，玄参 20g，生地黄 10g，麦冬 10g，补骨脂 10g，连翘 15g，党参 15g，白术 15g，炙甘草 10g，黄芪 10g，白芍 10g，陈皮 15g，茯苓 15g，半夏 10g，栀子 10g，黄芩 10g。7 剂，日 1 剂，水煎服。

三诊：服用上方，上火症状消失但出现臀部红疖，无出血，无恶阻，无腰酸、腹痛。请皮肤科会诊，目前未化脓，静等，可行引流术。方中添加祛毒排脓化脓肿药。方药：白芷 15g，蒲公英 15g，紫花地丁 15g，黄芩 10g，山茱萸 15g，山药 15g，女贞子 10g，墨旱莲 10g，熟地黄 20g，生地黄 20g，地骨皮 15g，仙鹤草 30g，白及 15g，藕节 15g，鱼腥草 15g，金银花 15g，连翘 15g，玄参 20g，麦冬 10g，党参 15g，白术 10g，炙甘草 15g，黄芩 15g，败酱草 10g。
7 剂，日 1 剂，水煎服。

随访，早产一女婴，存活。

按语：患者初诊时阴道流血 1 天余，有多次流产史，患者屡孕
屡堕，肾气严重亏损，因此在保胎基础上加入大量补肾气的药物。
肾主系胞，为冲任之本，肾虚冲任失调，蓄以养胎之阴血下泄，故
阴道少量出血。肾虚胎元不固，有欲堕之势，故腰酸、腹痛下坠。
肾虚胎失所系，故屡孕屡堕。因此治疗宜补肾健脾，益气安胎。二
诊时出血量明显较少说明上方疗效较好，因此遵上方。三诊时皮肤
出现红疖，治疗当选用清热消肿敛疮之药，如蒲公英、紫花地丁等。
后患者痊愈，随访产一女婴，母女平安。

（2）胎漏，胎动不安案 2

马某，女，30 岁。2012 年 12 月 2 日初诊。

[主诉] 孕 82 天，阴道出血伴腰酸 1 个月。

[现病史] 患者现怀孕 82 天，10 月 21 日开始出现少量阴道出血、
色暗红，至今未净，无腹痛，偶有腰酸，纳可，便秘。舌稍红苔薄
白，脉细滑。11 月 22 日 B 超：宫内活胎（约 9$^+$ 周）。12 月 4 日：血
E$_2$ 8186pmol/L，P ＞ 127.21nmol/L，HCG ＞ 200000U/L。D 二聚体
0.41µg/mL。

[西医诊断] 先兆流产。

[中医诊断] 胎动不安（肾虚）。

[治法] 益肾清热，益气安胎。

[方药] 桑寄生 15g，川续断 10g，女贞子 10g，墨旱莲 10g，
黄芪 30g，党参 30g，白术 10g，熟地黄 20g，升麻黄 10g，血余炭

30g，仙鹤草 30g，白及 10g，藕节 10g，棕榈炭 10g，炙甘草 10g，菟丝子 20g，阿胶 10g，山茱萸 25g，杜仲炭 20g。

7剂，日 1剂，水煎服。

二诊（12月 8日）：孕 86天，腰酸，今日未见阴道出血。今查血：E_2 9759pmol/L，P > 127.21nmol/L，HCG > 200000U/L。D二聚体 0.52μg/mL。上方加陈皮 10g。

三诊（12月 12日）：孕 90天，阴道出血净 2天，腰背酸痛。今查血：E_2 14578pmol/L，P > 127.21nmol/L，HCG 184313U/L。D二聚体 0.54μg/mL。查房，一切安好，但昨日偶有下腹痛。守上方。

（3）胎漏，胎动不安案 3

王某，女，28岁。2011年 7月初诊。

[**主诉**] 孕 46天，阴道少量出血 1周。

[**现病史**] 末次月经 6月 12日，现孕 46天，近 1周来因过度操劳出现阴道少量出血，色暗，伴小腹下坠，腰酸不适，劳累后加重，食欲不振，时有恶心、呕吐，入睡困难。舌淡少苔，脉细滑而软。今日彩超：宫内早孕（妊娠囊大小 24mm×12mm，可见胚芽回声，未见心管搏动。）

[**西医诊断**] 先兆流产。

[**中医诊断**] 胎动不安（肾虚精亏，气血不足证）。

[**治则**] 补肾益气，养血安胎。

[**方药**] 党参 10g，白术 20g，杜仲 30g，山茱萸 15g，枸杞子 20g，川续断 30g，桑寄生 30g，远志 15g，砂仁 10g，炒升麻 10g，白芍 10g，枳壳 10g，红参 10g。

5剂，日 1剂，水煎服。嘱其卧床休息，忌食辛辣刺激食物。

二诊（8月3日）：服上药后阴道出血基本止住，但仍有腰酸不适、入睡困难，小腹下坠、食欲不振已明显减轻，上方减红参。5剂，日1剂，水煎服，医嘱同前。

三诊（8月8日）：服上药后阴道出血已止，无小腹下坠、腰酸不适、入睡困难等不适，今日彩超：宫内早孕（妊娠囊大小32mm×24mm，可见胚芽回声及心管搏动）。继服上方5剂，巩固治疗，医嘱同前。

（4）胎漏，胎动不安案4

管某，女，35岁。2010年9月6日初诊。

[**主诉**] 孕42天，阴道不规则流血2天余。

[**现病史**] 末次月经2010年8月2日。阴道不规则流血2天余，腰酸腹痛10天余。于今日住院，平素月经规律，孕3产0，第1孕2007年5月，行人流术；第2孕2008年7月自然流产；第3孕2009年自然流产。舌红苔白，脉沉细。

[**西医诊断**] 先兆流产。

[**中医诊断**] 胎动不安（肾虚证型）。

[**治法**] 补肾健脾，益气安胎。

[**方药**] 菟丝子20g，桑寄生15g，川续断15g，山茱萸20g，山药20g，杜仲炭20g，女贞子10g，旱莲草10g，熟地黄15g，黄芪15g，党参15g，白术10g，黄芩10g，血余炭20g，仙鹤草20g，白及15g，藕节15g，棕榈炭10g，益智仁10g，陈皮10g，白芍10g，炙甘草10g。

7剂，日1剂，水煎服。

二诊（9月15日）：经医生告之有泌尿系感染。纳可，寐可，大便调，小便涩痛。舌红苔白，脉沉细。方药：菟丝子20g，桑寄生15g，川续断15g，山茱萸20g，山药20g，杜仲炭20g，女贞子10g，旱莲草10g，熟地黄15g，黄芪15g，党参15g，白术10g，黄芩10g，血余炭20g，仙鹤草20g，白及15g，藕节15g，棕榈炭10g，益智仁10g，陈皮10g，白芍10g，炙甘草10g，瞿麦20g，泽泻20g，萹蓄20g，茯苓15g，栀子10g，金银花15g，连翘15g，蒲公英15g。7剂，日1剂，水煎服。

三诊（9月21日）：今日查房，无明显不适，小便涩痛减轻。舌红，苔白，脉沉细。继服二诊方。4剂，日1剂，水煎服。

四诊（9月28日）：今日查房，患者自诉恶心呕吐严重，要求治疗泌尿系感染。舌红苔白，脉沉细。方药：陈皮10g，半夏15g，茯苓10g，炙甘草10g，菟丝子10g，桑寄生15g，川续断10g，山茱萸10g，山药10g，党参15g，白术10g，瞿麦15g，泽泻15g，白茅根15g，生地黄10g，熟地黄10g，金银花10g，连翘15g。14剂，日1剂，水煎服。

五诊（10月12日）：患者恶阻症状明显减轻。舌红苔白，脉沉细。四诊方桑寄生、白茅根改为10g，其同。7剂，日1剂，水煎服。

六诊（10月19日）：自诉末次尿常规未见异常，无尿频、无尿急、无尿痛，昨晚如厕未出血。纳可，寐可，二便调。舌红苔白，脉沉细。建议做子宫、附件B超。五诊方加仙灵脾10g。7剂，日1剂，水煎服。

七诊（11月2日）：查房时患者自诉B超已做。提示：单活胎，胎头双顶径25mm。纳差，寐可，二便调。舌红苔白，脉沉细。方药：焦三仙15g，黄精20g，陈皮10g，半夏12g，茯苓10g，炙甘草 10g，菟丝子 20g，桑寄生 10g，川续断 10g，山茱萸 10g，山药 10g，党参 10g，白术 10g，瞿麦 15g，泽泻 15g，生地黄 10g，白茅根 10g，熟地黄 10g，金银花 15g，连翘 15g，仙灵脾 10g。7 剂，日 1 剂，水煎服。

随访患者各种症状消失，保胎成功，后被告知生育一男婴，母子平安。

按语： 初诊时，患者出现腰酸、腹痛，阴道不规则流血，属胎漏症状。患者屡孕屡堕，肾气严重亏损，因此在保胎基础上加入大量补肾气的药物。肾主系胞，为冲任之本，肾虚冲任失调，蓄以养胎之阴血下泄，故阴道少量出血。肾虚胎元不固，有欲堕之势，故腰酸腹痛下坠。肾虚胎失所系，故屡孕屡堕。因此治疗宜补肾健脾，益气安胎。寿胎丸中以菟丝子为君药，菟丝子平补阴阳，补肾益精，固摄冲任以系胎，肾旺自能荫胎，是补肾安胎的首选药物。臣药桑寄生性平和，不温不燥，为补益肝肾，养血安胎之要药，助菟丝子补肾安胎。佐药续断补肾固精，助菟丝子、桑寄生补肝肾，固冲任，使胎气强壮。阿胶滋养阴血，为佐助药兼佐制药使冲任血旺，血旺自能养胎，并使诸补肾药益肾而无温燥之弊。其余几味药为韩冰教授补肾调冲方的加减。山药、熟地黄等药滋补肾阴，黄芪、党参、白术、益智仁等健脾补气，黄芩、藕节等药起清热的作用。血余炭、杜仲炭、棕榈炭等药在补肾活血的同时有止血之效。两个方子一起使用在补肾的同时健脾益气。二诊被告知患者有泌尿系感染，因此在使用原方基础上使用八正散加减，用金银花、连翘等药抗炎。患者尿急、尿涩痛在后来查房时明显好转。三诊时因上方疗效较好，因此原方未变。四诊时被告知近期恶阻重，因此治疗时加入燥湿健脾之药二陈汤，并减少滋阴补肾之药，在原方的基础上减少了清热泻火之力。五诊时查房告知患者恶阻明显减轻，泌尿系感染的一系列症状减轻。继续使用上方。六诊时被告知患者无明显不适，继续使用上方加入仙灵脾。七诊时在上方基础上加入黄精、焦三仙，考虑近期恶阻食欲不振，增加水谷精微摄入，以增加患者食欲。

（5）胎漏，胎动不安案5

王某，女，26岁。2010年4月27日初诊。

[**主诉**] 妊娠6个月腰酸、腹痛1周。

[**现病史**] 妊娠6个月腰酸、腹痛严重，收入我院。舌红苔白，脉沉细。

[**西医诊断**] 先兆流产。

[**中医诊断**] 胎动不安（肾虚型）。

[**治法**] 补肾益气，养血安胎。

[**方药**] 阿胶（烊化）10g，桑寄生12g，川续断10g，菟丝子10g，山茱萸15g，山药10g，杜仲炭10g，桑寄生10g，女贞子10g，旱莲草10g，当归10g，黄芪15g，党参15g，白术10g，升麻炭10g，血余炭10g，仙鹤草30g，白芍15g，藕节15g，三七15g，炙甘草10g。

7剂，日1剂，水煎服。

二诊（5月4日）：患者自诉恶心呕吐严重，腰酸、腹痛减轻。纳可，寐可，二便调。舌红苔白，脉沉细。续服上方。7剂，日1剂，水煎服。

三诊（5月15日）：纳可，寐可，二便调。舌红苔白，脉沉细。方药：半夏10g，陈皮10g，苏叶10g，茯苓10g，桑寄生10g，川续断10g，菟丝子10g，山茱萸10g，山药10g，杜仲炭25g，女贞子

10g，旱莲草 10g，生地黄 20g，熟地黄 20g，黄芪 20g，党参 25g，白术 20g，血余炭 10g，仙鹤草 15g，白及 10g，藕节 15g，炙甘草 10g。4 剂，日 1 剂，水煎服。

四诊（5 月 18 日）：查房时告知恶阻症状明显减轻，腰酸缓解，纳可，寐可，二便调。舌红，苔白，脉沉细。方药：半夏 10g，陈皮 10g，苏叶 10g，茯苓 10g，桑寄生 10g，川续断 10g，菟丝子 10g，山茱萸 10g，山药 10g，杜仲炭 25g，女贞子 10g，旱莲草 10g，生地黄 20g，熟地黄 20g，黄芪 12g，党参 12g，白术 12g，血余炭 10g，仙鹤草 15g，白及 15g，藕节 15g，炙甘草 10g。7 剂，日 1 剂，水煎服。

五诊（6 月 4 日）：自诉又出现轻微点状出血。纳可，寐可，二便调。舌红苔白，脉沉细。方药：阿胶（烊化）15g，桑寄生 15g，川续断 10g，菟丝子 10g，山茱萸 25g，山药 25g，杜仲炭 25g，女贞子 10g，旱莲草 10g，熟地黄 20g，生地黄 20g，黄芪 15g，党参 15g，白术 15g，升麻炭 12g，血余炭 10g，仙鹤草 30g，白及 15g，藕节 15g，三七 5g，炙甘草 10g。6 剂，日 1 剂，水煎服。

六诊（6 月 15 日）：无明显不适。续服上方。7 剂，日 1 剂，水煎服。

七诊（6 月 22 日）：本日查房患者自诉 1 周前又出血，出血量接近月经血量，之后查血 HCG 大 1 万单位，B 超显示宫内有胎心，患者本人申请听胎心。舌红苔白，脉沉细。纳可，寐可，二便调。方药：桑寄生 15g，川续断 15g，菟丝子 15g，山茱萸 25g，山药 25g，杜仲炭 25g，女贞子 12g，旱莲草 10g，熟地黄 20g，黄芪 15g，党参 15g，棕榈炭 15g，白术 15g，升麻炭 10g，血余炭 10g，三七 15g，仙鹤草 30g，白及 15g，藕节 15g，炙甘草 10g，荷叶炭 10g。4 剂，日1剂，水煎服。

八诊（6月25日）：自诉轻微少量出血，纳可，寐可，二便调。舌红苔白，脉沉细。续服上方。5剂，日1剂，水煎服。

九诊（7月6日）：查房时患者自诉血止4天，但上火，口唇起疱疹。纳差，寐可，二便调。舌红苔白，脉沉细。方药：焦栀子10g，黄芩10g，桑寄生15g，川续断15g，菟丝子15g，山茱萸15g，山药25g，杜仲炭25g，女贞子10g，旱莲草10g，熟地黄20g，黄芪10g，党参15g，棕榈炭15g，血余炭10g，三七15g，仙鹤草30g，白及15g，藕节15g，炙甘草10g，荷叶炭10g。7剂，日1剂，水煎服。

随访，病愈，生育一女婴母女平安。

按语：患者初诊时妊娠2个月以腰酸、腹痛为主要症状，因此在治疗以保胎为主。方药使用寿胎丸和补肾调冲方加减。二诊时腰酸腹痛稍减轻，因此继续上方治疗未作任何加减。三诊时患者恶心呕吐，用药时加入半夏、苏叶等要止呕。四诊时被告知恶心呕吐减轻，遵上方未做其他改变。五诊时有点状出血，去止呕燥湿之药，加用补肾止血安胎之药。六诊时查房为诉不适，继续服用上方药。七诊时患者自诉出血较多，因此加大了补肾止血药的剂量。八诊时患者自诉出血量减少，说明加大剂量有效继续遵上方使用。九诊时患者自诉血已止但是上火严重，因此用药时加入焦栀子、黄芩等清热药，减少补益药的剂量。

（6）胎漏，胎动不安案6

卞某，女，28岁。2010年2月2日初诊。

[**主诉**] 孕3月余，阴道不规则流血1天余。

[**现病史**] 末次月经 2009 年 10 月 23 日，阴道不规则流血 1 天余，腰酸腹痛。患者入院当日出血。纳可，寐可，二便调。舌红苔白，脉沉细。

[**西医诊断**] 先兆流产。

[**中医诊断**] 胎漏（肾虚证）。

[**治法**] 补肾健脾，益气安胎。

[**方药**] 菟丝子 20g，桑寄生 15g，川续断 15g，阿胶（烊化）10g，山茱萸 25g，山药 25g，杜仲 25g，熟地黄 12g，女贞子 10g，旱莲草 10g，黄芪 10g，党参 10g，白术 15g，升麻炭 10g，血余炭 30g，仙鹤草 10g，白及 15g，藕节 15g，荷叶炭 10g，甘草 10g，竹茹 15g，砂仁 10g。

7 剂，日 1 剂，水煎服。

二诊（2 月 9 日）：患者自诉自服用上方后未再出血。纳可，寐可，二便调。舌红苔白，脉沉细。守上方，7 剂，日 1 剂，水煎服。

随访，服药后未再出血，病愈，生育 1 女婴，母女平安。

按语： 初诊时患者主诉阴道流血 1 天余，因此治疗时还是以保胎补肾健脾益气为主。患者服药后出血止住，因此二诊时继续服用此方，效果良好。之后未再出血。

（7）胎漏，胎动不安案 7

张某，女，32 岁。2012 年 3 月 2 日初诊。

[**主诉**] 妊娠 3 月余，阴道不规则流血 2 天余。

[**现病史**] 患者结婚 2 年半，停经 3 个月余，尿妊娠试验（＋），因操劳家务，1 周前先感腰痛、神疲，近 2 天感觉腰腹坠胀，阴道少

量出血、色深红、量少。前来我院就诊。舌淡少苔，脉沉细滑。

　　[**西医诊断**] 先兆流产。

　　[**中医诊断**] 胎漏（气血亏虚，胎元不固）。

　　[**治法**] 补气养血，益肾安胎。

　　[**方药**] 黄芪 10g，当归 10g，熟地黄 10g，白芍 6g，黄芩 6g，菟丝子 10g，杜仲 10g，川续断 10g，桑寄生 10g，覆盆子 10g，苎麻根 12g，藕节 10g，党参 10g，白术 15g，升麻炭 10g，血余炭 30g，仙鹤草 10g，白及 15g。

　　4 剂，日 1 剂，水煎服。

　　二诊（3 月 10 日）：服用 4 剂药之后，患者自诉漏红即止。纳可，寐可，二便调。舌红苔白，脉沉细。上方加陈皮 10g。7 剂，日 1 剂，水煎服。

　　三诊（4 月 1 日）：查房时患者自诉恶心呕吐严重，腰酸腹痛减轻。纳可，寐可，二便调。舌红苔白，脉沉细。方药：陈皮 15g，茯苓 15g，阿胶（烊化）10g，桑寄生 10g，川续断 10g，菟丝子 10g，山茱萸 25g，山药 25g，杜仲炭 25g，女贞子 10g，旱莲草 10g，熟地黄 20g，生地黄 20g，黄芪 15g，党参 15g，白术 15g，藕节 15g，三七 15g，炙甘草 10g。7 剂，日 1 剂，水煎服。

　　四诊（4 月 10 日）：查房时患者告知恶心呕吐明显减轻，腰酸缓解，纳可，寐可，二便调。舌红苔白，脉沉细。续服上方，7 剂，日 1 剂，水煎服。

　　五诊（4 月 28 日）：无明显不适。建议做子宫附件 B 超＋性激素六项。续服上方，7 剂，日 1 剂，水煎服。

　　随访，B 超提示：宫内孕，单活胎，胎心正常。后平安生产，生育一女婴，母女平安。

按语：患者初诊时阴道流血 2 天，在确诊妊娠后，应及时止血。因此治疗时在补气养血的同时加入血余炭等药物止血，患者素体脾虚肾虚，需加以补肾类药物滋补肾阴，以固其本。二诊时漏红已止，需在巩固上方基础上予以健脾类药物，益肾安胎以固其本。三诊时患者自觉恶心呕吐严重，用药时加入半夏、苏叶等药止呕。四诊时被告知恶心呕吐减轻，遵上方未做其他改变。五诊时，未见明显不适，继续服用上方。

（8）胎漏，胎动不安案 8

赵某，女，33 岁。2011 年 3 月 20 日初诊。

[**主诉**] 阴道不规则流血 1 天余。

[**现病史**] 婚后 14 年，孕 7 产 0 人流 3 自流 3 正孕 1，末次流产在 1 年前。于 2011 年 3 月 21 日收入我院。阴道不规则流血 1 天余，腰酸腹痛严重。

[**西医诊断**] 先兆流产。

[**中医诊断**] 胎动不安（肾虚证）。

[**治法**] 补肾健脾，益气安胎。

[**方药**] 菟丝子 30g，桑寄生 20g，川续断 20g，杜仲炭 20g，女贞子 15g，黄芪 30g，茯苓 30g，砂仁 10g，党参 30g，熟地黄 20g，山药 20g，山茱萸 10g，白芍 20g，炙甘草 10g，栀子 10g，仙鹤草 12g，白及 12g，荷叶炭 15g。

7 剂，日 1 剂，水煎服。

二诊（3 月 29 日）：患者自诉漏红止，腹痛明显，有恶阻症状出现。纳可，寐可，二便调。舌红苔黄，脉沉细。原方加茯苓 20g，败酱草 10g，黄芩改为 20g。7 剂，日 1 剂，水煎服。

三诊（4月5日）：患者自诉服用上方后腰酸腹痛缓解，恶心呕吐减轻。纳可，寐可，二便调。舌红苔白，脉沉细。续服上方，7剂，日1剂。水煎服。

四诊（4月19日）：患者自诉服上方效果较好，恶阻明显减轻。纳可，寐可，二便调。舌红苔白，脉沉细。续服上方，7剂，日1剂，水煎服。

五诊（4月19日）：无明显不适，轻微恶心呕吐。纳可，寐可，二便调。舌红苔白，脉沉细。续服上方。7剂，日1剂，水煎服。

六诊（5月3日）：查房时患者自诉一切较好，无明显不适。恶阻症状消失，未见出血。纳可，寐可，二便调。舌红苔白，脉沉细。上方加佛手10g，7剂，日1剂，水煎服。

七诊（5月10日）：患者告知一切安好。纳可，寐可，二便调。舌红苔白，脉沉细。续服上方，7剂，日1剂，水煎服。

八诊（5月17日）：查房患者告知一切安好。纳可，寐可，二便调。舌红苔白，脉沉细。建议做子宫＋附件B超。续服上方，7剂，日1剂，水煎服。

九诊（5月31日）：B超提示：羊水少。现恶阻症状明显。舌红苔白，脉沉细。上方加地骨皮15g，陈皮15g，茯苓10g，半夏10g。7剂，日1剂，水煎服。

随访，病愈，产一男婴，母子平安。

按语：患者初诊时阴道流血，腰酸腹痛，且有多次妊娠史，但均未生育小孩，屡孕屡堕，肾气严重损伤。治疗时同样以补肾健脾安胎为主。二诊时加茯苓，减黄芩用量并加入败酱草清心除烦药，缓解患者恶心呕吐之症。三诊时恶心呕吐减轻，继续使用上方。四诊时。恶心呕吐明显减轻，继续使用上方。五诊时轻微恶阻症状，继续使用上方不变。六诊时出血症状及恶心呕吐均消失，加入新药佛手，疏肝解郁，理气和中，畅情志。七诊、八诊患者自诉已无其他症状，一切安好。九诊时患者 B 超提示羊水较少，恶阻症状继续出现，因此在上方的基础上加入陈皮、半夏、茯苓、地骨皮以燥湿化痰，健脾和中。加入新药地骨皮以清虚热，凉血止血。

（9）胎漏，胎动不安案9

王某，女，27 岁。2010 年 2 月 22 日初诊。

[**主诉**] 孕 2 月，阴道流血 1 天余。

[**现病史**] 末次月经 2009 年 12 月 17 日，阴道流血 1 天余。第 1 孕 2007 年 12 月自然流产＋清宫术。舌红苔白，脉沉细。

[**西医诊断**] 先兆流产。

[**中医诊断**] 胎动不安（肾虚证）。

[**治法**] 补肾健脾，固肾安胎。

[**方药**] 菟丝子 20g，桑寄生 12g，川续断 12g，阿胶 10g，山茱萸 15g，山药 15g，杜仲炭 15g，女贞子 10g，旱莲草 10g，党参 15g，白术 15g，茯苓 10g，炙甘草 10g，黄芪 10g，白芍 15g，血余炭 10g，仙鹤草 15g，白及 12g，藕节 10g，荷叶炭 15g，栀子 10g，黄芩 10g，陈皮 10g。

7 剂，日 1 剂，水煎服。

二诊（3 月 1 日）：患者自诉腹股沟外疼痛，有恶阻症状，大便时干时稀。纳可，寐可，二便调。舌红苔白，脉沉细。

方药：补骨脂 10g，半夏 10g，菟丝子 10g，桑寄生 10g，川续断 15g，阿胶 10g，山茱萸 15g，山药 15g，杜仲炭 15g，女贞子 10g，旱莲草 10g，党参 15g，白术 15g，黄芩 10g，炙甘草 10g，黄芪 10g, 白芍 15g, 血余炭 15g, 仙鹤草 15g, 白及 15g, 藕节 15g, 荷叶炭 15g, 栀子 10g, 陈皮 10g。

7剂, 日1剂, 水煎服。

三诊（3月7日）: 患者自诉自觉二诊时症状有所减轻。纳可, 寐可, 二便调。舌红苔白, 脉沉细。续服上方。7剂, 日1剂, 水煎服。

四诊（3月15日）: 患者自诉感觉手脚心发热, 腰酸明显。纳可, 寐可, 二便调。舌红, 苔白, 脉细数。上方去半夏、阿胶、栀子, 加玄参 20g, 生地黄 10g, 麦冬 10g。7剂, 日1剂, 水煎服。

五诊（3月22日）: 患者自诉服用上方以后, 手脚发热症状减轻, 腰酸减轻。纳可, 寐可, 二便调。舌红苔白, 脉细数。续服上方。7剂, 日1剂, 水煎服。

随访, 病愈, 生育一男婴, 母子平安。

按语: 患者初诊时阴道流血, 腰酸腹痛, 治疗时同样以补肾健脾安胎为主。二诊时患者患者自诉腹股沟处疼痛, 有恶阻症状, 大便时干时稀。因此在方中加入补骨脂益肾健脾, 半夏止呕。三诊时以上症状明显减轻, 继续服用以固本。四诊时患者自诉感觉手脚心发热, 腰酸明显, 因此治疗时加入玄参、生地黄、麦冬滋阴清热, 补肺肾之阴。五诊时患者自觉阴虚症状明显减轻, 因此继续服用7剂巩固。

胎漏, 胎动不安: 妊娠期间阴道少量下血, 时下时止而无腰酸腹痛者, 称为胎漏。隋《诸病源候论》称之漏胞, 金·刘完素《素问病机气宜保命集》始以胎漏命名,《妇科指归》又以漏胎见载,《生生要旨》名曰漏经。若妊娠期仅有腰酸腹痛或下腹坠胀, 或伴有少量阴道出血者,《诸病源候论》称为胎动不安。胎漏、胎动不安常是堕胎、小产的先兆，西医学称为先兆流产。孕后见阴道流血，早在《金匮要略·妇人妊娠病脉证并治》中即有"妇人有漏下者，有半产后因续下血都不绝者，有妊娠下血者"的记载。隋代巢元方《诸病源候论》在"妊娠漏胞""妊娠胎动""妊娠僵仆胎上抢心下血""妊娠卒下血"诸候中，广泛讨论了"劳疫力""触冒冷热""饮食不适""居处失宜""行动倒仆或从高坠下"等外有所伤而病胎动不安，提出"漏胞者……冲任气虚则胞内泄漏，不能制其经血故月水时下"的病机。唐代孙思邈《备急千金要方》附录有北齐徐之才"逐月养胎说"及保胎方药二十余首，同时提出妊娠期间需要注意生活起居、饮食，畅调情志，保持乐观心态等。《妇人大全良方·妊娠门》中，陈自明提出"胎动不安""妊娠胎漏下血"等方论，在"妊娠堕胎后下血方论"中指出："堕胎后，复损经脉而下血不止，甚则烦闷至死；在"胎动不安方论"中指出："轻者转动不安，重者必致伤堕。"此时已认识到胎漏、胎动不安可发展为堕胎，堕胎一但发生对孕妇会有严重危害。元代的朱丹溪在《丹溪心法·妇人·产前》中创"芩、术安胎""产前宜清热之说云：产前安胎，白术、黄芩为妙药也，条芩安胎圣药也……产前宜清热，令血循经而不妄行，故能养胎"。到了明代，妇产科有了较大发展，《医学入门·妇人门·胎前》的作者李梴提出"若冲任不充，偶然受孕，气血不足荣养其胎，宜预服八珍汤补养气血以防之，免其坠堕"的预防性措施，《景岳全书·妇人规》提出"父气薄弱，胎有不能全受而血之漏者""或因脾肾气陷，命火不固而脱血"之说。又在"胎动欲堕"中提出："妊娠胎气伤动者……轻者转动不安或微见血，察其不甚，速宜安之……若腹痛血多。腰酸下坠，势有难留者，无如津煎、五物煎助其血而落之，最为妥当。"说明难免流产者不宜继续安胎。清代

《傅青主女科·妊娠跌损》论："妇有失足跌损，致伤胎元……人只知是外伤之为病也，谁知有内伤之故乎？""惟内之气血素亏，故略有闪挫，胎便不安。""若止作闪挫外伤治，断难奏功。必须大补气血，而少加以行瘀之品，则瘀散胎安。"导致胎漏、胎动不安的主要原因是患者的肾气不足、气血虚弱造成的冲任不固，无法充分摄血养胎。肾功能正常能够有效维持正常的妊娠，确保胎儿保持良好的发育。在相关文献中称：如果肾气亏损，就无法固摄胎元，可以说肾为先天之本，而脾为后天之本，肾需要得到脾的灌溉。病机概括来说就是肾虚、血热、气血虚弱，以及血瘀。诊断：常有孕后不节房事史、人工流产史、自然流产史，或宿有癥瘕史。临床表现：多在妊娠期间出现少量阴道出血，而无明显的腰酸、腹痛，脉滑，可诊断为胎漏；若妊娠出现腰酸，腹痛，下坠，或伴有少量阴道出血，脉滑，可诊断为胎动不安。妇科检查：子宫颈口未开，子宫增大与孕月相符。辅助检查：尿妊娠试验阳性，B超提示宫内妊娠，活胎。在治疗胎漏、胎动不安时以寿胎丸加补肾调冲方加减治疗。药方中，菟丝子的主要作用是补肾益精，有效的固摄冲任，为补脾、肾、肝三经要药，主续绝伤、补不足、益气力、肥健人，三经俱实，自能荫胎，因此菟丝子为君药。续断的主要功用是补续血脉，使断了的血脉能够补续，补肾补血，起到养血强筋骨的作用，增强孕妇胎气，使筋骨得以修复，胎动不安等症状可以缓解，因此可以将续断作为安胎的臣药。除此之外，阿胶能够伏藏血脉，起到滋阴补肾的作用，《本经》亦载其有安胎之功，为佐使。该药方在治疗过程中更加注重补肾，由于孕妇在妊娠期很容易出现肝气上逆的现象，但是胃气却不降，如果过量服用滋腻之品很容易造成脾胃困顿，在一定程度上阻遏气机。但是续断在补脾的同时还能够起到健脾的作用，不仅能够补血还可以活血，在发挥良好的补气作用时还可以疏理气机，因此阿胶在补血的过程中并不会引起滋腻的弊端。临床治疗中通常会按照不同的兼证进行适当的加减，出现阴道流血症状的患者还需加棕榈炭、地榆炭。气虚的患者需要加人参，气陷的患者需要加黄芪，此外食少者、寒者以及热者可以分别加炒白术、炒补骨脂以及生地黄。中医学认为妊娠与肾气和冲任二脉有密切关系。因此治疗胎漏、胎动不安时，在保胎基础上需多加用补肾药。肾主生殖，胞脉系于肾，胞气之固，全赖肾以系胎。肾气盛，肾精足，则肾主生殖的功能维持正常，卵子作为生殖之精才能正常发育成熟而排出。肾气包含肾阴和肾阳。肾阴是卵子发育的物质基础，肾阳是卵子生长的动力。肾阴不足，卵子缺乏物质基础而不能成熟；肾阳亏虚，不能鼓舞肾阴的生化和滋长，也会导致卵子不能发育成熟，更不会排卵。因此，肾气旺盛、肾精充足是卵巢功能正常和排卵的基础，肾精亏损、肾气不充则会影响生殖轴的调节，导致排卵障碍。因此，女性生殖与肾功能密切相关。冲为血海，任主胞胎，胞宫是胎儿生长发育成长的居所，气以载胎，血以养胎，胞宫气血变化也是孕育成功的重要因素。对于本病的治疗，笔者认为肾为冲任之本，脾胃为气血生化之源，故治疗时补肾健脾养胃，调理冲任，保胎方能成功。

九、妊娠高血压

妊娠晚期或临产前及新产后，突然发生眩晕倒仆，昏不知人，两目上视，牙关紧闭，四肢抽搐，全身强直，须臾醒，醒复发，甚至昏迷不醒者，称为子痫，又称"子冒""妊娠痫证"。发生在妊娠晚期或临产前，称产前子痫；发生在新产后，称产后子痫，临床以产前子痫多见。子痫是产科的危、急、重症，严重威胁母婴生命安全。本病属西医的重度妊娠高血压综合征，目前仍是孕产妇及围产儿死亡的主要原因之一。

1. 病因病机

本病病机主要是肝风内动及痰火上扰。若孕妇素体肝肾不足或脾胃虚弱，因孕重虚，肝失濡养，致肝阳上亢，或孕后七情内伤，愤怒伤肝，肝郁化火，火盛动风，或水不济火，心肝火盛，风助火威，风火相扇，或湿聚成痰，痰火交炽，蒙蔽清窍。妊娠晚期、临产时或产后，阴血聚下或阴血暴虚，阳失潜藏，五志化火，气血逆乱，筋脉失养，神不内守，而发筋脉痉挛、四肢抽搐、神志昏迷等症。如此多脏受累，因果相干，病情复杂，危及生命。

（1）肝风内动

素体阴虚，孕后阴血养胎，肾精愈亏，心肝失养，肝阳上亢，生风化火，风火相扇，遂发子痫。

（2）痰火上扰

素体阴虚，阴虚内热，灼津成痰，痰热交炽，或素体脾虚或肝郁克脾，脾虚湿聚，郁久化热，痰热壅盛，上蒙清窍，发为子痫。

2. 辨证论治

对子痫应防重于治，因其病程进展有明显的阶段性，所以中医的治疗重点在先兆子痫，以滋阴养血、平肝潜阳为法，防止子痫的发生。子痫一旦发生，要充分注意昏迷与抽搐的发作程度与频率，治疗以清肝息风、安神定痉为主，因病情危急，需中西医结合抢救治疗。

（1）气血虚弱证

主要证候：妊娠晚期或临产前及新产后，头痛，眩晕，突然发生四肢抽搐，昏不知人，牙关紧闭，角弓反张，时作时止，伴颜面潮红，口干咽燥。舌红或绛，苔无或花剥，脉弦细而数。

证候分析：素体肝肾阴虚，孕后血聚养胎，阴血愈虚，肝阳上亢，故头痛眩晕、颜面潮红；临产前或分娩时及新产后，阴血暴虚，阴虚风动，筋脉劲急，故手足抽搐、腰背反张；风火相扇，扰犯神明，以致昏仆不知人；阴虚内热，故颜面潮红、口燥咽干。舌红或绛，苔少，脉弦细而数，均为阴虚阳亢之征。

治疗法则：滋阴潜阳，平肝息风。

方药举例：羚角钩藤汤。

若喉中痰鸣，酌加竹沥、天竺黄、石菖蒲清热涤痰。

（2）痰火上扰证

主要证候：妊娠晚期，临产时或新产后，头晕头重，胸闷泛恶，突然倒仆，昏不知人，全身抽搐，气粗痰鸣。舌红苔黄腻，脉弦滑而数。

证候分析：阴虚于下，火旺于上，临产前或分娩时及新产后，阴血下聚或阴血暴亡，心肝火旺，灼津伤液，炼液成痰，痰郁化火，痰火上扰清阳，故头晕头痛，昏不知人；痰热互结，则胸闷烦热，气粗痰鸣；脉滑数，苔黄腻，均为痰热内盛之征。

治疗法则：清热开窍，豁痰息风。

方药举例：牛黄清心丸加竹沥，或用安宫牛黄丸。

牛黄、朱砂、黄连、黄芩、山栀、郁金、竹沥。

牛黄、竹沥清心化痰开窍，黄芩、黄连、山栀清心肝之热，郁金开郁结，使气通脉畅，痰热消，抽搐止。或安宫牛黄丸（《温病条辨》）温开水溶化灌服或鼻饲，每次半丸至 1 丸，每日 2 ～ 3 次。

3. 验案举例

（1）妊娠高血压案 1

高某，女，28 岁。2010 年 7 月 9 日初诊。

[主诉] 妊娠 7 月余伴烦躁、肢肿。

[现病史] 妊娠 7 月余，心悸烦躁，头目胀痛，下肢浮肿，小便涩痛，腰酸背痛。纳可，寐可，二便调。嘱测量血压。苔薄质腻偏红，脉沉弦滑。

[诊断] 妊娠高血压综合征（肝阳上亢型）。

[治法] 滋水养血，平肝泄火。

[方药] 当归 12g，川芎 12g，熟地黄 12g，巴戟天 12g，肉苁蓉 10g，补骨脂 10g，紫石英 6g，菟丝子 12g，五味子 12g，山茱萸 12g，大白芍 9g，桑寄生 12g，赤丹参 4.5g，明天麻 9g，生石决明（先煎）15g，白僵蚕 9g，制首乌 9g，钩藤（后下）9g，夏枯草 9g，泽泻 9g。

7 剂，日 1 剂，水煎服。

二诊（7 月 14 日）：头痛眩晕已减轻，血压 128/83mmHg，下肢浮肿亦退，口苦溲勤，尿蛋白（±）。苔薄质红，脉弦滑。上方去僵蚕、天麻，加淡黄芩 4.5g，料豆衣 9g，枸杞子 9g，猪苓 9g，茯苓 9g。7 剂，日 1 剂，水煎服。

三诊：8 月 19 日。血压恢复到 120/80mmHg，诸症均好转。纳可，寐可，二便调。舌红苔薄，脉略弦滑。守方续服 7 剂。

按语：冲任二脉皆起于胞中，下出于会阴，冲脉"渗诸阳、渗三阴"，为"十二经之海"，亦为"血海"，既可成肾赋滋胞宫，又是联系先天之肾与后天之脾胃的通道。补肾调冲法的"补肾"实则是补五脏六腑之虚损，肾主水，因此一切水肿首先考虑从肾论，又因为妊娠高血压属于妇科疾病，更应首先治"肾"；"调冲"则是指疏泄肝木，调理冲任气血阴阳，使之达到"冲和"的状态。故该法适用于肾虚、冲任失调所致的一系列妇产科疾患。

方选补肾固冲汤合天麻钩藤饮加减，针对病机，标本兼治，疗效显著。

（2）妊娠高血压案2

李某，女，33岁。2012年10月29日初诊。

[**主诉**]妊高征病史2次。

[**现病史**]有妊高征病史2次，剖宫产、引产术2次，要求中药调理。患者自诉第1孕2007年8月，孕6个月，本院中引术；第2孕2011年1月，孕7个月（胎盘早剥），本院剖宫产术（娩出即死亡）。平日月经4～5天/26～27天量中等、色暗红、有血块，痛经。末次月经2012年10月14日。妊娠期间血压值为（140/100mmHg），尿蛋白阳性，平日血压110/70mmHg，平时尿常规正常。无子痫史，无带下病史，无阴痒史。脉沉细滑，舌红苔白。建议查子宫附件B超、性激素六项＋血HCG，丈夫查精液常规，治疗期间避孕。

[**诊断**]妊娠高血压综合征（肝肾阴虚证）。

[**治法**]育阴潜阳。

[**方药**]枸杞子15g，菊花10g，山茱萸10g，山药10g，熟地黄10g，丹皮10g，泽泻10g，茯苓10g，珍珠母30g，磁石30g，决明

子 10g，白蒺藜 15g，白芍 10g，石斛 10g，当归 15g，川芎 20g，仙灵脾 15g，五味子 10g，香附 10g。

14 剂，日 1 剂，水煎服。

中成药：杞菊地黄丸、血府逐瘀颗粒、通经甘露丸，早、中、晚各 1 种，按照说明书最小剂量服用。

二诊（11 月 18 日）：末次月经 2012 年 11 月 14 日，今将净，量中等、稀少，下腹痛减轻，舌质红苔白，脉沉细滑。性激素六项（2012 年 10 月 30 日，承德医学院附属医院）：FSH 3.95U/L，LH 2.50U/L，PRL 363.6U/L，E_2 798pmol/L，T 0.18nmd/L，P 12.84nmol/L；B 超提示：子宫体积增大，63.9mm×42.7mm×57.7mm，内膜厚 6.6mm，右侧卵巢无回声考虑卵泡，左卵巢未见异常。

方药：薏苡仁 15g，红藤 10g，枸杞子 10g，菊花 15g，山茱萸 10g，熟地黄 10g，泽泻 10g，茯苓 10g，珍珠母 30g，磁石 30g，决明子 10g，白蒺藜 15g，白芍 10g，石斛 10g，当归 15g，川芎 10g，仙灵脾 15g，黄精 10g，五味子 10g，香附 10g，丹皮 10g。

中成药：通经甘露丸、杞菊地黄丸、血府逐瘀颗粒，早、中、晚各服 1 种，按说明书最小剂量服用。

三诊（11 月 26 日）：末次月经 2012 年 11 月 14 日。量中等、色暗红、无血块，轻微痛经。7 天前咽部不适，但无口苦，现也好转。纳可，寐可，大小便可。舌红苔白，脉沉细。

方药：白芍 12g，白蒺藜 15g，钩藤 10g，天麻 6g，丹参 6g，枸杞子 15g，菊花 15g，山茱萸 10g，山药 10g，熟地黄 10g，丹皮 10g，泽泻 10g，茯苓 10g，珍珠母 30g，磁石 30g，决明子 10g，石斛 10g，当归 10g，川芎 10g，仙灵脾 15g，黄精 10g，五味子 10g，香附 10g。

四诊（12 月 27 日）：末次月经 2012 年 12 月 27 日。量中等偏少，色暗红，血块少，轻微痛经，无下腹痛，舌红苔白脉沉细。纳可，寐可，二便调，咽部有痰。平日监测血压：110/70mmHg，偶有 90/60mmHg。

方药： 石斛 10g，射干 10g，川牛膝 10g，白芍 12g，白蒺藜 10g，钩藤 10g，天麻 10g，丹参 6g，枸杞子 15g，菊花 15g，山茱萸 10g，山药 10g，熟地黄 10g，丹皮 10g，泽泻 10g，茯苓 10g，珍珠母 30g，磁石 30g，决明子 10g，当归 10g，川芎 10g，仙灵脾 15g，黄精 10g，五味子 10g，香附 10g。

中成药： 通经甘露丸、加味龙胆草颗粒。

五诊（2013 年 1 月 10 日）：末次月经 2012 年 12 月 27 日。量中等、稀少，纳可，寐可，二便调。轻微腰腹痛，自述：中药太苦。舌红苔白，脉沉细滑。建议：调情志，忌紧张，喘时可以用蜜炼川贝枇杷膏。

方药： 枇杷叶 12g，川贝 6g，石斛 10g，射干 10g，川牛膝 15g，白芍 12g，白蒺藜 15g，钩藤 10g，天麻 10g，丹参 6g，枸杞子 15g，菊花 15g，山茱萸 10g，山药 10g，熟地黄 10g，丹皮 10g，泽泻 10g，茯苓 10g，珍珠母 30g，磁石 30g 决明子 10g，当归 10g，川芎 10g，仙灵脾 15g，黄精 10g，香附 10g，五味子 10g。

中成药： 杞菊地黄丸、血府逐瘀颗粒、通经甘露丸，早、中、晚各服 1 种，按说明书最小剂量。

六诊（1 月 28 日）：末次月经 2012 年 12 月 27 日。量中等、稍少、色红。舌红苔白，脉沉细。血压 110/70mmHg。

方药： 龙骨（先煎）30g，牡蛎（先煎）30g，川牛膝 15g，白芍

12g，白蒺藜 15g，钩藤 10g，天麻 10g，丹参 6g，枸杞子 10g，菊花 15g，山茱萸 10g，山药 10g，熟地黄 10g，丹参 10g，泽泻 10g，茯苓 10g，珍珠母 30g，磁石 30g，决明子 10g，当归 10g，川芎 10g，仙灵脾 15g，黄精 10g，香附 10g，五味子 10g。

中成药：杞菊地黄丸、血府逐瘀颗粒、通经甘露丸，早、中、晚各服 1 种，按说明书最小剂量。

七诊（2 月 21 日）：末次月经 2013 年 2 月 12 日。量中等、稍少、色红、无血块，无痛经。舌红苔白，脉沉细。

方药：吴茱萸 6g，黄柏 6g，龙骨 30g，牡蛎（先煎）30g，川牛膝 15g，白芍 12g，白蒺藜 15g，钩藤 10g，天麻 10g，丹参 6g，枸杞子 15g，菊花 12g，山茱萸 10g，山药 10g，熟地黄 10g，丹皮 10g，泽泻 10g，茯苓 10g，珍珠母（先煎）30g，磁石（先煎）30g，决明子 10g，当归 10g，川芎 10g，仙灵脾 15g，黄精 10g，香附 10g，五味子 10g。

八诊（9 月 26 日）：末次月经 2013 年 6 月 23 日。2013 年 9 月 24 日在本院妇科就诊检查，B 超提示：宫内中孕，单活胎，胎心率：164 次 / 分。现恶心呕吐，吞酸严重，舌红苔白，脉滑。

方药：菊花 15g，山茱萸 10g，山药 10g，熟地黄 10g，丹皮 10g，泽泻 10g，当归 15g，茯苓 10g，珍珠母（先煎）10g，磁石（先煎）10g，决明子 10g，白蒺藜 15g，白芍 10g，石斛 10g，川芎 10g，仙灵脾 15g，黄精 10g，五味子 10g，香附 10g。

九诊（11 月 28 日）：末次月经 2013 年 6 月 23 日。现孕 22 周，舌红苔白，脉滑。自诉原孕 28 周时血压为 130/80mmHg，现 110/70mmHg，纳可，寐可，二便调。建议做尿常规。

方药：淡竹叶 10g，麦冬 10g，菟丝子 10g，桑寄生 10g，川续断 10g，枸杞子 15g，菊花 15g，山茱萸 10g，山药 10g，熟地黄 10g，丹皮 10g，泽泻 10g，茯苓 10g，珍珠母（先煎）10g，磁石（先煎）10g，决明子 10g，白蒺藜 15g，白芍 10g，当归 15g，川芎 10g，仙灵脾 15g，黄精 10g，五味子 10g，香附 10g。

2014 年 3 月 5 日家属告知：用本方后已生育一女婴，母女平安。

按语：前七诊皆在调理患者妊娠高血压症状。患者素体肝肾阴虚，从以上症状来看，患者孕后血聚养胎，阴血则更加不足，阴不潜阳，肝阳上亢，易出现血压升高，眩晕等症状。妊娠中后期，肝肾阴虚，孕后阴血下注养胎，阴虚肝旺，水不涵木，风阳易动，上扰清窍，故出现头目眩晕，视物模糊，耳鸣失眠；颜面潮红，口燥咽干；舌红苔白，脉弦数。方以滋补肝肾，育阴潜阳为主。组方以六味地黄为主，六味地黄能滋肾壮水，枸杞、菊花清肝明目，加龟甲、石决明育阴潜阳，钩藤、白蒺藜、天麻平肝潜阳。若热象明显可以适量加入知母、黄柏滋阴泻火；口苦心烦可加竹茹、黄芩清热除烦；水肿明显加茯苓、防己、泽泻；动风之兆者加羚羊角镇肝息风。中医认为肝开窍于目，肝血上注于目则能视，即眼睛的功能与肝密切相关；在五行理论中，肝属木，肾属水，水能生木，肾与肝是一对母子关系，即肝为肾之子，肾为肝之母，母脏病变会影响子脏；又肝主藏血，肾主藏精，精血互生，因此肝与肾密切相关；枸杞子甘平质润，入肺、肝、肾经，补肾益精，养肝明目；菊花辛、苦、甘，微寒，善清利头目，宣散肝经之热，平肝明目。八种药物配伍共同发挥滋阴、养肝、明目的作用，对肝肾阴虚同时伴有明显的头晕视物昏花等头、眼部疾患，尤为有效。肾阴为一身之阴，肾阴亏虚则五脏阴分均有所亏虚。熟地黄、山药，一黑一白，一个入血分，一个入气分。熟地黄入血分，入肾补肾阴，养肝养心；山药入气分，入肺、脾、肾，养三脏之阴。虽仅两味，但五脏之阴得以充养，肾阴得以补给，五脏肾阴之化生功能得以恢复；丹皮以凉血为主，肾水亏虚无以养肝，肝火旺盛，投丹皮以凉血养肝。

（3）妊娠高血压案3

花某，女，37岁。2014年1月5日初诊。

[主诉]妊高征产后血压高、浮肿1个月。

[现病史]末次月经2013年2月28日。平时身体尚可，既往体健，但其母曾有妊高征病史。该产妇孕期20周内检查身体正常，直到怀孕25周时，开始出现血压升高，平时血压140/90mmHg逐渐升至160/100mmHg；小腿及足部浮肿严重，偶感头胀眼花，西医妇科确诊妊高征。于孕34周住院，静注硫酸镁。血压控制在（120～130）/（90～100）mmHg，尿蛋白（+++），37周时行剖宫产，从产妇出院到产前予以中药治疗。平素易腰酸，爱生气。舌红苔白，脉沉细数。

[诊断]妊娠高血压综合征（肝肾阴虚型）。

[治法]补益肝肾，健脾利水，平肝潜阳。

[方药]天麻15g，钩藤15g，石决明（先煎）20g，珍珠母20g，桑寄生18g，党参20g，黄芪20g，茯苓20g，泽泻10g，熟地黄10g，黄精10g，山药10g，山茱萸10g，地龙10g，杜仲10g，菊花15g，枸杞子15g。

7剂，日1剂，水煎服。

中成药：杞菊地黄丸、通经甘露丸、血府逐瘀颗粒，早、中、晚各服1种，按说明书最小剂量。

二诊（2月17日）：末次月经2013年2月28日。患者服用药物一段时间后尿量有所增加，血压降至 140/90mmHg，尿蛋白仍未改变，产后 42 天检查时血压增至 160/100mmHg，浮肿消退较慢，乳汁分泌不足。舌红苔白，脉弦细。

方药：熟地黄 20g，何首乌 29g，黄精 10g，枸杞子 18g，菟丝子 15g，丹参 20g，赤芍 20g，鸡血藤 10g，益母草 10g，黄芪 10g，太子参 10g，穿山甲 5g，王不留行 10g，茯苓 10g，泽泻 10g，金樱子 10g，芡实 10g，淫羊藿 10g，紫河车 10g。

14 剂，日 1 剂，水煎服。

中成药：血府逐瘀颗粒、通经甘露丸、杞菊地黄丸，早、中、晚各服 1 种，按说明书最小剂量。

三诊（3 月 2 日）：服用上方后血压下降，至今稳定，体力较恢复，纳可，二便调，因带小孩，寐差。舌红苔白，脉沉细。

方药：丹参 10g，赤芍 10g，熟地黄 15g，当归 10g，何首乌 15g，黄精 10g，鹿角胶 10g，菟丝子 10g，茯苓 10g，玉米须 10g，黄芪 10g，白术 10g，煅龙骨（先煎）6g，煅牡蛎（先煎）6g，金樱子 10g，芡实 10g。

14 剂，日 1 剂，水煎服。

随访，病人血压平稳，浮肿消失，尿蛋白（+）。

按语：本例患者初诊时予以六味地黄汤滋肾壮水，枸杞、菊花清肝明目；石决明育阴潜阳；钩藤、白蒺藜、天麻平肝潜阳。二诊时因产妇产后多静少动，气血运行不畅，在补肾基础上加以活血之药鸡血藤、益母草、丹参、赤芍等。又因产妇有乳汁不足之症，在此基础上又加以温补气血，通乳之药如王不留行、穿山甲、黄芪、白术等。三诊时患者较之前恢复良好，遵上方。

（4）妊娠高血压案4

王某，22岁，女。2014年7月20日初诊。

[**现病史**] 末次月经2013年12月13日。患者为已婚初产妇，平素月经规律，偶有腰酸。预产期2014年9月20日。现已停经8月余，抽搐1次，昏迷。测量血压160/80mmHg，舌红苔白，脉沉细。建议做子宫附件B超、性激素六项。

[**诊断**] 妊娠高血压综合征（肝肾阴虚型）。

[**治法**] 滋补肝肾，调补冲任。

[**方药**] 枸杞子15g，菊花10g，山茱萸10g，山药10g，熟地黄10g，丹皮10g，泽泻10g，茯苓10g，珍珠母30g，磁石30g，决明子10g，白蒺藜15g，白芍10g，石斛10g，当归15g，川芎20g，仙灵脾15g，五味子10g，香附10g，羚羊角10g。

中成药：杞菊地黄丸、血府逐瘀颗粒、通经甘露丸，早、中、晚各1种，按照说明书最小剂量服用。

二诊（7月28日）：服药后腰痛缓解。至今未见再抽搐。B超（2014年7月21日，承德医学院附属医院）：子宫附件未见明显异常，子宫大小47mm×40mm×40mm，内膜6mm。舌淡红，苔薄白，双尺沉细无力。上方加杜仲10g，桑寄生30g。

三诊（8月7日）：未诉明显不适，遵上方。

随访，未再抽搐，产时血压平稳。

按语：韩冰教授认为病属久者，多责之于肝肾亏虚，或兼夹血瘀。病属新者，多责之于血瘀，兼有肝肾亏虚。肾精亏虚、冲任瘀阻是本病的主要病机，各有侧重而已。治疗时应遵循"扶正固本，祛瘀生新"的原则。本例患者因妊娠期间抽搐一次测量血压较高，属妊娠高血压综合征。由于孕后阴血亏虚，水不涵木，风阳易动，上扰清窍，故头目眩晕，进而动风。因此在使用补益肝肾的药时，要加入羚羊角以镇风息肝。

（5）妊娠高血压案5

方某，女，29岁。2001年9月3日初诊。

[主诉] 妊娠7个月伴肢麻掣动，头晕目眩。

[现病史] 患者素性易怒，现妊娠7个月，伴肢麻掣动，头晕目眩，烦躁不安，夜不能寐，目赤口苦，大便干燥，下肢浮肿。舌红苔黄，脉弦数。测量血压为180/100mmHg，此为肝郁化火，扰乱心神，阴虚火炽，风阳上旋，预发子痫之兆。

[诊断] 妊娠高血压综合征（肝风内动型）。

[治法] 息风清热，除烦安神。

[方药] 白蒺藜9g，钩藤15g，天麻5g，赤芍6g，丹皮6g，女贞子9g，龙胆草6g，白薇6g，川黄连6g，首乌9g，茯苓8g，炒枣仁8g，天竺黄6g。

21剂，日1剂，水煎服。

二诊（9月28日）：眩晕已减，肢掣渐平，麻差改善，仅大便不畅，脉弦滑，舌红苔黄。血压160/90mmHg。上方去白蒺藜、川黄连，加淡条芩9g，决明子9g。

7剂，日1剂，水煎服。

按语： 患者素体易怒，又逢妊娠，阴血亏虚，不足养胎，水不涵木，肝阳上亢，故会出现此种症状。治疗时予以平肝息风，补益肝肾之药，在治标同时更加注重治本，使肾水上行滋养肝木，同时加入镇肝之药以息肝风，如此一来，患者连服21剂后，病情好转，血压下降。二诊则在遵上方的基础上进一步解决患者大便不畅等其他不适，因此又加入了决明子等润肠药，现患者未见其他不适，血压平稳，后顺利产子，情况良好。

（6）妊娠高血压案6

杜某，女，32岁。2001年3月18日初诊。

[**主诉**] 重度高血压1个月。

[**现病史**] 患者现已怀孕8个月，因"重度妊娠高血压"住院治疗。西医妇科给予利尿减压镇静药无明显疗效，来中医科就诊。查体：孕8个月，全身水肿，按之凹陷，皮色光亮，头晕目胀，视力模糊。呼吸急促，呕吐恶心，纳差寐差，小便不利，大便可。舌红苔白滑，脉弦滑。测量血压220/180mmHg。尿检：蛋白尿（+++）。建议做子宫附件B超、性激素六项。嘱每日查血压。

[**诊断**] 妊娠高血压综合征（脾肾亏虚型）。

[**治法**] 健脾利水，平肝息风。

[**方药**] 钩藤20g，桑白皮10g，大腹皮10g，葶苈子10g，泽泻10g，白术10g，陈皮10g，杏仁6g，茯苓12g，杏仁10g，苏子10g，石决明20g，珍珠母20g。

7剂，日1剂，水煎服。

二诊（4月5日）：水肿消失，小便通利。舌红苔黄，脉沉细滑。守方续服7剂。

三诊（4月13日）：水肿彻底消失，血压150/90mmHg，纳可，寐差，二便调。舌红苔白，脉沉滑。上方加炒枣仁10g，远志10g。14剂，日1剂，水煎服。

四诊（5月1日）：血压120/80mmHg，纳可，寐稍可，二便调。舌红苔白，脉沉滑。上方续服7剂。

随访，产一男婴，母子平安。

（7）妊娠高血压案7

王某，女，32岁。2005年7月20日初诊。

[**主诉**]产后四肢水肿、头晕加重1周。

[**现病史**]妊娠24周，测量血压160/100mmHg，尿蛋白（+++），其他均为诊治。妊娠30周颜面水肿，未查尿RT及肾功。妊娠32周时因阵发性腹痛于当地医院就诊，测量血压160/100mmHg。建议住院。患者拒绝住院，未监测血压。

妊娠38周时由于水肿、腹胀又去当地医院就诊。做相应检查：肌酐298.0μmol/L，尿素14.4μmol/L，尿酸538.0μmol/L。于2005年7月8日在本院行剖宫产＋输卵管结扎术。术后口服硝苯地平，后查：肌酐344.0μmol/L；尿素14.4μmol/L，尿酸596.0μmol/L，电解质正常，水肿未减轻，于2005年7月15日出院。出院后颜面四肢水中明显，头痛，视物模糊，于18日转入肾内科。既往2岁时曾患肾病，具体诊断不详。有青霉素过敏史。孕5产2人流3。现头晕，目眩，耳鸣，咽干口渴。舌红少苔，脉弦细数。

[**诊断**]妊娠高血压综合征（肝阳上亢型）。

[**治法**]滋阴潜阳。

[**方药**]白芍12g，白蒺藜15g，钩藤10g，天麻6g，丹参6g，枸杞子15g，菊花15g，山茱萸10g，山药10g，熟地黄10g，丹皮10g，泽泻10g，茯苓10g，珍珠母30g，磁石30g，决明子10g，石斛10g，当归10g，川芎10g，仙灵脾15g，黄精10g，五味子10g，香附10g，羚羊角10g，桑叶10g，贝母10g，竹茹10g，茯神15g，甘草15g。7剂。日1剂，水煎服。

中成药：杞菊地黄丸、通经甘露丸、血府逐瘀颗粒，早、中、晚各1种，分服。

二诊（8月1日）：头痛症状缓解，乏力，纳可，寐差，二便调。舌红苔白，脉沉缓。

方药：白芍12g，白蒺藜15g，钩藤10g，天麻6g，丹参6g，枸杞子15g，菊花15g，山茱萸10g，山药10g，熟地黄10g，丹皮10g，泽泻10g，茯苓10g，天冬（去心）6g，麦冬（去心）9g，天花粉3g，黄芩3g，知母3g，甘草1.5g，人参1.5g，荷叶3g，川芎5g，白芍5g，炒枣仁5g。7剂。日1剂，水煎服。

中成药：杞菊地黄丸、通经甘露丸、血府逐瘀颗粒，早、中、晚各1种，分服。

三诊（8月10日）：患者头痛减轻，乏力缓解，少量恶露，纳可，寐可，二便调。舌红苔白，脉沉细。

方药：白芍12g，天麻6g，丹参6g，枸杞子15g，菊花15g，山茱萸10g，山药10g，熟地黄10g，丹皮10g，泽泻10g，生姜10g，当归10g，川芎10g，桃仁10g。14剂。日1剂，水煎服。

中成药：杞菊地黄丸、通经甘露丸、血府逐瘀颗粒，早、中、晚各1种，分服。

随访，血压降至120/80mmHg，先较稳定。经保肾排毒等治疗后患者血肌酐下降，尿蛋白恢复正常。母子平安。

按语：患者初诊时疾病较严重，蛋白尿、高血压及水肿等症状明显。头晕眼花、头痛、眩晕，一派肝阳上亢之象，因此治疗时以滋阴潜阳，补益肝肾为主，在杞菊地黄汤的基础上加用羚羊角镇肝息风。二诊时患者头痛缓解，但由于生产时气血亏耗，大病体虚，正气未复。因此在滋阴潜阳的同时给予补益气血及安神的药物。三诊时患者头痛消失，但考虑正值产褥期，产后少量恶露，因此治疗时使用生化汤祛瘀生新，温经止痛。

（8）妊娠高血压案 8

李某，女，40 岁。2009 年 7 月 30 日初诊。

[**主诉**] 腰酸痛、乏力 1 年余。

[**现病史**] 患者 2007 年 3 月妊娠，妊娠期间未见明显异常。至 2007 年 10 月 30 日，妊娠 6 个月时自觉腰酸痛、乏力，伴随夜尿多，颜面及双下肢浮肿，头晕头痛。自测血压 160/90mmHg，未重视。2007 年 11 月 3 日突发晕厥，阴道出血，在当地医院就诊，B 超检查提示：发现死胎，胎盘早剥，住院当日即行经阴道引产术，术中大出血，输血后出现无尿，头晕，胸闷，水肿，憋气，无抽搐。在当地医院治疗后尿量增多。现腰酸，乏力，怕冷，纳可，寐差，夜尿频多，二便调。舌淡苔薄白，脉沉细。

[**诊断**] 妊娠高血压综合征病史（肾阳虚衰型）。

[**治法**] 温补肾阳，固涩止遗。

[**方药**] 菟丝子 10g，枸杞子 10g，肉桂 10g，制附子 10g，鹿角胶（烊化）10g，山茱萸 15g，当归 15g，乌药 10g，丹皮 10g，泽泻 10g，熟地黄 12g，山药 15g，益智仁 10g，桃仁 10g，黄芪 6g。

14 剂，日 1 剂，水煎服。

中成药：金匮肾气丸、通经甘露丸，早、晚分服，按说明书最小剂量服用。

二诊（8 月 25 日）：今日自觉腰痛明显缓解，查尿蛋白（－）。舌红苔白，脉沉细。守方续服，5 剂，日 1 剂。水煎服。

中成药：金匮肾气丸、通经甘露丸，早、晚分服，按说明书最小剂量服用。

三诊（9 月 1 日）：腰痛消失，测量血压 120/90mmHg，今日较稳定。现纳可，寐可，二便调。舌红苔白，脉沉细。上方加白术 6g，炒枣仁 6g，阿胶 10g。

按语： 患者初诊时腰痛明显、乏力怕冷，一派阳气虚弱之象。因此治疗时以补肾阳为主，加入菟丝子、鹿角胶、乌药等。以缩泉丸合右归丸加减。缩泉丸主治膀胱虚寒证，方中益智仁辛温，温补脾肾，固肾气，缩小便为君药。乌药辛温，调气散寒能除膀胱肾间冷气，止小便频数为臣药。二药合用温肾祛寒则膀胱之气复常，约束有权，遗尿可自愈。本方与桑螵蛸散均能治疗小便频数或遗尿。益智仁配伍乌药重在温肾祛寒，宜于下元虚冷而致者。桑螵蛸散则以桑螵蛸配伍龟甲、龙骨、远志等，偏于调补心肾，适用于心肾两虚者。此患者发生夜尿频多主要因于肾阳不足，用此方最好。二诊在遵上方服药。三诊时在补肾的基础上又将补肾健脾药加大，重新加入补益气血安神的药。随访血压平稳，纳可，寐可，二便调，尿蛋白（－），水肿消失，腰酸症状消失。

（9）妊娠高血压案 9

王某，女，24 岁。2010 年 2 月 19 日初诊。

[**主诉**] 孕 9 个月，头晕伴浮肿 1 个月。

[**现病史**] 自诉于 2009 年 5 月 21 日孕第 1 胎，自诉妊娠 8 月，头晕，头痛，下肢浮肿，血压 150/110mmHg，曾口服硝苯地平降压，血压波动在 140/90mmHg 左右，伴口苦，口渴，夜寐不安。脉弦滑数，苔薄黄，质红有刺。建议做子宫附件 B 超、性激素六项；平时测量血压。

[**诊断**] 妊娠高血压综合征（胎火上扰，肝阳偏亢证）。

[**治法**] 泻肝清火，平肝潜阳。

[**方药**] 龙胆草（酒炒）6g，黄芩（酒炒）9g，山栀子（酒炒）

9g，泽泻 12g，木通 9g，车前子 9g，当归（酒炒）8g，生地黄 20g，柴胡 10g，生甘草 6g，羚羊角 10g，桑叶 10g，菊花 10g，熟地黄 10g，山茱萸 10g，山药 15g，泽泻 10g，丹皮 10g，钩藤 10g，石决明 10g，白蒺藜 10g。

7 剂，日 1 剂。水煎服。

中成药：通经甘露丸、血府逐瘀颗粒，早晚各服用 1 次，按说明书最小剂量服药。

二诊（2 月 28 日）：头晕、头痛减轻，下肢浮肿减轻，血压恢复到 120/90mmHg，纳可，寐差，大便干燥。舌红苔黄，脉弦数。上方加决明子 10g，炒枣仁 10g，远志 10g。7 剂。

中成药：通经甘露丸、血府逐瘀颗粒，早晚各服用 1 次，按说明书最小剂量服药。

三诊（3 月 7 日）：头晕、头痛消失，眩晕消失，血压较之前平稳，已恢复到 120/80mmHg，纳可，寐稍可，二便调。舌红苔白，脉沉。续服上方 7 剂。

中成药：通经甘露丸、血府逐瘀颗粒，早晚各服用 1 次，按说明书最小剂量服药。

按语：中医认为妊高征的发生主要与肝阳上亢有关。《素问·至真要大论》云："诸风掉眩，皆属于肝。"临床常见阴虚肝旺及脾虚肝旺两种，本病临床以头痛、眩晕为主。若阴虚肝旺可兼口苦咽干、面色潮红；若脾虚肝旺，则兼胸闷欲呕、肢体浮肿等症。脾虚浮肿者可加白术、大腹皮、陈皮健脾利水；血热者可加丹皮、白茅根凉血清热，随症加减，每日 1 剂，分早晚 2 次，餐前半小时服用。总之，本病责之于肝。在清肝的基础上加用钩藤、石决明、白蒺藜平肝潜阳；生地黄、当归养血柔肝；茯苓、白术健脾利湿。初诊时患者头痛眩晕明显，治疗以平肝清肝火为主，药用钩藤、白蒺藜、龙胆草等。二诊时患者恢复较好，在遵上方的基础上加用安神药，使气血调和。三诊时患者基本恢复，症状消失。继续服用上方。随访，效果良好，血压正常。

十、产后缺乳

产后哺乳期内，产妇乳汁甚少或无乳可下者，称"缺乳"，又称"产后乳汁不行"。

1. 病因病机

缺乳的主要病机为乳汁生化不足或乳络不畅。常见病因有气血虚弱和肝郁气滞或痰浊阻滞。

（1）气虚血弱

素体气血亏虚，或脾胃素弱，气血生化无源，复因分娩失血耗气，致气血亏虚，乳汁化生乏源，因而乳汁甚少或无乳可下。

（2）肝郁气滞

素多抑郁，或产后情志不遂，肝失调达，气机不畅，乳脉不通，乳汁运行不畅，故无乳。

2. 辨证论治

本病应根据乳汁清稀或稠、乳房有无胀痛，结合舌脉及其他症状以辨虚实。如乳汁甚少而清稀，乳房柔软，多为气血虚弱；若乳汁稠，胸胁胀满，乳房胀硬疼痛，多为肝郁气滞。治疗以调理气血，通络下乳为主。同时，要指导产妇正确的哺乳方式，保证产妇充分休息，有足够的营养和水分摄入。

（1）气血虚弱证

主要证候： 产后乳汁少甚或全无，乳汁稀薄，乳房柔软无胀感。面色少华，倦怠乏力。舌淡苔薄白，脉细弱。

证候分析： 气血虚弱，乳汁化源不足，无乳可下，故乳汁少或全无，乳汁稀薄；乳汁不充，故乳房柔软无胀感；气虚血少，不能上荣头面四肢，故面色少华，倦怠乏力；舌淡苔薄白，脉细弱，均为气血虚弱之征。

治疗法则： 补气养血，佐以通乳。

方药举例： 通乳丹。

人参、黄芪、当归、麦冬、木通、桔梗、猪蹄。

方中人参、黄芪补气；当归、麦冬、猪蹄养血滋阴；桔梗、木通利气通脉。全方补气养血，疏经通络。气血充足，乳脉通畅，则乳汁自出。

（2）肝郁气滞证

主要证候： 产后乳汁分泌少，甚或全无，乳房胀硬、疼痛，乳汁稠；伴胸胁胀满，情志抑郁，食欲不振。舌质正常，苔薄黄，脉弦或弦滑。

证候分析： 情志郁结，肝气不舒，气机不畅，乳络受阻，故乳汁涩少；乳汁壅滞，运行受阻，故乳房胀满而痛，乳汁浓稠；胸胁为肝经所布，肝气郁结，疏泄不利，气机不达，故胸胁胀满；肝经气滞，脾胃受累，故食欲不振；舌质正常，苔薄黄，脉弦或弦滑，均为肝郁气滞之征。

治疗法则： 疏肝解郁，通络下乳。

方药举例： 下乳涌泉散。

当归、白芍、川芎、生地黄、柴胡、青皮、天花粉、漏芦、通草、桔梗、白芷、穿山甲、王不留行、甘草。

方以当归、白芍、川芎补血养血行血；生地黄、天花粉补血滋阴；青皮、柴胡疏肝散结；白芷入阳明，气芳香以散风通窍；桔梗、通草理气通络；漏芦、穿山甲、王不留行通络下乳；甘草调和脾胃。全方疏肝理气，补血养血，通络行乳。

3. 验案举例

（1）产后缺乳案1

张某，女，28岁。2010年2月24日初诊。

[**主诉**] 产后乳汁少12天。

[**现病史**] 患者于半月前足月顺产一男活婴，因新生儿体重偏低，重2250g，转新生儿科病房3天，不许探视，以致情志抑郁，不思饮食，待哺乳时无乳汁分泌。胸胁胀闷，时欲太息，乳房胀痛，下腹疼痛，恶露量少，色暗，纳眠差，大小便正常。舌质暗红，苔薄白，脉弦细。建议做双乳腺彩超。

[**中医诊断**] 产后缺乳（肝郁气滞）。

[**治法**] 疏肝解郁，化瘀通乳。

方药：柴胡12g，白芍15g，当归15g，川芎10g，茯苓15g，白术15g，益母草30g，炮姜3g，漏芦12g，通草12g，穿山甲8g，王不留行12g，陈皮10g。

3剂，日1剂，水煎服。

二诊（3月1日）：服上药后，乳汁较前稍多、质稀，乳房松软，纳可。舌质淡红，苔薄白，脉细。方药：黄芪30g，太子参15g，茯苓 15g，鹿茸 9g，白术 12g，白芍 12g，生、熟地黄各 10g，当归 10g，王不留行 12g，桔梗 12g，通草 10g，穿山甲 8g。7 剂，日 1 剂，水煎服。

三诊（3 月 10 日）：服上方药后，乳汁已足够哺乳，质较前浓稠适中，乳房松软，纳可，寐可，小便调，大便干燥。舌质淡红苔薄白，脉沉细。上方加决明子 10g。7 剂，日 1 剂，水煎服。

嘱其注意饮食调理，加强营养。1 周后复诊：乳汁充足，超出婴儿需求量，纳眠可，二便调。舌淡红，脉平和。

按语：产后缺乳多发生于产后第 2、3 天至 1 周内，也可发生在整个哺乳期。本病是产后常见病，虽非重症，但影响了婴儿的身体及智力发育，同时加重了家庭的经济负担。本例患者初为情志抑郁，以致经脉涩滞，阻碍乳汁运行因而乳汁不行。用疏肝通乳法症状较前好转。产后气血虚，加之纳差，脾虚运化无力，气血化生乏源，导致乳少，故二诊用补气血通乳法。三诊时患者情况较之前明显好转，但大便干燥。在上方基础上加用决明子以润肠通便，在治疗上兼顾，辨证用药，亦注意食疗，故疗效颇好。

（2）产后缺乳案 2

石某，女，26 岁。2013 年 4 月 5 日初诊。

[**主诉**] 患者产后 7 天，乳少难下、质稀。

[**现病史**] 因事生气后乳房胀硬疼痛，胸胁胀满，精神抑郁，嗳气，伴见面色苍白，体倦乏力。舌淡苔白，脉弦细。乳腺彩超检查示双侧乳腺未见明显异常。

[**中医诊断**] 产后缺乳（气血虚弱，兼肝郁气滞）。

[**治法**] 补气养血，益气疏肝。

[方药] 生黄芪 20g，党参 20g，熟地黄 20g，当归 10g，川芎 10g，漏芦 10g，桔梗 10g，穿山甲 10g，白芍 15g，路路通 15g，王不留行 15g，香附 15 g，瓜蒌 30g，炙甘草 6g。

7 剂，日 1 剂，水煎服。

二诊（4 月 15 日）：乳汁明显增多，乳房及胸胁胀痛减轻，乳房微热，食欲差，寐欠安。舌红苔黄腻，脉弦。上方加砂仁 6g，陈皮 10g，蒲公英 30g，酸枣仁 30g。

5 剂，水煎服，日 1 剂，早晚分服。

随访，患者自诉症状明显好转，乳汁显著增加，已能正常喂养婴儿，食欲及睡眠皆好转，嘱其加强营养，保持心情舒畅，适当锻炼。

按语：产后缺乳是常见的产后病，其原因有气血虚弱、肝郁气滞、痰浊阻滞等，其中以气血虚弱、肝郁气滞较为常见。女子以血为本，以肝为先天，而肝体阴而用阳，肝脏的疏泄调和必赖阴血之滋养，《景岳全书·妇人规》云："妇人乳汁，乃冲任气血所化，故下则为经，上则为乳。"妇女产后亡血伤津，元气受损，气血皆虚，导致肝脏疏泄功能失常，可致乳少或无。又如《傅青主女科》谓："乳汁之化，原属阳明，然阳明属土，必得肝木之气以相通，始能化成乳汁。羞愤成郁，土木相结，又安能化乳而成乳汁也。"由此可见，乳汁的行与不行还与肝脾是否相合相关。在治疗中应以补气养血、疏肝健脾为主，故选用双补气血、疏肝通络下乳之下乳涌泉散治疗，方中穿山甲气腥而窜，故能宣通脏腑，通经下乳。脾胃为气血生化之源，而乳汁则由气血化生，赖肝气疏泄与调节以供给婴儿，若肝失疏泄，木不疏土，肝脾不和，则脾弱不运血，易致乳少或无。然乳头属肝经，乳房属胃经，故方中加入生黄芪、党参以健脾益气；瓜蒌、香附、漏芦、路路通、王不留行疏肝理气，通络下乳；气血虚弱则加入四物以补血养血；桔梗宣肺通络；炙甘草调和诸药。全方合用，可使肝气得疏，气血得补，乳汁得通，临证应用时为防止演变为乳痈，可加清热消肿散结的蒲公英，效果更佳。同时还需提醒患者注意哺乳期的调护，加强产后营养，保持心情舒畅，维护气血和调，保证乳汁生化及运行正常。在治疗上兼顾，辨证用药，亦注意食疗，故疗效颇好。

（3）产后缺乳案 3

陈某，女，24 岁。2007 年 7 月 27 日初诊。

[主诉] 产后 5 天，乳汁难下、质稀。

[现病史] 会诊时发现患者情志抑郁，淡漠少言，被家属告知因生产后与丈夫发生争吵后，乳房胀痛、硬满，胁肋胀痛，不思饮食。伴见面色苍白，体倦乏力。舌淡苔白，脉细弱，建议做双乳腺彩超。

[中医诊断] 产后缺乳（肝气郁滞型）。

[治法] 疏肝解郁，通络下乳。

[方药] 柴胡 15g，当归 15g，川芎 15g，桃仁 10g，炮姜 10g，炙甘草 10g，党参 15g，黄芪 15g，穿山甲 10g，王不留行 15g，黑芝麻 10g，漏芦 15g，白芍 12g，通草 10g，丝瓜络 12g，鸡血藤 20g，蒲公英 15g，夏枯草 15g，荔枝核 10g，连翘 10g。

7 剂，日 1 剂，水煎服。

二诊（8 月 1 日）：乳汁较之前增多，乳房胀痛减轻，胸胁胀痛减轻，乳房微热，食欲差，寐欠安，舌红、苔黄腻，脉弦。双乳腺彩超提示：双乳腺未见明显异常。上方加焦三仙各 10g，陈皮 10g，酸枣仁 10g。7 剂，日 1 剂，水煎服，早晚分服。

三诊（8 月 8 日）：患者自诉症状明显好转，乳汁显著增加，已能正常喂养婴儿，食欲及睡眠皆好转，但大便干燥，小便调。舌红苔微黄，脉沉细。嘱其加强营养，保持心情舒畅，适当锻炼。方药：生黄芪20g，党参20g，熟地黄20g，当归10g，川芎10g，漏芦10g，桔梗10g，穿山甲10g，白芍15g，路路通15g，王不留行15g，香附15g，瓜蒌30g，炙甘草6g，砂仁6g，陈皮10g，蒲公英30g，酸枣仁30g，决明子10g。7剂，日1剂，水煎服，早晚分服。

四诊（8月20日）：无明显不适。情志舒畅，母乳充足，纳可，寐可，二便调。舌红苔白，脉沉细。三诊方加益智仁10g。7剂，日1剂，水煎服，早晚分服。

按语： 女子以肝为先天，患者素性抑郁，又因产后情志郁结，肝气不舒，气机不畅，乳络受阻，故乳汁涩少；乳汁壅滞，运行不畅，故乳房胀满而痛，乳汁浓稠；胸胁为肝经所布，肝气郁结，疏泄不利，气机不畅，故胸胁胀满；肝经气滞，脾胃受累，故食欲不振；舌脉等表象都是肝郁气滞之象。二诊时患者自觉用药后乳汁较之前增多，乳房胀痛减轻，胸胁胀痛减轻，乳房微热，食欲差，寐欠安，于是加入焦三仙、陈皮健脾开胃；酸枣仁安神。三诊时患者自诉症状明显好转，乳汁显著增加，已能正常喂养婴儿，食欲及睡眠皆好转，但大便干燥，小便调，于是在服用上方基础上加用决明子润肠通便。四诊时已无明显不适，继续服用上方，以固其本。

（4）产后缺乳案4

孟某，女，26岁。2007年9月11日初诊。

[**主诉**] 产后7天，乳汁难下、质稀。

[**现病史**] 患者情志抑郁，食欲不振，乳房胀痛、硬满，胁肋胀痛。伴见面色苍白，体倦乏力。舌淡苔白，脉细弱，建议做双乳腺彩超。

[**中医诊断**] 产后缺乳（肝郁气滞证）。

[**治法**] 疏肝解郁，通络下乳。

[**方药**] 黄芪 30g，当归 15g，青陈皮 10g，穿山甲 15g，党参 10g，茯苓 10g，白术 10g，炙甘草 10g，王不留行 15g，漏芦 15g，白芍 10g，通草 10g，丝瓜络 15g，川芎 10g，炮姜 10g，桃仁 10g，路路通 10g，砂仁 10g，木香 10g，荜澄茄 12g。

7 剂，日 1 剂，水煎服。

二诊（9 月 20 日）：患者自诉乳房胀痛感减轻，乳汁量增多、质稍稠，双侧胁肋胀痛减轻。双侧轻微乳腺增生。纳可，寐可，二便调。舌淡苔白，脉弦数。续服上方。7 剂，日 1 剂，水煎服，早晚分服。

三诊（9 月 30 日）：患者自诉乳房胀痛感明显消失，乳汁充足，已足够喂养婴儿。但尿频、尿急。纳可，寐可，大便调。舌红苔白，脉弦细数。去荜澄茄，加瞿麦 10g，滑石 10g，木通 10g，灯心草 10g，栀子 10g。7 剂，日 1 剂，水煎服。

四诊（10 月 15 日）：患者自诉恢复良好，无明显不适，泌尿系感染减轻。纳可，寐可，二便调。舌淡苔白，脉沉细。守三诊方。7 剂，日 1 剂，水煎服，早晚分服。

随访，患者已能正常母乳，病愈。

按语：女子以肝为先天，患者素性抑郁，又因产后情志郁结，肝气不舒，气机不畅，乳络受阻，故乳汁涩少；乳汁壅滞，运行不畅，故乳房胀满而痛，乳汁浓稠；胸胁为肝经所布，肝气郁结，疏泄不利，气机不畅，故胸胁胀满；肝经气滞，脾胃受累，故食欲不振；舌脉等表象都是肝郁气滞之象。二诊时患者自诉乳房胀痛感减轻，乳汁量增多，质稍稠，双侧胁肋胀痛减轻。双侧轻微乳腺增生，舌淡苔白，脉弦数，纳可，寐可，二便调。因此遵上方继续服用，未做加减改变。三诊时患者自诉乳房胀痛感明显消失，乳汁充足，已足够喂养婴儿。但尿频尿急。纳可，寐可，大便调，在上方基础上加入瞿麦、滑石、木通、灯心草、栀子。四诊时患者已感觉无明显不适。因此方药未做其他改变。

（5）产后缺乳案5

王某，女，28岁。2009年3月29日初诊。

[主诉] 产后7天，缺乳7天。

[现病史] 患者于2009年3月18日在本院产科剖宫产1女婴，现恶露量少，下腹较痛，神疲乏力，不思饮食，乳房胀满有块。纳差，寐安，二便调。舌淡苔白，脉细弱。

[中医诊断] 产后缺乳（肝气郁滞型）。

[治法] 疏肝解郁，通络下乳。

[方药] 柴胡15g，党参20g，茯苓15g，白术10g，炙甘草15g，当归10g，川芎15g，桃仁15g，穿山甲15g，王不留行10g，漏芦10g，炮姜10g，黑芝麻10g，通草10g，丝瓜络10g，黄芪30g。

7剂，日1剂，水煎服。

二诊（4月5日）：患者自诉服上方后，乳房肿块变小，乳汁分泌较多。恶露较之前增多，下腹痛减轻，仍不思饮食，寐安，二便调。舌淡苔白，脉沉细。上方加焦三仙10g，陈皮10g。7剂，日1剂，水煎服。

三诊（4月12日）：患者自诉服用上方后食欲增加，心情舒畅，乳房柔软，肿块继续变小。纳可，寐安，二便调。舌淡苔白，脉沉细。守上方，续服7剂，日1剂，水煎服。

四诊（4月30日）：患者自诉已无明显不适。嘱其注重饮食，增加营养，加强锻炼。守上方，续服7剂，日1剂，水煎服。

按语：患者初诊时产后情志抑郁，以致经脉涩滞，乳汁运行受阻因而乳汁不行。用疏肝通乳法，症状较前好转。产后气血虚，加之纳差，脾虚运化无力，气血化生乏源，导致乳少，故疏肝解郁的同时加用补气血通乳药。二诊时患者自诉服上方后，乳房肿块变小，乳汁分泌较多，恶露较之前增多，下腹痛减轻，仍不思饮食。因此治疗时在上方基础上加入健脾开胃药。三诊时患者自诉使用上方后肿块减小，食欲增加，因此继续服上方。四诊时已无明显不适，继续服用7剂以固本。

（6）产后缺乳案6

张某，女，28岁。2007年6月19日初诊。

[**主诉**] 产后4天，缺乳4天。

[**现病史**] 患者自诉产后一直情绪低落，抑郁不安，不思饮食，恶露量少，乳房胀硬、疼痛，乳汁稠。纳差，寐可，二便调。建议做双乳腺彩超。舌红苔白，脉沉细。

[**中医诊断**] 产后缺乳（肝郁气滞证）。

[**治法**] 疏肝解郁，通络下乳。

[**方药**] 柴胡15g，黄芪30g，当归15g，川芎15g，桃仁10g，炮姜10g，炙甘草10g，穿山甲15g，漏芦15g，黑芝麻10g，白芍10g，通草15g，王不留行15g，丝瓜络10g，荔枝核15g，黄芩10g，黄柏10g，香附15g，蒲公英10g，党参10g，白术10g。

7剂，日1剂，水煎服。

二诊（7月10日）：患者自诉服上方后，心情好转，乳房胀痛减轻，食欲增。纳可，寐可，二便调。舌红苔白，脉沉细。彩超提示：双乳腺未见明显异常。守上方，续服 7 剂，日 1 剂，水煎服。

三诊（7 月 20 日）：患者自诉服用上方后，乳汁稍增多、不稠。食欲增加，但感咽部有痰不适。纳可，寐可，二便调。舌淡苔白，脉沉细。上方加石斛 10g，射干 10g。7 剂，日 1 剂，水煎服。

四诊（7 月 30 日）：患者自诉现症状均缓解，已无明显不适。纳可，寐可，二便调。守方，续服 7 剂以固本。

随访，病愈，已能正常哺乳。

按语：《儒门事亲》曰："啼哭悲怒郁结，气溢闭塞，以致乳脉不行。"素多抑郁，或产后情志不遂，肝失调达，气机不畅，乳脉不通，乳汁运行不畅，故无乳。因此，治疗时以疏肝解郁，通络下乳为主。二诊时患者自诉服上方药后，心情好转，乳房胀痛减轻，食欲增，因此用药采用上方。三诊时患者自诉服用上方后，乳汁稍增多、不稠，食欲增加，但感咽部有痰不适，因此用药时加入石斛、射干利咽。四诊时已经无明显不适，治疗用药遵从上方。

（7）产后缺乳案 7

闫某，女，26 岁。2009 年 8 月 10 日初诊。

[**主诉**] 哺乳 2 周，乳房胀痛继则乳汁减少。

[**现病史**] 哺乳 2 周，起初乳房胀痛，继则乳汁逐渐减少，曾服中药汤剂及猪鼻子偏方调治，乳汁仍未增多，前来求治。患者自诉胸闷嗳气，脘胀纳少，大便秘结。舌苔薄黄，脉弦。

[**中医诊断**] 产后缺乳（肝郁气滞型）。

[**治法**] 疏肝解郁，通经下乳。

[**方药**] 柴胡 15g，青皮 10g，川芎 10g，白芍 20g，当归 30g，枳壳 10g，白术 10g，焦槟榔 10g，王不留行 20g，漏芦 20g，路路通 10g，穿山甲 10g，麦冬 20g，天冬 20g，橘络 3g。

7 剂，日 1 剂，水煎服。

二诊（8 月 20 日）：患者自诉服上方后，乳房肿块变小，乳汁分泌较多。下腹痛减轻，仍不思饮食，寐安，二便调。舌淡苔白，脉沉细。上方加黄芪 30g，蒲公英 20g。7 剂，日 1 剂，水煎服。

三诊（8 月 30 日）：患者自诉服上方后，已无明显症状。纳可，寐可，二便调。续服上方，7 剂，日 1 剂，水煎服。早晚分服。

按语：此乃肝郁不舒，气机壅滞以致影响乳汁的化生。方中以当归、白芍、川芎养血行血；二冬配白芍滋阴增液；柴胡、青皮疏肝散结；枳壳配橘络理气宣络。初诊时患者服药 7 剂，胸闷、脘胀较前减轻，饮食增加，乳房微有胀感，乳汁增多不明显。二诊于原方中加黄芪 30g，蒲公英 20g。服药 3 剂，饮食倍增，乳汁明显增多，哺乳正常。三诊时患者已无明显不适，继续服用此方以固本。

（8）产后缺乳案 8

赵某，女，28 岁。2006 年 8 月 12 日初诊。

[**主诉**] 产后 3 月乳汁不足月余。

[**现病史**] 产后 2 个月起饮食渐减，乳汁随之减少，伴全身酸乏、嗜睡、脘闷、恶心，经多次服用中药未效。患者面黄神倦，舌质淡苔白腻，脉濡弱。

[**中医诊断**] 产后缺乳（痰浊阻滞型）。

[**方药**] 藿香（后下）15g，厚朴 12g，半夏 10g，茯苓 20g，白豆蔻（后下）10g，杏仁 10g，炒薏苡仁 30g，炒扁豆 30g。

7剂，日1剂，水煎服。

二诊：患者自诉食欲增，乳汁增多，全身乏力症状减轻，但劳累后仍觉不适。上方加黄芪10g，党参10g，白术10g。7剂，日1剂，水煎服。

随访，患者恢复良好，乳汁充足，足以喂养婴儿。

按语：产后3月乳汁不足月余。患者产后2个月起饮食渐减，乳汁随之减少，伴全身酸乏、嗜睡、脘闷、恶心，此系湿困脾胃，运化失职，气血化生不足，予藿朴夏苓汤加减。二诊时患者自诉食欲增，乳汁增多，全身乏力症状减轻，但劳累后仍觉不适。在上方基础上加用补气血之药黄芪、党参、白术。

（9）产后缺乳案9

王某，女，32岁。2010年5月1日初诊。

[**主诉**] 产后10余天，乳汁少而清半月。

[**现病史**] 曾服用生乳糖浆10余瓶，当归、羊肉煎汤下乳，尚未改善。诊查患者体胖，舌苔腻而垢，脉弦滑。

[**中医诊断**] 产后缺乳（痰湿阻滞型）。

[**治法**] 醒脾化湿，养血通络下乳。

[**方药**] 佩兰9g，砂仁6g，焦四仙各40g，云苓5g，木通10g，滑石10g，佛手10g，枳壳10g，当归10g，王不留行20g，穿山甲珠10g，漏芦20g，路路通15g，天花粉20g，白芍15g。

7剂，日1剂，水煎服。

二诊（5月10日）：患者自诉服上方后，食欲增加，自觉口爽，纳增，乳房胀痛，但乳汁无明显增多。上方加蒲公英30g。7剂，日1剂，水煎服。

三诊（5月20日）：患者自诉服用上方后，乳汁增多，乳房胀痛减轻，食欲振，纳可，寐安，二便调。舌红苔白，脉沉细。续服上方，7剂，日1剂，水煎服。

四诊（5月30日）：患者自诉服用上方后，症状缓解，已无不适。纳可，寐安，二便调。舌红苔白，脉沉细。续服上方。

5剂，日1剂，水煎服。

随访，病愈，已能正常哺乳。

按语：方中以佩兰、砂仁、焦四仙、云苓、木通、滑石、佛手化湿醒脾；当归、枳壳、山甲珠、漏芦、王不留行、路路通养血通络；天花粉、白芍养阴增液。诸药合用达脾醒湿化、血养乳下之效。初诊时患者素体脾虚，或肥甘厚味伤脾，脾虚气弱无力，胸闷纳少，舌淡苔胖腻，因此用药时以健脾化痰通乳为主。二诊时，服药7剂后，自觉口爽，纳增，乳房胀痛，但乳汁无明显增多，于是二诊于前方基础上加蒲公英30g，继服7剂后乳汁明显增多，乳汁变稠，乳汁增多，乳房胀痛减轻，食欲振，纳可，寐安，二便调。三、四诊时继服上方，哺乳正常而愈。

（10）产后缺乳案10

孙某，女，26岁。2009年10月20日初诊。

[**主诉**] 产后1个月，缺乳半月余。

[**现病史**] 产后2周乳汁尚足，以后渐少，满月时自用鸡汤发奶，服后乳汁更少，投下乳涌泉散治之不应。患者自述大便干结难解，小便黄赤，口臭，口渴多饮。诊见患者面红，舌质红赤，苔黄而干，脉滑数。

[**中医诊断**] 产后缺乳（胃热型）。

[治法] 清热养阴，通络下乳。

[方药] 生石膏 30g，知母 15g，生甘草 6g，生地黄 30g，麦冬 15g，丹皮 15g，当归 15g，王不留行 10g，炮穿山甲 10g，柴胡 5g。

7 剂，日 1 剂，水煎服。

二诊（10 月 30 日）：患者自诉服药后乳汁增多，口爽，但大便仍干燥。纳可，寐安，小便调，大便干燥。上方加决明子 10g。7 剂，日 1 剂，水煎服。

三诊（11 月 10 日）：患者自诉无明显不适感。二便调，纳可，寐可，大便干燥已缓解。上方加黄芪 30g。

5 剂，日 1 剂，水煎服。

随访，患者病愈，已能正常哺乳。

按语：患者产后起初 2 周乳汁尚足，以后渐少，满月时自用鸡汤发奶，服后乳汁更少，投下乳涌泉散治之不应。患者自述大便干结难解，小便黄赤，口臭，口渴多饮，一派胃热之象。2 剂后乳汁增多，继用上方增减调治而愈。分析其病情及投药不效的原因，认为系胃肠热盛，消灼津液，乳汁乃津液所化，津亏则乳少。治当清热养阴治本，佐以通乳治标，用白虎汤加减。二诊时患者服上方后乳汁明显增多，但大便干燥，因此在上方基础上加入决明子润肠通便。三诊时患者已无任何不适，母乳足以喂养婴儿，因此继续服用 5 剂以固本。

高教授认为天癸源于先天，是促进人体生长、发育和生殖的物质基础，在妇女生理活动中，始终对冲任、胞宫起作用，影响着妇女的经、孕、胎、产、乳等生理活动。冲脉为气血要冲，任脉总司阴精，与妇女的月经和胎产、哺乳有密切关系，如果冲任二脉气血亏虚，经气紊乱，则影响乳汁的生化和排泄，就会造成产后缺乳。

脾为后天之本，肾为先天之本，脾胃功能健壮，气血充足，为产后乳汁来源提供可靠的保证。产后脾肾亏虚会导致气血生化乏源，乳汁生成不足。肾精又为化血之源，直接为胞宫行经、胎孕提供物质基础。肝主疏泄，肝气郁滞会导致乳汁疏泄不畅，乳汁排出受阻造成产后缺乳。补肾调冲方由菟丝子、熟地黄、肉苁蓉、巴戟天、当归、鹿角霜、川芎、丹参、紫石英等药组成。临床用药可灵活掌握，其中补肾药常加"血肉有情"之品以"填精补髓"，如紫河车等；调冲药常选柴胡、香附、荔枝核、当归、川芎、王不留行、路路通等疏调冲任。真阴亏损宜滋肾养阴，命门火衰宜温肾养肾，但要重视"壮水之主，以制阳光"和"益火之源，以消阴翳"的运用，肝肾同源，冲任失调宜理肝调冲。

十一、不孕症

凡女子婚后未避孕，有正常性生活，同居 2 年，而未受孕者；或曾有过妊娠，而后未避孕，又连续 2 年未再受孕者，称不孕症。前者为原发性不孕，古称"全不产"；后者为继发性不孕，古称"断续"。夫妇一方有先天或后天生殖器官解剖生理方面的缺陷，无法纠正而不能妊娠者，称绝对性不孕；夫妇一方，因某些因素阻碍受孕，一旦纠正仍能受孕者，称相对性不孕。

1. 病因病机

（1）肾虚

肾藏精，精化气，肾中精气的盛衰主宰着人体的生长、发育与生殖。或先天肾气不足，或房事不节、久病大病、反复流产，损伤肾气，或高龄肾气渐虚。肾气虚，则冲任虚衰不能摄精成孕；或素体肾阳虚或寒湿伤肾，肾阳亏虚，命门火衰，阳虚气弱，则生化失期，有碍子宫发育或不能触发氤氲乐育之气，致令不能摄精成孕；或素体肾阴亏虚，或房劳多产、久病失血，耗损真阴，天癸乏源，冲任血海空虚；或阴虚生内热，热扰冲任血海，均不能摄精成孕，发为不孕症。

（2）肝气郁结

若素性忧郁，或七情内伤，情怀不畅；或由久不受孕，继发肝气不舒，致情绪低落，忧郁寡欢，气机不畅。二者互为因果，肝气郁结益甚，以致冲任不能相资，不能摄精成孕。又肝郁克脾，脾伤不能通任脉而致带脉，任、带失调，胎孕不受。

（3）瘀滞胞宫

瘀血既是病理产物，又是致病因素。寒、热、虚、实、外伤均可致瘀滞冲任，胞宫、胞脉阻滞不通导致不孕。或经期、产后余血未净，房事不节亦可致瘀，瘀积日久成癥。

（4）痰湿内阻

素体脾肾阳虚或劳倦思虑过度，饮食不节伤脾或肝木犯脾，或肾阳虚不能温脾。脾虚则健运失司，水湿内停，肾阳虚则不能化气行水，湿聚成痰；或嗜食膏粱厚味，痰湿内生，躯脂满溢，遮隔子宫，不能摄精成孕，或痰阻气机，气滞血瘀，痰瘀互结，不能启动氤氲乐育之气而致不孕。

西医认为受孕是一个复杂而又协调的生理过程，必须具备下列条件：卵巢排出正常卵子；精液正常，有正常性生活；卵子和精子能在输卵管内相遇并结合成为受精卵，并能顺利地输入子宫腔内；子宫内膜已准备充分，适合于受精卵着床。以上环节任何一个异常，便可致不孕症。临床常见女性不孕的原因有：

排卵功能障碍：主要表现为无排卵或黄体功能不全。先天卵巢发育不良，卵巢早衰，席汉综合征，多囊卵巢综合征，卵巢子宫内膜异位症，功能性卵巢肿瘤，下丘脑－垂体－卵巢轴的功能失调引起无排卵性月经、闭经等；全身性的疾病，如重度营养不良、甲状腺功能异常影响卵巢排卵功能；黄体功能不全则可引起分泌期子宫内膜发育不良而致孕卵不易着床而不孕。

输卵管因素：输卵管有运送精子、捡拾卵子及将受精卵及时运送到子宫腔的功能，任何导致输卵管阻塞的因素，都可导致精卵不能结合而致不孕。

子宫因素：子宫先天畸形、子宫肌瘤、子宫内膜炎、内膜结核、内膜息肉、宫腔粘连或子宫内膜分泌反应不良等影响受精卵着床，宫颈黏液量和性状与精子能否进入宫颈关系密切。雌激素不足或宫颈管感染、宫颈息肉、子宫肌瘤、宫颈口过小均可影响精子穿过而致不孕。

此外，阴道因素、免疫因素、身心因素、性生活因素及染色体异常等均可导致不孕。

2. 辨证论治

不孕症的辨证要点在于脏腑、气血经络的寒、热、虚、实；治疗重点是温养肾气，填精益血，调理冲任、气血，使经调病除，则胎孕可成。常见的证型是肾虚、肝郁、瘀滞胞宫和痰湿内阻。

（1）肾虚证

①肾气虚证

主要证候：婚久不孕，月经不调或停闭，经量或多或少，色暗；头晕耳鸣，腰酸膝软，精神疲倦，小便清长。舌淡苔薄，脉沉细、两尺尤甚。

证候分析：肾气不足，冲任虚衰，不能摄精成孕，而致不孕；冲任失调，血海失司，故月经不调，量或多或少；腰为肾之府，肾虚则腰酸膝软；神疲，小便清长，舌淡，脉沉细、尺脉弱均为肾气虚之象。

治疗法则：补肾益气，温养冲任。

方药举例：毓麟珠（《景岳全书》）

人参、白术、茯苓、白芍、当归、川芎、熟地黄、炙甘草、菟丝子、杜仲、鹿角霜、川椒。

方中八珍双补气血，温养冲任；菟丝子、杜仲温养肝肾，调补冲任；鹿角霜、川椒温肾助阳。诸药合用，既能温补先天肾气以生精，又能培补后天脾胃以生血，使精血充足，冲任得养，胎孕可成。

②肾阳虚证

主要证候：婚久不孕，月经迟发，或月经后推，或停闭不行，经色淡暗，性欲淡漠，小腹冷，带下量多、清稀如水，或子宫发育不良。头晕耳鸣，腰酸膝软，夜尿多，眼眶暗，面部暗斑，或环唇暗。舌质淡暗苔白，脉沉细尺弱。

证候分析：肾阳不足，命门火衰，阳虚气弱，肾失温煦，不能触发氤氲乐育之气以摄精成孕，故而不孕；肾阳亏虚，天癸不充，故月经迟发或经闭；先天不足，生化失期，故子宫发育不良；阳虚水泛，水湿下注任带，故带下量多、清稀如水；腰膝酸软、面斑多、环唇暗，脉沉细尺弱，均为肾阳亏虚之征。

治疗法则：温肾暖宫，调补冲任。

方药举例：温胞饮或右归丸。

温胞饮（《傅青主女科》）

巴戟天、补骨脂、菟丝子、肉桂、附子、杜仲、白术、山药、芡实、人参。

方中巴戟天、补骨脂、菟丝子、杜仲温肾助阳益精气；肉桂、附子补益命门，温肾助阳以化阴；人参、白术益气健脾以养化源并除湿；山药、芡实补肾涩精而止带。全方共奏温肾助阳暖宫，填精助孕之效。

肾阳虚，也可选右归丸加龟甲。全方温补肾阳为主，辅以滋养肾阴，体现阴阳互根，阴中求阳，"则阳得阴助而生化无穷"。现代有实验研究证实，右归丸有促排卵作用。

③肾阴虚证

主要证候： 婚久不孕，月经常提前，经量少或月经停闭，经色较鲜红，或行经时间延长，甚则崩中或漏下不止；形体消瘦，头晕耳鸣，腰酸膝软，五心烦热，失眠多梦，眼花心悸，肌肤失润，阴中干涩。舌质稍红略干，苔少，脉细或细数。

证候分析： 肾阴亏虚，精血不足，冲任血海匮乏，月经量少或停闭不行，阴虚血少，不能摄精则婚久不孕；若阴虚生内热，冲任胞宫蕴热，不能摄精成孕，亦不孕，热迫血行，则月经常提前，行经期延长甚或崩中漏下；腰膝酸软，五心烦热，舌红脉细数均为肾阴虚之征。

治疗法则： 滋肾养血，调补冲任。

方药举例： 养精种玉汤（《傅青主女科》）。

当归、白芍、熟地黄、山茱萸。

方中重用熟地黄滋肾水为君；山茱萸滋肝肾为臣；当归、白芍补血养肝调经为佐使。全方共奏滋肾养血、调补冲任之功。临证时加龟甲、知母、紫河车、首乌、肉苁蓉、菟丝子、丹皮加强滋肾益精之功，稍佐制火，疗效更佳。亦可选用左归丸或育阴汤（《百灵妇科》）。

（2）肝气郁结证

主要证候：婚久不孕，月经或先或后，经量多少不一，或经来腹痛，或经前烦躁易怒，胸胁乳房胀痛，精神抑郁，善太息。舌暗红或舌边有瘀斑，脉弦细。

证候分析：肝气郁结，气机不畅，疏泄失司，血海蓄溢失常，故月经或先或后，经量多少不一；肝失条达，气血失调，冲任不能相资，故婚久不孕；肝郁气滞，血行不畅，不通则痛，故经来腹痛；经前烦怒、胸乳胀痛、脉弦均为肝气郁结之征。

治疗法则：疏肝解郁，理血调经。

方药举例：开郁种玉汤或百灵调肝汤。

开郁种玉汤（《傅青主女科》）。

当归、白芍、白术、茯苓、天花粉、丹皮、香附。

方中重用白芍养肝平肝为君；合当归养血为臣，酒洗开郁；白术健脾；茯苓健脾宁心；香附为解郁要药；丹皮泻郁火，妙配天花粉润燥生津。本方从逍遥散化裁而成，全方乍看平淡无奇，但处处着眼开郁。

（3）瘀滞胞宫证

主要证候：婚久不孕，月经多推后或周期正常，经来腹痛，甚或呈进行性加剧，经量多少不一，经色紫暗、有血块，块下痛减。有时经行不畅、淋漓难净，或经间出血。或肛门坠胀不适，性交痛。舌质紫暗或舌边有瘀点，苔薄白，脉弦或弦细涩。

证候分析：瘀血内停，阻滞冲任胞宫，故月经多推后；不能摄精成孕，故婚久不孕；瘀血阻滞，冲任不畅，不通则痛，故经来腹痛，经色紫暗有块；瘀阻胞宫，血不归经，故经来难净，或经间少量出血；舌暗，脉涩也是瘀滞之征。

治疗法则：逐瘀荡胞，调经助孕。

方药举例：少腹逐瘀汤或隔下逐瘀汤。

王清任创制的少腹逐瘀汤、血府逐瘀汤、隔下逐瘀汤分别适用于偏寒、偏热、偏气滞的不同血瘀证。盆腔炎、附件炎导致不孕，多选用隔下逐瘀汤、当归芍药散，抓住瘀、湿、热、虚的不同进行加减。常可配合外治法，如中药外敷下腹部或用活血行气通腑药、水煎保留灌肠等以改善盆腔瘀滞，促进怀孕。

（4）痰湿内阻证

主要证候：婚久不孕，多自青春期始即形体肥胖，月经常推后、稀发，甚则停闭不行；带下量多，色白质黏无臭；头晕心悸，胸闷泛恶，面目虚浮或㿠白。舌淡胖苔白腻，脉滑。

证候分析：《景岳全书》云："痰之化无不在脾，而痰之本无不在肾。"脾肾素虚，水湿难化，聚湿成痰。痰阻冲任、胞宫，气机不畅，经行推后或停闭；痰阻冲任，脂膜壅塞，遮隔子宫，不能摄精成孕而致不孕；也可因痰阻气机，气滞则血瘀，痰瘀互结于冲任、胞宫，不能萌发启动氤氲乐育之气而致不孕。胸闷泛恶，舌淡胖，苔白腻均为痰湿内阻之征。

治疗法则：燥湿化痰，行滞调经。

方药举例：苍附导痰丸。

茯苓、半夏、陈皮、甘草、苍术、香附、胆南星、枳壳、生姜、神曲。

方中二陈汤燥湿除痰；苍术健脾燥湿；枳壳、香附行气化痰；胆星清热化痰；生姜、甘草和中。全方重在燥湿化痰以治标，常加仙灵脾、巴戟天、黄芪、党参补肾健脾以治本，先治标或标本兼顾，痰湿得化，再加强补肾调经助孕，经调而子嗣矣。

3. 验案举例

（1）不孕症案 1

卢某，女，34 岁。2012 年 6 月 26 日初诊。

[主诉] 未避孕未孕 5 余年。

[现病史] 结婚 10 余年，夫妻性生活规律，未避孕未孕 5 年余。2007 年因未避孕未孕 1 年余就诊于当地医院，男方诊断为弱精症，女方各项检查未见异常，故于 2007 年行 IUI 治疗，首次成功受孕，于孕 2$^+$ 月胎停育，清宫；后连续行 5 次 IUI 治疗，均失败。于 2011 年因卵巢储备功能下降和男方弱精症在当地医院行 IVF–ET，长方案取卵 7 枚，配成 5 枚，鲜胚移植 2 枚，失败；冻胚移植 3 枚，失败；考虑失败原因为子宫内膜薄。于 2012 年就诊于外院，短方案取卵 9 枚，配成 7 枚，鲜胚移植 2 枚，失败。现余 5 枚，分 2 管冻存，欲调理后再移植。患者现精神压力较大，情绪欠佳，纳可，寐欠安，二便调。舌暗红，苔薄白微黄，脉弦滑。月经史：既往月经规律，初潮 12 岁，周期 30 天，经行 7 天，经前乳房胀、腰酸，近 1 年月经量少，色红，未诉经行腹痛；末次月经 2012 年 6 月 20 日，量少、色红、少量血块，无痛经。婚育史：G2P0，2003 年孕 40$^+$ 天行药物流产；2007 年（IUI）孕 2$^+$ 月因胎停育行清宫术。

首诊检查：妇科检查：正值经期未查。消毒阴道 B 超：子宫前倾位，大小 46mm×42mm×38mm，内膜线型，左侧卵巢大小 20mm×18mm，其内可见 2～3 个窦状卵泡；右侧卵巢大小 19mm×17mm，其内可见 2～3 个窦状卵泡。提示：子宫附件未见明显异常。

　　既往检查结果：（2012 年）M2 性激素检查：FSH 9.65U/L，LH 4.67U/L，E$_2$ 84.2pmol/L，PRL 0.88nmol/L；TSH 2.78mU/L。输卵管造影：双侧输卵管通畅。子宫内膜活检：分泌期子宫内膜。染色体：男女双方均未见异常。

　　[**西医诊断**] 继发性不孕，反复胚胎种植失败史，卵巢储备功能下降，子宫内膜薄，男方弱精症。

　　[**中医诊断**] 不孕症（肝郁肾虚证）。

　　[**治法**] 补肾调冲，疏肝理气。

　　[**方药**] 补肾调冲方合小柴胡汤加减。

　　当归、川芎、柴胡、黄芩、半夏、砂仁、补骨脂各 10g，女贞子、墨旱莲、白芍、鸡血藤各 15 g，鹿角霜、酸枣仁各 20g，菟丝子 30g，紫河车 6g。

　　守此法随证加减，治疗 3 个月。

　　2012 年 9 月复查女性激素六项（M2）：FSH 7.02U/L，LH 3.49U/L，E$_2$ 106pmol/L，PRL 1.12nmol/L。于外院做阴道 B 超示：内膜 0.7mm，左侧卵巢其内可见 2～3 个窦状卵泡；右侧卵巢其内可见 2～3 个窦状卵泡，最大 1.4mm×1.1mm。故建议患者可以尝试再次进行移植，患者欲于 10 月进行解冻移植，继续中药治疗。患者于 2012 年 10 月 28 日解冻移植 3 枚，中药治以补肾健脾，强健黄体。予炒白术、酒萸肉、当归、柴胡、黄芩各 10g，川续断、桑寄生、覆盆子、茯苓、白芍各 15g，山药、苎麻根、酒女贞子各 20g，菟丝子、生黄芪各 30g，守此法随证加减至 B 超下见胎芽及胎心。

　　患者于孕 50 天，做 B 超提示：宫内三活胎，拟行减胎术。随访得知患者于 2013 年 7 月 8 日剖宫产一女活婴，体重 3350g，母女健康。

按语：本患者采用移植前调理，坚持中药治疗 3 个月，提高卵巢储备功能，促进卵泡发育，当内分泌恢复正常，子宫内膜与卵泡发育同步后适时进行解冻移植，进入 IVF 周期后采用中药分期对症治疗，最终成功妊娠。妊娠后中药以固肾安胎为主，维持妊娠，减少因黄体不足引发的流产。提示：卵巢储备功能下降和子宫内膜容受性不良是 IVF-ET 中常见的疑难问题，反复试管失败应当详细分析其失败原因，不可操之过急。卵巢储备功能下降使胚胎的数量和质量无法保障，而子宫内膜容受性下降阻碍了受精卵在母体内顺利着床、分化、发育成熟，直接导致 RIF 的发生。中药具有"多角度—多环节—多靶点"的特点，对症治疗能够从根本上调节女性生殖内分泌轴，恢复卵巢功能，促进子宫内膜增生，使子宫内膜与卵泡生长同步，方能取得良好的妊娠效果。

（2）不孕症案 2

邱某，女，34 岁。2010 年 2 月 20 日初诊。

[**主诉**] 婚后同居未避孕未孕 3 年余。

[**现病史**] 患者结婚 3 年余，同居未避孕，性生活规律，一直未孕。月经初潮 15 岁，周期 34 ～ 50 天，经期 5 ～ 7 天，量少，色暗，有血块，痛经（＋），块下痛减。每于经前乳房胀痛较明显，经期腰膝酸痛，遇温稍舒。末次月经 2010 年 1 月 25 日。相关化验检查：2009 年底曾于外院妇科超声示：子宫及双侧附件未见明显异常。查 HSG 示：双侧输卵管通畅。性激素检测：FSH 3.82U/L，LH 2.52U/L，E_2 143pmol/L，PRL 0.73nmol/L，T 0.02nmol/L。免疫 5 项显示均阴性，基础 BBT 呈单相型。配偶精液常规正常。平素情绪烦躁易怒，纳寐可，二便调。舌暗红，苔薄白微黄，脉沉弦略数。妇科：外阴已婚

型，阴道畅，分泌物量可、色白、无异味，宫颈光滑，子宫前位、常大、治中、活动可、无触痛，双附件（－）。

[**诊断**] 不孕症（肝郁肾虚型）。

[**治法**] 疏肝行气，温肾调冲。

[**方药**] 熟地黄 30g，当归 15g，白芍 20g，川芎 10g，柴胡 10g，枳壳 10g，延胡索 10g，路路通 10g，巴戟天 10g，鹿角霜 10g，橘核 10g，肉苁蓉 10g，石斛 15g，黄精 30g。

7 剂，日 1 剂，水煎服，早晚分服。

二诊：1 周后复诊，患者月经将潮，下腹隐痛，乳房胀痛。舌淡红，脉弦滑。因经前气血壅盛，治以行气活血通经。方药：柴胡 10g，香附 10g，牛膝 10g，月季花 10g，益母草 30g，乌药 10g，王不留行 20g，路路通 10g，熟地黄 20g，橘核 20g，桂枝 10g，干姜 6g。服药 1 周。

三诊（3 月 13 日）：月经于 3 月 4 日来潮，量中，7 天净，经期腹痛等症状较前稍减轻。经后血海空虚，治以补肾养血调经。方药：菟丝子 30g，覆盆子 15g，补骨脂 10g，巴戟天 10g，石斛 15g，黄精 30g，当归 10g，白芍 30g，益母草 30g，月季花 10g，鹿角霜 15g，紫石英 30g。后继服前方 3 个月，用药期间，月经周期较前有所缩短，痛经症状明显减轻。

四诊（6 月 19 日）：诉近日睡眠稍差，基础 BBT 双相型，故原方加丹参 10g，鸡血藤 30g。

五诊（10 月 17 日）：患者因停经 2 月余前来就诊，前 2 天自测尿妊娠试验阳性，于昨日阴道少量出血、量少、色暗，无腰酸腹痛等不适。妇科 B 超示：宫内孕。治以安胎为主。方药：黄芪 15g，菟丝子 30g，白术 10g，黄芩炭 10g，巴戟天 15g，杜仲 10g，桑寄生

20g，芥穗炭 20g。7 剂。

按语：冲任二脉皆起于胞中，下出于会阴，冲脉"渗诸阳""渗三阴"，为"十二经之海"，亦为"血海"，既可成肾赋滋胞宫，又是联系先天之肾与后天之脾胃的通道，亦是储存输布经血供养胎儿的孕育之本。"补肾"实则是补五脏六腑之虚损；"调冲"则是指疏泄肝木，调理冲任气血阴阳，使之达到"冲和"的状态。故该法则适用于肾虚、冲任失调所致的一系列卵巢功能失调性疾患。此患者属于肝郁肾虚型不孕范畴，肝郁失于条达，气血失调，冲任不能相滋，精亏血少，故婚久不孕，在治疗时将补肾药与调冲任药相须为用。古代各医家记载菟丝子"固冲脉之力"（《类证治裁》），覆盆子"补虚续绝，强阴健阳，悦泽肌肤，安和脏腑，温中益力，疗劳损风虚，补肝明目"（《开宝本草》）；补骨脂"能暖水脏；阴中生阳，壮火益土之要药也"（《本草经疏》）；巴戟天"补冲脉之气"（《得配本草》）"通任脉"（《傅青主女科》）；紫石英，"肝血不足及女子血海寒虚不孕者，诚为要药"（《本草经疏》），"温营血而润养，可通奇脉，镇冲气之上升"（《本草便读》）；鹿角霜入"冲任督三脉"（《妇科要旨》），"温冲任之寒"（《本草纲目》）；而当归入任脉、川芎入冲脉（《得配本草》）。补肾药与调理冲任药相须为用，滋补肝肾，疏达肝气，通调冲任，共同调节卵巢功能，在用药上具有补而不滞，温而不燥，滋而不腻，济阴和阳之特点，既能使患者"肾气盛、精血充"，为月经胎孕准备好物质基础，又能使"任通冲盛"、功能协调，使卵子顺利排出。

（3）不孕症案 3

张某，34 岁，已婚。2012 年 12 月 13 日初诊。

[**主诉**] 未避孕未孕 6 年。

[**现病史**] 患者结婚 6 年，未避孕未孕。BMI：26。平素月经周期 30 天至半年，行经 5 天、量中，需服药物调理来潮。末次月经 2012 年 11 月 15 日行经 5 天，量中，色红，少量血块，无腰腹痛。面部痤疮，偏食肥甘厚味。患者高胰岛素病史，现口服艾丁 15mg，qd；二甲双胍 0.5g，bid。舌暗红苔薄白，脉弦细。B 超提示：双侧卵巢多囊性改变。妇科检查未见明显异常。2012 年 3 月 20 日子宫输卵管造影示：双侧输卵管通畅。

[**西医诊断**] 不孕，多囊卵巢综合征。

[**中医诊断**] 不孕症（痰瘀互结，湿热内阻证）。

[**治法**] 清热利湿，化痰祛瘀，兼以补肾。

[**方药**] 柴胡 10g，桑叶 15g，冬瓜皮 30g，茵陈 30g，黄柏 20g，知母 10g，丹参 30g，鸡血藤 30g，薏苡仁 30g，浙贝母 10g，地骨皮 30g，紫河车 10g，紫石英 30g。

7 剂，日 1 剂，水煎服。

继续口服艾丁、二甲双胍，嘱其清淡饮食，忌食肥甘厚味，控制体重，加强锻炼。

二诊（12 月 20 日）：末次月经 2012 年 11 月 15 日，经行 5 天。服药平和，面部痤疮好转，体重无明显变化，二便调。上方加香附 10g，生鸡内金 20g。7 剂，水煎服，日 2 剂。

三诊（12 月 27 日）：末次月经 2012 年 12 月 20 日，经行 5 天，量少，色红，有血块，无痛经。服药平和，二便调。方药：柴胡 10g，桑叶 15g，木瓜 15g，当归 10g，白芍 15g，冬瓜皮 30g，茵陈 30g，黄连 10g，黄柏 10g，丹参 30g，鸡血藤 30g，鹿角霜 15g，紫石英 30g。14 剂，日 1 剂，水煎服。

四诊（2013 年 1 月 10 日）：病史同前。末次月经 2012 年 12 月 20 日，经行 5 天。体重下降 2 公斤，服药平和，二便调。2013 年 1 月 8 日葡萄糖空腹 4.86mmol/L，0.5h：8.65mmol/L，1h：7.31mmol/L，2h：3.80mmol/L，3h：3.73mmol/L。空腹胰岛素 5.88mU/L，0.5h：172.35mU/L，1h：169.45mU/L，2h：22.72mU/L，3h：3.98mU/L。上方加黄精 30g，制何首乌 15g。7 剂，日 1 剂，水煎服。

继续口服艾丁、二甲双胍。

五诊（1 月 17 日）：末次月经 12 月 20 日，经行 5 天，未诉明显不适。上方加乌梅 10g，天花粉 30g。7 剂，日 1 剂，水煎服。

六诊（1 月 24 日）：末次月经 12 月 20 日。月经未来潮。上方加益母草 30g。7 剂，日 1 剂，水煎服。

患者月经于 2013 年 2 月 1 日来潮，量、色、质正常，继予此法治疗，月经 35～40 天一至，治疗 4 个月经周期。2013 年 5 月 27 日（停经 43 天）血 HCG：159U/L。2013 年 6 月 10 日（停经 57 天）B 超：宫腔内暗区（大小 23mm×22mm×6mm）尚未见胎芽及卵黄囊，周边可见蜕膜反应，予安胎治疗。2013 年 6 月 27 日（停经 74 天）B 超：宫腔内可见一胎囊 39mm×60mm×18mm，囊内胎芽长 20.9mm，可见胎心及血流信号，后壁绒毛。提示：早孕（超声相当于孕 8 周 +5 天）。继予安胎 1 月，嘱其禁房事。至期生产一男婴，体健。

按语：患者初诊时予柴胡疏肝理气，气行则血行，水湿津液亦得以布化；桑叶强金制木；冬瓜皮、茵陈、薏苡仁清热利湿；地骨皮清热凉血；知母、黄柏养阴清热；丹参、鸡血藤活血养血调经；浙贝母化痰；紫河车为血肉有情之品；紫石英入补肾而益精血，暖子宫。二诊时月经将至加入香附理气解郁、调经，可调血中之气；

生鸡内金活血化瘀。三诊继以清热化湿为主，同时加入当归、白芍养血补血敛阴之品。四诊为排卵期前后加入黄精、制何首乌补益精血。五诊时加入乌梅酸泻肝木；天花粉清热泻火以期冲任气血调和，月经按时而至。六诊时月经逾期未至，加入益母草活血化瘀。治疗上遵循清热利湿，化痰祛瘀为主线，以使冲任气血调和；佐以补肾，使肾气充盛而能摄精受孕。

（4）不孕症案4

王某，女，30岁。2013年4月20日初诊。

[**主诉**] 未避孕未孕2年。

[**现病史**] 患者结婚2年，未避孕未孕。BMI：25。月经稀发量少多年。末次月经2013年4月17日至今，量少，色红，血块少许，痛经可忍受。平素周期后错，周期1.5～3个月，经行7天，量偏少，经前腹痛，腰痛。就诊前1个月于外院治疗，服用达英-35、二甲双胍、调经促孕丸治疗。舌暗红苔白腻，脉沉。

辅助检查：2013年3月天津市中心妇产医院输卵管造影：双侧输卵管通畅。

2013年1月27日天津市中心妇产医院B超：子宫大小34mm×31mm×28mm，左卵巢30mm×17mm×20mm，右卵巢30mm×21mm×23mm，双侧卵巢多囊性改变。2013年3月19日（M5，天津市中心妇产医院）：LH 12.95U/L，FSH 5.99U/L，E_2 364pmol/L，PRL 0.13nmol/L，P 1.3nmol/L，T 0.09nmol/L。

[**西医诊断**] 不孕症，多囊卵巢综合征。

[**中医诊断**] 不孕症（肾虚夹痰型）。

[治法] 补肾滋阴，化痰除湿。

[方药] 知母 10g，黄柏 10g，熟地黄 20g，山茱萸 10g，黄精 30g，制何首乌 15g，丹参 30g，鸡血藤 30g，鳖甲 20g，皂刺 30g，浙贝母 10g，紫河车 10g，紫石英 30g。

7 剂，日 1 剂，水煎服。

二诊（4 月 27 日）：末次月经 2013 年 4 月 17 日，经行 7 天，量稍增，现觉小腹胀，双侧小腹行动时疼痛不适。舌脉同前。上方加月季花 10g，橘叶 15g。14 剂，日 1 剂，水煎服。

三诊（5 月 11 日）：末次月经 2013 年 4 月 17 日。小腹胀痛症状于服药 3 剂后消失，现自觉燥热，近两日来小腹隐痛，带下量偏多，微黄。舌脉同前。方药：柴胡 10g，桑叶 15g，木瓜 15g，生鸡内金 20g，生山楂 30g，知母 10g，黄柏 10g，丹参 30g，黄精 30g，制何首乌 15g，紫河车 10g，紫石英 30g，牛膝 10g。7 剂，日 1 剂，水煎服，分温二服。

四诊（5 月 18 日）：末次月经 2013 年 5 月 18 日，无血块，经前 2 天小腹刺痛、头痛，纳差恶心，舌暗紫苔白腻，脉沉滑。上方加益母草 30g，刘寄奴 15g。7 剂，日 1 剂，水煎服，分温二服。

五诊（5 月 25 日）：末次月经 2013 年 5 月 18 日，经行 6 天，量可，经期头痛，经行前后小腹疼痛。近两日大便偏干。舌暗苔黄腻，脉沉。方药：知母 10g，黄柏 10g，熟地黄 20g，山茱萸 10g，泽泻 10g，茯苓 30g，山药 10g，丹参 30g，黄精 30g，制何首乌 15g，桑叶 15g，黄连 10g，紫河车 10g，紫石英 30g。7 剂，日 1 剂，水煎服，分温二服。

结合月经周期分别加入活血养血调经、补肾助阳药物。治疗 6

个月经周期，其间月经基本规律，患者于 2013 年 12 月 7 日（停经 39 天）查血 HCG 3954U/L，2013 年 12 月 19 日 B 超示：宫内早孕，可见胎心胎芽。

按语：此患者治以补肾逐痰，活血化瘀。知母、黄柏、黄精养阴清热；熟地黄、制何首乌补益精血；山茱萸补益肝肾；丹参、鸡血藤活血养血调经；皂刺、鳖甲软坚散结；浙贝母化痰；紫河车为血肉有情之品；紫石英入手少阴、足厥阴经血分，暖子宫。二诊患者小腹胀痛，运动后两侧小腹疼痛不适，故加月季花、橘叶以疏肝行气，解郁。三诊时患者小腹胀痛症状消失，但近两日小腹隐痛，带下偏多，故仍以知母、黄柏、黄精养阴清热；柴胡养血柔肝，山楂、木瓜酸泻肝木，桑叶强金制木；生鸡内金扶土抑木；牛膝引血下行。四诊患者小腹刺痛，头痛，不通则痛，故加益母草、刘寄奴化瘀通经。五诊时患者大便偏干，苔黄腻，故以泽泻、茯苓清热利湿。根据月经周期不同，月经前半期以补肾助阳为主，以促进卵泡生长；月经后期以养血活血为主，兼以补肾理气。清利湿热，活血化瘀贯穿始终。

十二、癥瘕

妇人下腹结块，伴有或胀，或痛，或满，或异常出血者，称为癥瘕。癥者，有形可征，固定不移，痛有定处；瘕者，假聚成形，聚散无常，推之可移，痛无定处。一般以癥属血病，瘕属气病，但临床常难以划分，故并称癥瘕。西医学的子宫肌瘤、卵巢肿瘤、盆腔炎性包块、子宫内膜异位症、结节包块、结核性包块及陈旧性宫外孕血肿等，若非手术治疗，可参考癥瘕的证因辨治处理。

1. 病因病机

癥瘕的发生，主要是由于机体正气不足，风寒湿热之邪内侵，或七情、房室、饮食内伤，脏腑功能失调，气机阻滞，瘀血、痰饮、湿浊等有形之邪凝结不散，停聚小腹，日月相积，逐渐成形。由于病程日久，正气虚弱，气、血、痰、湿互相影响，故多互相兼夹而有所偏重，极少单纯的气滞、血瘀或痰湿。病因病机主要可归纳为气滞血瘀、痰湿瘀阻、湿热瘀阻和肾虚血瘀。

（1）气滞血瘀

情志内伤，肝气郁结，阻滞经脉，血行受阻，气聚血凝，积而成块；或经行产后，血室正开，风寒侵袭，血脉凝涩不行，邪气与余血相搏结，积聚成块，逐渐增大而成癥瘕。

（2）痰湿瘀结

脾阳不振，饮食不节，脾失健运，水湿不化，凝而成痰，痰浊与气血相搏，凝滞气血，痰湿瘀结，积聚不散，日久渐生癥瘕。

（3）湿热瘀阻

经行产后，胞脉空虚，正气不足，湿热之邪内侵，与余血相结，滞留于冲任胞宫，气血循行不利，湿热瘀阻不化，久而渐生癥瘕。

2. 辨证论治

中医药治疗癥瘕，在选择非手术治疗的癥瘕的适应范围后，辨证为先。气滞血瘀者，行气活血，化瘀消癥；痰湿瘀结者，化痰除湿，化瘀消癥；湿热瘀阻者，清热利湿，化瘀消癥。临证新病多实，宜攻宜破；久病不愈或术后，以补益气血为主，恢复机体的正气：若正气已复，肿块未除，复以攻破为主。术后若有瘀滞，可于补益气血之时，辅以行气活血之品，并注重调其饮食，增进食欲，改善脾胃功能。

（1）气滞血瘀证

主要证候： 下腹部结块，触之有形，按之痛或无痛，小腹胀满，月经先后不定，经血量多有块，经行难净，经色暗。精神抑郁，胸闷不舒，面色晦暗，肌肤甲错。舌质紫暗，或有瘀斑，脉沉弦涩。

证候分析： 气血瘀结，滞于胞宫冲任，积结日久，结为肿块，经脉气血循行受阻，气机紊乱，则胀满疼痛，月经先后不定，经行难净。经期凝血下行，则经血量多有块，色暗。精神抑郁，胸闷不舒，面色晦暗，肌肤甲错，及舌脉所见，皆为气滞血瘀之征。

治疗法则： 行气活血，化瘀消癥。

方药举例： 大黄䗪虫丸。

熟大黄、桃仁、干漆、䗪虫、虻虫、水蛭、蛴螬、苦杏仁、黄芩、白芍、甘草、地黄。

（2）痰湿瘀结证

主要证候： 下腹结块，触之不坚，固定难移，经行量多，淋漓难净，经间带下增多，胸脘痞闷，腰腹疼痛。舌体胖大，紫暗，有瘀斑、瘀点，苔白厚腻、脉弦滑或沉涩。

证候分析： 痰湿内结，阻滞胞宫冲任，血行受阻，痰湿瘀血结于下腹，日久成块。痰湿内聚则结块不坚，聚于胞宫则固定难移。瘀血阻碍气机，血失统摄，则经行量多，淋漓难净；经间湿邪下注则带下量多。痰湿瘀血内滞，经脉气血循行不利，则胸脘痞闷，腰腹疼痛。舌脉所见皆为痰湿瘀结之征。

治疗法则：化痰除湿，活血消癥。

方药举例：苍附导痰丸合桂枝茯苓丸。

以苍附导痰丸化痰除湿健脾，桂枝茯苓丸活血化瘀，二方相合，祛痰湿化瘀血，通经络，行滞气，则癥瘕可除。

若脾胃虚弱，正气不足，加党参、白术、黄芪；胸脘痞闷食少加鸡内金、神曲；腰痛加桑寄生、续断；腹坠痛加槟榔；顽痰胶结，日久不去，加瓦楞子、昆布、急性子。

（3）湿热瘀阻证

主要证候：下腹部肿块，热痛起伏，触之痛剧，痛连腰骶，经行量多，经期延长，带下量多，色黄如脓，或赤白兼杂。兼见身热口渴，心烦不宁，大便秘结，小便黄赤。舌暗红，有瘀斑，苔黄，脉弦滑数。

证候分析：湿热之邪与余血相搏结，瘀阻胞宫冲任，久则结为癥瘕，邪正交争，病势进退，则热痛起伏，经脉滞阻，触之痛剧；邪热内扰，血失统摄，则经行量多，经期延长；湿热下注，邪热熏灼，损伤带脉，则带下量多，色黄或赤白混杂；邪热留恋伤津，则身热、口渴、心烦、便结、尿黄。舌脉亦为湿热瘀结之象。

治疗法则：清热利湿，化瘀消癥。

方药举例：大黄牡丹汤加木通、茯苓。

（4）肾虚血瘀证

主要证候：下腹部结块，触痛；月经量多或少，经行腹痛较剧，经色紫暗有块，婚久不孕或曾反复流产；腰酸膝软，头晕耳鸣。舌暗，脉弦细。

证候分析：先天肾气不足或房劳多产伤肾，肾虚血瘀，胞脉阻滞，故经来腹痛，婚久不孕或流产，下腹结块，腰酸膝软，耳鸣，舌暗，脉弦细，均为肾虚血瘀之征。

治疗法则：补肾活血，消癥散结。

方药举例：补肾祛瘀方或益肾调经汤。

3. 验案举例

（1）癥瘕案 1

胡某，女，46 岁，已婚。2012 年 7 月 10 日初诊。

[主诉] 发现子宫肌瘤半年。

[现病史] 月经周期 28～35 天，量多，色暗，有大血块，10 余天方净，经期腰酸，乏力。末次月经 2012 年 6 月 15 日，12 天方净，量多，经色暗，伴血块。腰酸。2012 年 7 月 8 日妇科 B 超检查示：子宫大小为 8.2cm×6.3cm×7.5cm，子宫后壁可见 2.0cm×3.2cm×2.3cm、1.5cm×2.0cm×3.0cm 两个低回声团块。舌质暗红、苔薄白，脉沉涩。

[西医诊断] 多发性子宫肌瘤。

[中医诊断] 癥瘕（肾虚血瘀型）。

[治法] 补肾固冲，活血祛瘀。

[方药] 补肾调冲方合桂枝茯苓丸加减。7 剂，日 1 剂，水煎服。

二诊：正值经期，下腹坠胀，腰酸，乏力，纳可，寐安，便溏，舌质暗红苔薄白，脉沉涩。上方减桃仁为 6g，加山药 10g，炒薏苡仁 30g，乳香、没药各 6g。继服 7 剂。

三诊：腰酸有缓解，无下腹不适，纳可，寐安，二便调。舌质暗红、苔薄白，脉沉。上方减乳香、没药，加桑寄生10g。继服7剂。

四诊：腰酸明显缓解，纳可，寐安，二便调，舌质淡红、苔薄白，脉沉。上方继续服3个月。复查B超示：子宫大小为5.7cm×4.3cm×4.2cm，子宫后壁可见1.0cm×1.2cm×1.9cm、1.0cm×0.8cm×0.5cm两个低回声团块，提示子宫及肌瘤均已缩小。

按语：本案患者年近五旬，天癸将竭，肾气亏虚，气为血之帅，气虚则运血无力，血瘀不行，阻滞冲任胞宫，日久渐成癥瘕，则致腰酸，经期延长，量多色紫有块。瘀血阻滞则舌质暗红，脉沉涩。治宜补肾益气，活血化瘀。予补肾调冲方合桂枝茯苓丸治疗。方中桂枝温通血脉，以行瘀滞，为君药；桃仁活血祛瘀，助君药以化瘀消癥，用之为臣；丹皮、芍药既可活血以散瘀，又能凉血以清退瘀久。加之补肾治疗，故癥瘕减小。

（2）癥瘕案2

赵某，38岁，已婚。2012年4月23日初诊。

[**主诉**] 月经量少5年。

[**现病史**] G2P0，月经量少5年。患者2010年5月行人流术1次，2012年2月因胎停育孕3个月行清宫术，末次月经2012年4月17日～3天，量少，色褐，无血块，轻微腹痛。LMP 2012年3月21日～3天。平素月经3～4天/28～29天，量少，色褐，轻微痛经，腰酸乏力，白带量多，清冷。2011年10月外院B超发现子宫多发肌瘤，最大50mm×46mm×45mm。性激素六项（2012年3月23日）：

T 0.01nmol/L，P 0.63nmol/L，FSH 4.6U/L，LH 3.66U/L，PRL 0.59nmol/L，E_2 49pg/mL。舌紫暗苔薄白，双尺脉沉。建议患者手术治疗，患者拒绝。

［中医诊断］癥瘕（痰湿瘀结证）。

［西医诊断］子宫肌瘤。

［治法］活血化瘀，软坚散结。

［方药］土茯苓 30g，薏苡仁 30g，丹参 30g，三棱 15g，莪术 15g，皂角刺 30g，浙贝母 10g，水红花子 30g，鳖甲 20g，川楝子 10g，元胡 10g，夏枯草 10g，海藻 15g，鹿角霜 15g，橘核 20g。

7 剂，日 1 剂，水煎服。

二诊（4 月 30 日）：末次月经 2012 年 4 月 17 日，经行 3 天，量少。舌淡暗，苔薄白，脉虚细无力。方药：黄芪 30g，党参 10g，菟丝子 30g，女贞子 15g，旱莲草 10g，生地黄 30g，地骨皮 30g，蒲公英 50g，鳖甲 20g，丹参 30g，红藤 30g，鹿角霜 15g，紫石英 30g，橘核 20g。7 剂，日 1 剂，水煎服。

三诊（5 月 7 日）：未诉不适。舌紫暗苔薄白，双尺沉。方药：菟丝子 30g，覆盆子 15g，女贞子 15g，续断 10g，桑寄生 30g，石斛 20g，黄精 30g，丹参 30g，鸡血藤 30g，鹿角霜 15g，紫石英 30g，橘核 20g。

四诊（5 月 23 日）：末次月经 2012 年 5 月 20 日至今，量增多，色红，轻微腹痛。舌紫暗苔薄白，双尺沉。方药：土茯苓 30g，炒薏苡仁 30g，丹参 30g，三棱 15g，莪术 15g，夏枯草 10g，海藻 15g，橘核 20g，荔枝核 20g，蒲公英 50g，鳖甲 20g，鹿角霜 15g，水红花子 30g。7 剂。

五诊（6月4日）：末次月经2012年5月20日，经行4天，量可，乏力。舌淡暗苔薄白，脉细无力。上方加半枝莲15g。14剂。

患者于2012年11月复查B超示子宫肌瘤直径约4mm，月经量正常，患者已怀孕，现已生产。

按语： 子宫肌瘤、子宫腺肌病相当于中医里"癥瘕"的范畴，正气不足是癥瘕形成之本，痰瘀阻滞为其标。其一，正气不足，无力运行，津液停留，与血搏结而痰瘀阻滞；其二，痰瘀阻滞又作为病理产物，阻滞胞脉，血不归经，损伤气血；其三，气虚无力行血，又加重血瘀，正气不足，肝脾肾功能失调，亦可加重痰湿为患。因果相干，缠绵难愈，虚实夹杂。笔者秉承导师韩冰教授的学术思想，重视冲任学说在妇科中的应用，认为痰湿瘀阻滞冲任，导致癥瘕的发生。治疗上单纯使用活血化瘀药势必损伤气血，故多采用"消补兼施"的治疗原则。以活血化瘀、软坚散结为治疗大法，兼顾正气。治疗基础方：土茯苓30g，炒薏苡仁30g，丹参30g，三棱15g，莪术15g，皂刺30g，浙贝母10g，水红花子50g，蒲公英30g，鳖甲20g。方中土茯苓、炒薏苡仁合用，二者均为阳明药也，可健脾益胃除湿，土茯苓气平味甘而淡，以渗利下导为务；炒薏苡仁健脾渗湿。丹参为益冲任之品，入手少阴、厥阴经血分，养血活血，生新血，去宿血，开心腹结气，调妇女经脉，一味丹参，功同四物。三棱、莪术味辛、苦，辛能行气血，苦能通泄、燥湿，二者均归肝脾经，有破血行气，消积止痛之功，二者作用相当，常配伍应用，《本草经疏》载："三棱，从血药治血，从气药治气。癥瘕积聚结块，未有不由血瘀、气结、食停所致，苦能泻而辛能散，甘能和而入脾，血属阴而有形，此所以能治一切凝结停滞有形之坚积也。"皂刺味辛性温，能祛痰通窍，消积破癥，活血散结;《滇南本草》谓水红花子:"破血，治小儿痞块积聚，消年深坚积，疗妇人石瘕痛。"二者皆为锋利有刺之品，长于攻坚，可直达患处，消散癥结。《名医别录》:"贝母疗腹中结实，心下满……"鳖甲味咸，长于软坚散结，《神农本草经》谓其:"主心腹癥瘕坚积，寒热，祛痞息肉……"蒲公英可消肿散结、清热解毒，三者常配伍使用，软坚散结疗腹中癥瘕。

参考文献

［1］沈晓霞.补肾法治疗崩漏验案［J］.中国中医急症，2003（3）：284.

［2］孔维莉.补肾疏肝方联合艾灸神阙穴治疗肾虚肝郁型卵巢早衰的临床研究
　　　［D］.山东中医药大学，2014.

［3］梁慧，许志辉，王庆双，等.段富津教授治疗痛经验案举隅［J］.中医药信
　　　息，2013，（02）：33-34.

［4］巩文学.更年期瘀血崩漏验案［J］.中国民间疗法，2014（10）：43-44.

［5］李元琪.新安医家王仲奇崩漏验案四则［J］.中医药信息，2014（5）：105-106.

［6］刘朝圣.熊继柏教授辨治继发性闭经验案举隅［J］.湖南中医杂志，2010（4）：83.

［7］许铁英.月经过少病因病机认识及诊疗经验总结［D］.北京中医药大学，2014.

［8］张玉珍.中医妇科学［M］.北京：中国中医药出版社，2011.

［9］乐杰.妇产科学［M］.北京：人民卫生出版社，2008.

［10］张瑾.清热化湿外洗方治疗湿热下注型阴道炎的疗效观察［D］.南京中医
　　　药大学，2009：2-7.

［11］陈玮.盆腔炎性疾病所致慢性盆腔疼痛的治疗研究进展［D］.北京中医药
　　　大学，2010：25-34.

［12］张泽密.产后缺乳治验三则［J］.中国民间疗法，2002（3）：10.

［13］李秀云.产后缺乳治验三则［J］.天津中医，1999（3）：1.

［14］张宏霞.我对中医治疗先兆流产之体会［J］.中国厂矿医学，1993（2）：
　　　46-47.

［15］罗颂平，张玉珍.罗元恺妇科经验集［M］.上海：上海科学技术出版社，
　　　2005.

［16］耿爱春.中医治疗妊高征的研究［J］.黑龙江中医药，2009（4）：4-5.